中医古籍珍本集成

◎本书出版得到国家古籍整理出版专项经费资助

◎『十一五』、『十二五』国家重点图书出版规划

◎教育部、科技部、国家中医药管理局重点立项

总策划○王国强
总主编○周仲瑛 于文明
常务副总主编○王旭东

中医古籍珍本集成（续）

综合卷

景岳全书（一）

主　编○虞　舜 王旭东
编　者○（按汉语拼音排序）
卞雅莉 黄晶晶 石历闻 王旭东 温雯婷
吴昌国 奚飞飞 衣兰杰 虞　舜 张雷强

湖南科学技术出版社
岳麓书社

《中医古籍珍本集成》编辑小组

组　长○黄一九　张旭东

副组长○易言者　徐　为

成　员○李　忠　鲍晓昕　林澧波　易法银

王跃军　周　妍　郭　升　喻　峰

王　李　姜　岚

秘　书○王跃军　喻　峰

组织单位○国家中医药管理局

总策划○王国强

编写单位

主编单位○南京中医药大学

编纂单位○（按汉语拼音排序）

安徽中医药大学　北京中医药大学　福建中医药大学　河南中医学院　湖南中医药大学

江西中医药大学　南阳理工学院　山东中医药大学　上海中医药大学　浙江中医药大学

顾问委员会

总顾问○裘沛然　张灿玾　马继兴　余瀛鳌　宋立人　钱超尘　王洪图

分卷顾问（按汉语拼音排序）

杜　建　段逸山　干祖望　刘道清　彭怀仁　施　杞　唐汉均　田代华

王霞芳　吴贻谷　许敬生　张奇文

指导委员会

主　任○（按汉语拼音排序）高思华　苏钢强　吴勉华

副主任○（按汉语拼音排序）

范永升　李　昱　李灿东　王新陆　夏祖昌　谢建群　杨龙会　左铮云

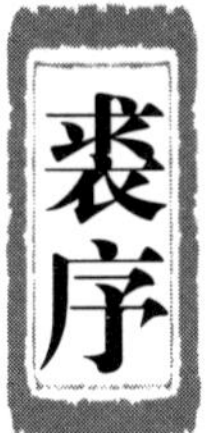

中医学术，薪火相传，古籍凝聚千年精华；华夏神州，时空更替，文献承载百世医方。珍本扶寿，岂奈束之深闼高阁；秘籍疗伤，不期藏于金匮玉函。古代藏家，视珍本医书为瑰宝；现代规章，纳传世典藏为文物——私藏密封，检阅殊难。祖国医学难以发扬光大，珍本难求，研习无由，亦为阻碍医学进步重要原因之一。

今有国医大师周仲瑛先生、国家中医药管理局于文明副局长，为现代中医研究和教学能有一手素材，为使当代中医学者能够更多地借鉴秘藏典籍，携王旭东、沈澍农诸后学百余人，倾力编纂《中医古籍珍本集成》，得到国内学界极大的欢迎和支持。此乃中国医学史上以古籍原貌面世的一部大型丛书，在中医学史上具有重要的学术传承价值。

随着时代的发展，当代中医文献学研究极为世人瞩目，珍贵版本更多地被发现，现代医学发展对中医学理论和技术有了新的要求。因此，取中医著作的最好版本进行加工整理，以当代优秀编辑出版技术印刷发行，使更多的读者欣赏到藏于秘室的各种中医珍本、善本图书的原貌，同时为古籍研究人员提供珍贵版本资料，为教学单位提供中医古籍原貌，为古文化研究提供医学史料，是中医历史上收集善本、珍本最多的医书集成。而编者所做的导读、校勘、训释，则辨章学术，考镜源流，是指导古籍阅读和利用的现代研究成果。故该书是连接历史、展示古代中医文献研究水平的大型医著。集千年珍贵古籍于

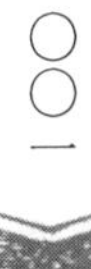

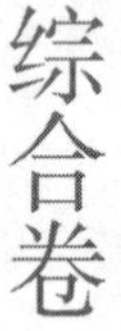

一体，世人将在这部巨大的丛书中得以饱览历史的华彩。

《中医古籍珍本集成》补前贤之遗憾，传文明之大统。这种只有盛世才能完成的伟业，我辈能够担当，实属有幸。前人为民族之昌盛作出了不可磨灭的贡献，为后人留下丰厚的遗产。尽管编纂工作面临着种种困难和艰苦，但是，有仲瑛先生之学识和胆略，辅以后辈之勤勉，勇挑重担，披荆斩棘，定能开拓创新，奋发有为。

中医药事业之所以在海内外享有盛誉，其根本在于它代表着中医药学术的高度和中国人文精神的厚度。作为中医从业者，吾与仲瑛学兄一直在用自己的专业来体现自己对社会、国家和民族的热爱。编者诸君亦志存高远，固本强基，从古籍的保护、传承、传播开始，博采勤求，重视实践，必将为中医学之继承、发扬作出可贵的贡献。

国医大师
上海中医药大学教授 裘沛然

2010年1月

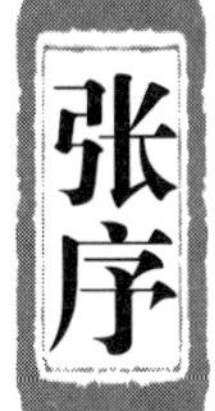

伟哉！医学之道也，肇始于岐黄，繁衍于华夏，会寰宇之精英，铸仁术之宝典，为生生之具，备寿之方，历百代而不衰，继千秋而益盛者，赖载道之鸿编，传世之简册也。殆至满清以降，诚可谓汗牛充栋，兰台盈箧。然岁月沧桑，星移斗转，如此国宝佳篇，由于战火屡起，国运不振，藏弃不善，惨遭流散者，损失颇多。仅存种种，或束之高阁，或藏于秘府，世人难得一睹，不胜叹惋之至。

有鉴于此，二十世纪之初，浙省曹炳章先生，约集名贤，汇览群籍，精选其善本、孤本等三百余种，厘定圈点，历三十余载，始成巨著《中国医学大成》，堪为医界之盛举也。然事有未竟，遭逢国难，遂致中止。到二十世纪末，医事复兴，百废待举，岳麓书社及上海科学技术出版社，为适应杏林大业发展之需要，完成曹炳章先生未竟之事，继成《中国医学大成》续编及续集二书，亦颇为学界称道。

今逢盛世，中医药事业蓬勃发展，中医文献备受关注。尘封于馆阁之古籍善本时有新的发现，古籍善本的运用常有新的要求，古籍影印技术不断地提高。为了向中医药临床、科研、教学提供可靠的图书善本和原始数据，今有国医大师周仲瑛教授，携王旭东、沈澍农等百余人，在中医主政者王国强部长、于文明副局长策划襄助下，广泛收集善本、珍本三百余种，秉『辨章学术，考镜源流』之原则，进一步整理研究，续成曹炳章先生未竟之业，目之曰《中医古籍珍本集成》，历时数载，今将问世矣。

该书收国内现存宋、元、明、清等珍善本中医古籍三百余种，计有医经、伤寒金匮、温病、诊断、

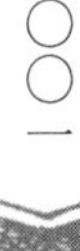

本草、方书、内科、外科、妇科、儿科、五官、针灸、养生、医案医话医论、综合等诸多门类，可谓详而备矣。每一种图书，均是在珍贵善本原样影印的基础上，复予校勘、注释、解读、研究。这既是一个宏大的善本再造工程，又是一个整理研究工程。而尤为重要的是，此项工程，不仅使诸多稀有珍善本古医籍得到了广泛的应用，而且又有利于珍善本的保存，诚可谓一举多得。将为中医药学术的继承发扬，为中医药事业的开拓发展，产生重大的影响。

此项工程如此宏大，其工作之辛劳，任务之繁重，不言而喻。然仲瑛兄具此学识与胆略，辅以编写诸君之勤勉精神，身置书山，足踏荆棘，奋勇有为，终克有成，吾谨为之一谢。

吾与仲瑛兄交谊甚厚，兄承杏林大业，弟虽不才，亦当一助，嘱为书序，谨遵是命，遂不计工拙，聊为此文，以赞以颂。

春风得意花千树，秋实荣登惠万家。

己丑冬至后十日于山左历下琴石书屋

齐东野老　張燦玾　谨序

（张灿玾先生为我国第一批国医大师）

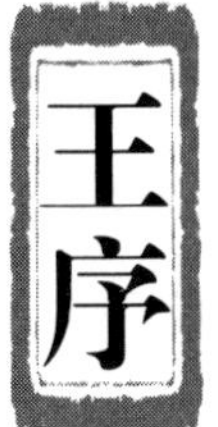

王序

中国传统文化的精华在中医，中医的精华在文献。中医古籍是我国古籍文献的重要组成部分，是中医药学传承数千年绵延至今的知识载体，是现代中医药科技创新和学术进步的源头和根基，是我国最具原创性知识产权的智慧宝库。

我国政府对古籍保护和抢救发掘工作一向高度重视。1981年7月，陈云同志对古籍整理做了重要批示，同年9月，中共中央发布《关于整理我国古籍的指示》，强调『整理古籍，把祖国宝贵的文化遗产继承下来，是一项十分重要的、关系到子孙后代的工作』。2007年，国务院办公厅下发了《关于进一步加强古籍保护工作的意见》(国办发〔2007〕6号)，对全国性古籍保护工作作出了整体部署。2009年国务院发布《关于扶持和促进中医药事业发展的若干意见》(国办发〔2009〕22号)，明确提出『要开展中医药古籍普查登记，建立综合信息数据库和珍贵古籍名录，加强整理、出版、研究和利用』，突出强调了要加强对中医古籍的普查、抢救、整理、研究、出版和利用工作。

由南京中医药大学牵头组织，新闻出版总署、教育部、国家中医药管理局立项的大型中医古籍整理研究项目《中医古籍珍本集成》的出版发行，是落实国务院《关于扶持和促进中医药事业发展的若干意见》的具体行动，标志着国家重视中医事业发展，行业注重强基固本，从学术源头出发振兴中医，具有重要意义。

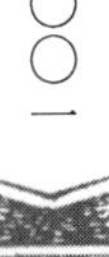

整理和研究中医珍本古籍，是弘扬优秀传统文化的必由之路。中医古籍是我国独具优势的卫生、科技、文化和产业资源，承载着中华民族特有的精神风貌、价值取向、思维方式、审美情趣。对中医古籍进行整理研究，是传承中国固有学术、延续中华民族优秀文化的专门之学和必由之路。

整理和研究中医珍本古籍，是造福子孙后代的千秋大计。中医古籍是中医世代传承发展的见证，是不可再生的珍贵知识资源。历代大规模的古籍整理都是在政府的主持下开展的，中医古籍珍本整理研究，将为中医可持续发展奠定坚实的基础。

整理和研究中医珍本古籍，是保持发挥中医特色优势，提高临床疗效的重要措施。中医学术体系是历代医家发皇古义，融会新知，与时俱进，不断创新而形成的。中医古籍中蕴含着大量防病治病的理论与经验，是临床防治工作取之不尽、用之不竭的宝库。整理和研究中医古籍，充分发挥其中蕴藏的巨大能量，为中医传承发展，保持和发挥中医特色与优势、提高临床疗效提供动力与资源。

整理和研究中医珍本古籍，有强大的政策导向和示范作用。国家对中医文献学科的重视，体现了国家和地方政府重视基础学科，重视学术积淀的高瞻远瞩，对中医药学界有强烈的激励作用。文献学科的研究成果，可以激励类似学科的建设发展。

整理和研究中医珍本古籍，可以更好地为中医教育、科研、产业、文化服务。除了临床医疗、养生保健功效之外，中医古籍还将为现代科学研究提供丰富的线索和素材，为教育、产业、文化提供系统的参考资料，促进中医医疗、保健、教育、科研、产业、文化事业『六位一体』全面、健康、协调发展。

随着时代的发展，当代中医文献学研究有了长足的进步，珍贵版本更多地被发现，现代医学发展也对中医学理论和技术有了新的要求。用中医著作的最好版本进行加工整理，以当代优秀编辑出版技术印

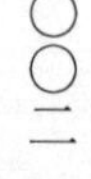

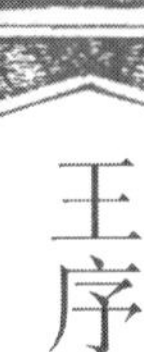

刷发行，使更多的读者欣赏到各种藏于深闺的中医珍本、善本图书的原貌，同时为古籍研究人员提供珍贵版本资料，为教学单位提供中医古籍原貌，为传统文化研究提供医学史料。《中医古籍珍本集成》将是中医历史上收集善本、珍本最多的医书集成。而编者所做的导读、校勘、训释，则是辨章学术，考镜源流，指导古籍的阅读和利用的现代研究成果。

南京中医药大学医史文献学科是我国中医古籍文献研究的重要高地，编著出版过《中医学概论》和首版全套中医药教材、《中药大辞典》、《中医方剂大辞典》、《中华本草》等大型中医文献和中医药工具书，学术功底深厚，治学态度严谨，甘于寂寞，乐于奉献。国医大师周仲瑛领衔挂帅，在两百多名学者的全力襄助下，目标鲜明，队伍强大，士气勃发，《中医古籍珍本集成》有望超越前人，为振兴中医奠定坚实的文献基础。

中华人民共和国卫生部副部长
国家中医药管理局局长　王国强

2010年1月

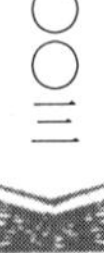

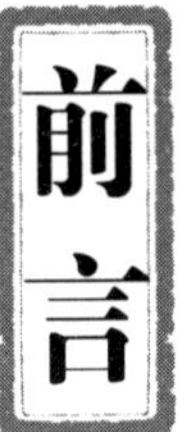

前言

『龙欲飞腾，先阶尺木』，中医古籍历来被视作巨人的肩膀，成就了历代名医大家。我国医籍浩如烟海，其数量之多、影响之大、贡献之巨，堪称中国传统文化之瑰宝。但是，在历史长河中，大量古医籍或散落失传，或囊侵蛀蚀，或风黄霉变，或战火焚毁，或盗窃丢弃，存世医书已不是原貌，给准确理解和传承中医学术带来了很大困难。因此，历代医家莫不以阅读古籍原著为夙愿。

《中医古籍珍本集成》采用原版影印的形式以保存原貌，以校注批点的方式帮助阅读，以期完整保护中医文化遗产，力求真实反映中医古籍的初始面貌。在新闻出版总署、教育部、国家中医药管理局以及社会各界的关心、资助下，南京中医药大学医史文献学科精心组织，团结国内古籍整理专家，精诚合作，共同编纂这部重要的医学文献。

一、版本：本丛书的核心是中医古籍中的珍本，入编古籍版本的选取原则是在古籍善本、珍本标准的基础上，兼顾可读性。凡漫漶不清，缺损过度，影响阅读者，概不收取。

二、版权：鉴于古籍属于公共资源，是古人创造的知识财产，法理上没有权利主体，故不存在私有知识产权问题。对于古籍收藏单位提供的复印、扫描、摄影服务，除已经给付的费用外，在此再次表示衷心感谢。

三、风格：本丛书采用原文影印的方式出版，保留古籍原貌，是为继承；在影印图像的底本上加

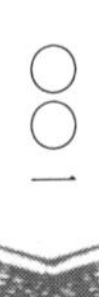

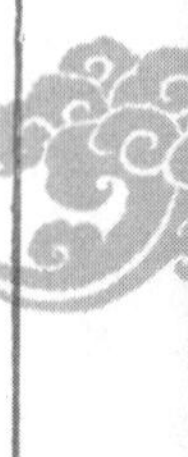

以简略校勘、训诂、点评，是为创新。

四、分类：按中医传统学科分类，丛书设十五卷，分别为：医经卷、伤寒金匮卷、温病卷、诊断卷、本草卷、方书卷、内科卷、外科卷、妇科卷、儿科卷、五官科卷、针灸卷、养生卷、医案医话医论卷、综合卷。

五、绪论：各卷分置『绪论』，介绍该学科概况、学术源流、古籍存量以及该卷选取书目及版本的理由，通论全卷概貌。

六、导读：每种古籍的整理研究者，对该古籍的背景、作者生平、学术背景、学术思想、学术经验和特色、历史贡献、临床价值和史料价值、版本源流和递嬗演变关系以及选择该版本的理由等进行论述，以钩玄提要，萃取精华，突出『法』、『术』，以达『审问』、『慎思』、『明辨』、『笃行』之效。

七、校勘：比照不同版本间的文字出入，加以标记，判别正误，提示取舍，在不改变底本原貌的前提下使读者正确理解古籍。

八、训诂：对古籍中疑难字词的音义进行简单训释，注音采用拼音加直音法；义训直接写出，不出书证，以节约篇幅。难认之草字、变形字，直接用现代汉字标注。

九、点评：点评形式多样，篇幅较长者，纳入导读内容；言简意赅者，出注说明。

十、序号：出注的校勘、训诂、点评，标注序号，放置于各卷末。

十一、补阙：整页缺失者，选取相近版本的相同内容补出，在导读中说明；重要句段或字词缺失者，在校注中予以说明。

我们希望通过对中医经典著作珍贵版本的整理研究，为现代读者提供原文资料和阅读引导，为传承

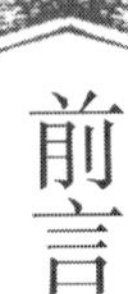

中医药珍贵遗产，弘扬中华传统文化，提高中医药从业者理论水平和临床技能，强化中医学子专业素质，挖掘中医药史料中的方药资源，研究中医前辈的学术思想，展示古代书法风采和雕版技术作出贡献，从而加强中医文献整理对现代科研、临床、教学的现实指导价值，促进中医药事业的快速发展。

总主编：周仲瑛　于文明

2010 年 2 月

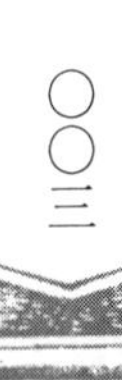

绪论

本卷收录者，主要为综合性医书，也包括对中医学某一专题进行系统性阐述的著述。综合性医书不论是成书于众手，还是一人所撰就，都是医学发展到一定阶段的产物，其内容往往是对当世医学最高水平或一门一派医学成就的总结，因此具有较高的理论价值和实用价值。以下略述本卷所收各书之源流。

一、《诸病源候论》

本卷所收之《诸病源候论》，底本系元刻《重刊巢氏诸病源候总论》本，是国内现存的最早和最好版本。此本「恒」、「敦」阙笔，可知实为据南宋本重刊者，国内自元以后的刊本均源于此本。《诸病源候论》最早刻本是北宋天圣本，已佚。南宋时据天圣本重刊，刊本传于日本，有怀仙阁藏本与酌源堂藏本，均不全。

书志对本书的记载，始自唐人所编之《隋书·经籍志》，之后《旧唐书·经籍志》、《新唐书·艺文志》以及宋代诸家书志亦均有著录。各家所记书名、撰人、卷数等略有出入，根本原因或在于隋末兵燹作祸，成书相关背景资料毁落，使后人难知其详。

《诸病源候论》为隋朝大业六年（610）医官奉诏所撰。已知《诸病源候论》撰作者，有巢元方、吴

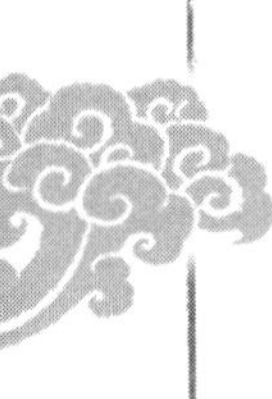

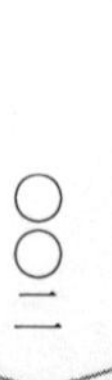

景贤，二人里籍无考。《全隋文》卷三十六收有『谢晋王为师智𫖮设周忌启』，谓『典签吴景贤至，奉教为先师亡日设斋』，此晋王（杨广）『典签吴景贤』未知与『医者吴景贤』是否为同一人。《宋史》卷四六一载有宋太宗命王怀隐等编辑《太平圣惠方》，『每部以随太医令巢元方《诸病源候论》冠其首』；晁公武《郡斋读书志》：『元方大业中被命与诸医共论众病所起之源』。是巢元方曾任太医令，奉命与众医共同讨论，集体编撰《诸病源候论》。

对于病因病机的认识，反映对疾病本质的把握。《神农本草经》指出『欲疗病，先察其源，先候病机』；《类经》释《黄帝内经》『治病必求于本』谓：『本，致病之原也。』《诸病源候论》是对隋及隋以前病因病机证候学的一次全面总结，全书五十卷，述及内、外、妇、儿、五官科等一千七百余候的证候记载、病因病机分析和相应的养生方、导引法。

《诸病源候论》前承《黄帝内经》、《太素》、《伤寒杂病论》、《难经》、《脉经》、《甲乙经》的学术成就，荟萃隋及隋以前医学精华，既有继承，亦有创新，成为后世病因病机研究的渊薮。唐代的《千金要方》、《外台秘要》，宋代的《太平圣惠方》等，皆以其为理论纲领。直至今日，《诸病源候论》所述仍极富临床指导意义。

二、《三因极一病证方论》

本卷所收之《三因极一病证方论》，底本系南宋刻本配补元刻本，是本书国内现存最早的版本。此本原为清代学者潘祖荫所收藏。叶昌炽为潘祖荫藏书所作之《滂喜斋藏书记》云：『此本卷一至九，卷十四至十六，精椠可爱，余六卷麻沙本，似元人覆刻，盖以二本合成者也。武林高氏、长洲汪氏，皆经收藏。卷末二叶补钞，墨笔记云：「雍正七年初夏影述古堂珍藏宋本补全」，不知谁笔。眉端有以别本校其异同，墨迹甚古，当是明以前人笔也。』观叶氏所谓元人覆刻部分，有不避宋讳处，如『丸』不尽作『圆』，知叶氏所言不为无因。

此书《医籍考》及《经籍访古志补遗》均称日本有医官河野氏藏宋刊本一种，今不知下落。除宋刊本外，本书尚有元刊本、日本诸刊本、《四库全书》本、清刊本存世。

书志对本书的记载，最早有南宋陈振孙《直斋书录解题》，谓：『《三因极一方》六卷，括苍陈言无择撰。』《宋史·艺文志》作：『陈言《三因病源方》六卷。』《四库全书总目提要》谓：『分为十八卷，盖何巨重录所分。第二卷中「太医习业」一条有「五经二十一史」之语，非南宋人所应见。』然本书陈言自序谓『余于绍兴辛巳为叶表弟桷（伯材）集方六卷……题曰《依源指治》。……淳熙甲午，复与友人汤致（德庆）、远（德夫）论及医事之要，无出三因……因编集应用诸方，类分一百八十门，得方一千五百余道，题曰《三因极一病源论粹》』，是陈言自名其书为『三因极一病源论粹』；此本及日本所藏宋本，均为十八卷，是宋时原为十八卷，非后人所分。诚如《医籍考》所言：『陈振孙以无择自序，有绍兴中集方六卷之语，误与是书相混，《宋志》遂承其谬也。宋本及通行本「太医习业」条作五经诸史，不载二十一史之语。』又知《四库全书》所录之本有误也。

陈言，字无择，宋时处州青田（今属浙江丽水）人。南宋《宝庆本草折衷》谓其道号鹤溪道人，而鹤溪今在浙江景宁县境。其生卒时间失记。因其《三因极一病证方论》自序中提及绍兴（1131—1162）、淳熙（1174—1189）两个年号，今多以1131—1189年为其生活年代。

《三因极一病证方论》谓：『凡治病，先须识因，不知其因，病源无目。其因有三，曰内，曰外，曰不内外。内则七情，外则六淫，不内不外，乃背经常，《金匮》之言，实为要道。《巢氏病源》，具列一千八百余件，盖为示病名也，以此三条，病源都尽，不亦反约乎。』又谓：『凡学医，必识五科七事。五科

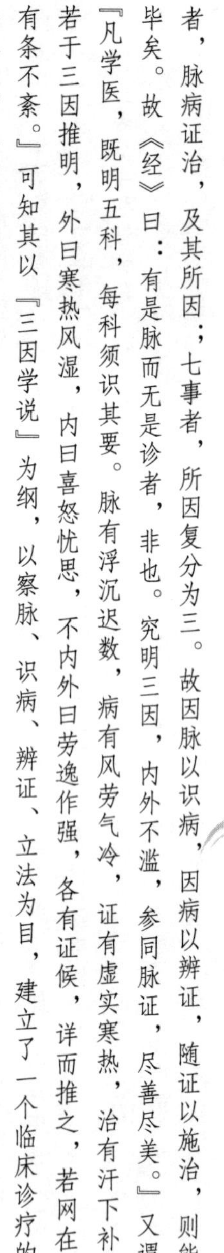

者，脉病证治，及其所因；七事者，所因复分为三。故因脉以识病，因病以辨证，随证以施治，则能事毕矣。故《经》曰：有是脉而无是诊者，非也。究明三因，内外不滥，参同脉证，尽善尽美。』又谓：『凡学医，既明五科，每科须识其要。脉有浮沉迟数，病有风劳气冷，证有虚实寒热，治有汗下补吐。若于三因推明，外曰寒热风湿，内曰喜怒忧思，不内外曰劳逸作强，各有证候，详而推之，若网在纲，有条不紊。』可知其以『三因学说』为纲，以察脉、识病、辨证、立法为目，建立了一个临床诊疗的方法体系。这是陈言对于中医学发展的杰出贡献。

三、《中藏经》

本卷所收之《中藏经》，底本系清孙星衍所辑『平津馆丛书』本。孙星衍乃清一代大学者，精校勘之学，『平津馆丛书』向以精刻精校著称。元以后传世之《中藏经》最早版本，乃元赵孟頫手抄本两种。『平津馆丛书』本即为孙氏以赵孟頫抄本为底本缀合而成，较之《中藏经》明刻本内容完整、文字少错。

《中藏经》宋时始面世，宋以前书志未有记载。至南宋，《通志·艺文略》记作『《华氏中藏经》一卷』，《遂初堂书目》记作『《华佗中藏经》』，《直斋书录解题》记作『《中藏经》一卷，汉谯郡华佗元化撰』。虽然将作者系于华佗，但原书前有自称华佗外孙的邓处中所作序，言书乃华佗得于异人，而邓氏又梦中得华佗授于石函，这种荒诞之事，反使世人因之疑此书与华佗无关，弄巧成拙，亦可笑矣。此书方药部分有明显后人羼入痕迹，如方有用『何首乌』、『山药』者，而『何首乌』乃唐时才入药，「山药」乃宋人避宋英宗讳而改「薯蓣」为之。

然而，尽管后人有疑此书为六朝人、唐人、五代人、宋人伪作，却也多以为《中藏经》文义古奥，具有至理，不能排除与华佗之渊源。尤其医家，愈益重视其理论与临床价值。有学者谓其文字有与《脉经》记华佗文字合者，有与晋人、南北朝人合者，而认为该书当属南北朝时拾取华佗遗论，而结合当时有关医论及医方编辑而成。此说最为近理。

《中藏经》可分为医论和附方两部分。方剂部分有六十八方，皆为丸、散之剂，亦奇者。医论部分共四十九篇，最为后人看重。其论阴阳五行，则多有阐发，非简单重复《内经》之说；论疾病，则不但重辨病因病机，尤其重辨证纲领，以脏腑辨证为核心，提出「虚、实、寒、热、生、死、逆、顺」八纲。此脏腑辨证，若与唐时《千金要方》之脏腑辨证、金元时易水学派之脏腑辨证相参，则可明中医脏腑辨证学说之演变。

四、《卫生宝鉴》

本卷所收之《卫生宝鉴》，底本乃明刻明德堂本。《卫生宝鉴》元刻本早佚，明代有永乐十五年（1417）重刊本、弘治七年（1494）重刊本及嘉靖十四年（1535）明德堂重刊本，其中弘治刻本已不存，故明德堂本是《卫生宝鉴》全书现存较早的刻本。

《四库全书》所收之明代《文渊阁书目》记有「《卫生宝鉴》一部三册」；另，焦竑《国史经籍志》记有「《卫生宝鉴》二十四卷，罗谦甫」，此为本书在明代书志中的最早著录。

罗天益，字谦甫，乃李东垣之登堂入室弟子。元人砚坚所作《东垣老人传》谓：「一日，谓友人周都运德甫曰：「吾老，欲遗传后世，艰其人奈何？」德甫曰：「廉台罗天益谦甫，性行敦朴，尝恨所业未

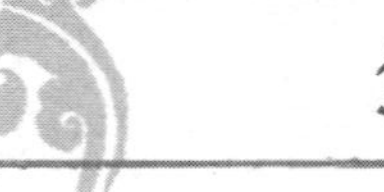
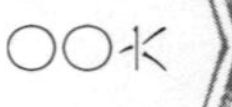

精，有志于学，君欲传道，斯人其可也。」他日，偕往拜之。君一见曰：「汝来学觅钱医人乎？学传道医人乎？」谦甫曰：「亦传道耳。」遂就学，日用饮食，仰给于君。学三年，嘉其久而不倦也，予之白金二十两，曰：「吾知汝活计甚难，恐汝动心，半途而止，可以此给妻子。」谦甫力辞不受。君曰：「吾大者不惜，何吝乎细？汝勿复辞。」君所期者可知矣。临终，平日所著书检勘卷帙，以类相从，列于几前，嘱谦甫曰：「此书付汝，非为李明之、罗谦甫，盖为天下后世，慎勿湮没，推而行之。」』

《卫生宝鉴》立足《内经》、《难经》，学承东垣，旁参诸说，从理论与实践的角度论药、论方、论临证宜忌，对临床富有启示性。其所载『名方类集』计七百六十六方，元人杜思敬曾将其中部分内容辑录入《济生拔萃》丛书；而《中医方剂大辞典》中以《卫生宝鉴》为『方源』的有二百五十六方（其中有九方为《卫生宝鉴》引同时代其他名医方），以其他方书引《卫生宝鉴》作『方源』的有三十二方，这意味着有二百八十八首方剂为《卫生宝鉴》原创方剂或首次记录。书中随处可见的医案，其证候鉴别、病因病机分析、立法选方用药思路皆明晰翔实，引人关注，近人裘庆元曾专门辑出《罗谦甫治验案》二卷，收入《历代中医珍本集成》丛书中。

五、《医学纲目》

本卷所收之《医学纲目》，底本为明嘉靖四十四年（1565）刊本，乃本书之初刊本。

《医学纲目》作者楼英，据1997年萧山市卫生局所撰之『楼英墓志』文，其生于元至顺三年（1334）三月十五日，卒于明建文三年（1401）十一月十九日。又据周明道『明代医学家楼英年表』，《医学纲目》于元至正二十二年（1362）始编纂，明洪武二十九年（1396）编成。可知本书乃楼英自壮年至老的心血所系。成书后以抄本流传，直至曹灼得到后与友人分工校雠，于明嘉靖四十四年刊行于世。

清《浙江通志·经籍志》有『运气类注四卷，医学纲目三十九卷，弘治绍兴府志楼英著』。明弘治《绍兴府志》乃戴冠撰于弘治十三年（1500），或为史志中最早著录《医学纲目》者。

《仙岩楼氏宗谱》所收之《医学纲目》楼氏『自序』较《医学纲目》刻本之楼氏『自序』文字略有不同，而更明确易懂，谓『是以不揣芜陋，掇拾经传方书，一以阴阳脏腑分病析法而类聚之。分病以立其门，析法以标其首。门立诸标之右而大纲著矣，首标各门之左而众目彰矣。病有合者，缀立以附之；法有同首者，细标以次之。凡经之衍文错简脱简者，一以理考而释正之；传失经旨，众论矛盾者，皆于其后明辨之。庶几诸家之同异得失，得以曲畅旁通，精粗相因，巨细毕举，同病异法，如指诸掌，名之曰《医学纲目》。藏之巾笥，以便考求，使夫临病之际，自然法度有归，不致误投汤剂，而害生乱医，获罪神明者矣』。所谓『之右』、『之左』者，不过是刻本竖行排版，书写阅读时自右及左，先以『病』立『门』，故在右；『病』后列『治法』，故在左。

《医学纲目》为明初有代表性的医学类书，其汇聚历代医家学术与经验，搜罗宏富，又条分缕析，辨证得失，至今具有研究及实用价值。

六、《医学正传》

本卷所收之《医学正传》，底本系明嘉靖十年（1531）刊本，是本书的最早刊本。

有书志谓最早刊本为明正德十年（1515）刊本，残存卷一、卷二。然若『明正德十年』刊本，仅存卷一、卷二，无其他刊刻时间标识，只凭虞抟序是不能断定该刊本为『正德十年』刊本的，因有明一代公讳宽疏，单据讳字不能断年代。以嘉靖刻本而言，《医学正传》卷首有虞抟正德十年乙亥序，书末有嘉靖十年（1531）仲春之吉吴郡蒋诏『《医学正传》后叙』、嘉靖辛卯仲春之吉莆田史梧『《医学正传》

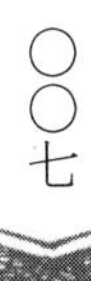
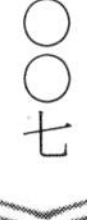

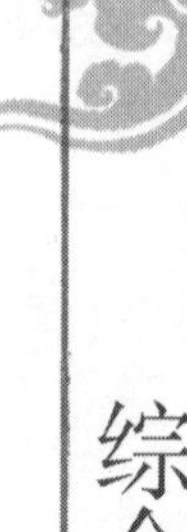

后再叙』，其他再无刻本时间标识。倘只有卷一、卷二，不见末卷之『后叙』，不足以定首刊时间。

据《中国中医古籍总目》，《医学正传》嘉靖刊本之后，又有明万历五年（1577）金陵三山街书肆松亭吴江刻本、明万历五年（1577）金陵周氏光霁堂刻本以及明万历六年（1578）边有猷刻本等。又有日本刊本九种和活字本一种。

《医学正传》作者虞抟，字天民，自号花溪恒德老人，浙江义乌人，《医学正传》云：『予故曾叔祖诚斋府君，幸与丹溪生同世、居同乡，于是获沾亲炙之化，亦以其术鸣世，故予祖父相承家传之学有所自来』。虞抟虽承家学，私淑丹溪，但并不偏执，云：『丹溪之书，不过发前人所未发，补前人所未备耳，若不参以诸贤所著，而互合为一，岂医道之大成哉。』全书八卷，首卷『医学或问』辨析医学源流、医经要旨及临床要点。余七卷则论病，内、外、妇、儿、五官各科咸备，每病首列总论，采摭《内经》要旨为提纲，继之以历代名医可法之语，间或附以己意；次述『脉法』，采摭王叔和《脉经》要语，及历代名医诸书可法之语；再述『方法』，其中伤寒一宗张仲景，内伤一宗李东垣，小儿科多本于钱乙，其余诸病悉以『丹溪要语』及所著诸方冠于其首，次以刘、张、李三家之方，选其精粹者继之于后，外有诸家名医有理妙方，又采附于其末；凡其祖父口传心授，及已历年经验方法，悉皆附于诸条之末，本病无者，则缺之；又于各病之末，附其积年验案。

七、《云林神彀》

本卷所收之《云林神彀》，底本为明万历二十五年（1597）刊本。《云林神彀》初刊本为明万历十九年（1591）刊本，是后来很多刊本的祖本。然而本卷所收之明万历丁酉刻本，与他本版式不同，且多一龚廷贤自序；书末『题医师龚云林先生一首』之落款为『赐进士第亚中大夫山东辽海参政永平王大用书」，其中的「山东」，诸本多误作「曲東」或「曲东」。此本诸家书志似均未著录。

龚廷贤出身医学世家，本人及其父、其弟均为御医。龚廷贤有多种著述，除本书外，影响较大的有《万病回春》、《寿世保元》、《古今医鉴》等。其学宗《内经》而旁参诸家，谓：「自《内经》以来，医书汗牛充栋，不谓不多。盖医之有《内经》，犹儒道之六经，无所不备。后贤著述，若仲景、东垣、河间、丹溪四子之说可谓医书之全备。犹《学》、《庸》、《论》、《孟》为六经之阶梯，不可缺者也。故曰外感法仲景，内伤法东垣，热病用河间，杂病用丹溪。然《素问》论病之因，《本草》著药之性，《脉诀》详证之原，《运气》法天之候，一以贯之于《内经》，斯医道之大成。」（见《寿世保元》）

《云林神彀》主要以歌诀体撰就，有益于记诵，内容涉及内、外、妇、儿、五官科一百余种临床常见病的辨证施治，有类似临床手册的作用。本书虽医家对之评述不多，然极受读者欢迎，多家多地反复刻印，至今仍存明清两代二十余种刻本。

八、《怪疴单》

本卷所收之《怪疴单》，底本为万历二十六年（1598）《夷门广牍》本。此为《夷门广牍》的初刊本，后世刻本均源于《夷门广牍》本。

此书题作「元朱丹溪著，明周履靖梓」，成书于万历三十五年（1607），《徐氏家藏书目》记有「《怪疴单》一卷，周履靖」；明《澹生堂藏书目》记作「《怪疴单》一卷，周履靖，《夷门广牍》本」；清《佳趣堂书目》记作「《怪疴单》一卷，朱丹溪，《广牍》本」。一般认为本书当是托名「朱丹溪」所作，实际辑录者应是周履靖。

本书辑录了验案七十一则，多以单方内服外用取效。虽以「怪疴」为名，却并不涉及神怪，不过是

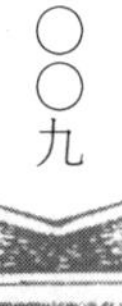

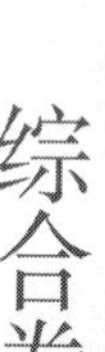

一些临床少见的疾病。书中所记病状虽『奇怪』，但处方治疗并依据医理、药性，施治有验亦在情理之中。此书所记，与元代危世林所著《世医得效方》、明代楼英所著《医学纲目》多同，可相互参看。

九、《先醒斋笔记》

本卷所收之《先醒斋笔记》，是广为人知的《先醒斋医学广笔记》的前身。乃明人丁元荐所录，『先醒斋』为丁元荐斋号。此本诸家书志多记作『明万历四十一年（1613）刻本』，当是根据书首丁元荐『自叙』的落款『癸丑春日曲肱道人丁元荐自题』而定。然书中有丁元荐记录的『乙卯春正月三日口角歪斜』缪希雍验案。此『乙卯』年最有可能是万历四十三年乙卯（1615），因上一个乙卯年为1555年，其时缪希雍年方十岁（缪氏约生于1546年），尚未学医。故今拟将此本刊刻年代定于万历四十三年乙卯（1615）。

《先醒斋笔记》原不分卷，诸家书志多以缪希雍为撰作者。如《医藏书目》便著录为『《先醒斋笔记》一卷，缪仲仁』。其实此书发端于丁元荐。丁元荐出身官宦之家，本人与其父皆是进士，亦均是医学爱好者，喜搜集医方。丁元荐与缪希雍皆是慷慨豪爽之辈，意气相投，两人结交后，丁氏耳濡目染缪氏的精妙医术，又搜集缪氏医案医方。明万历三十九年（1611），丁元荐告归后，将其搜集三十余年的医方中有效者请缪希雍去取裁断，并附上丁元荐搜集的医案，而成《先醒斋笔记》一书。因此《先醒斋笔记》主要内容是丁氏所记之验方、验案，这些验方验案经过缪希雍审订，其中尤多来自缪希雍的临证实录。此外，本书首载『炮制法』，书末还附『痘科异治』一卷，是缪希雍得之九江宋氏者。

《先醒斋笔记》刊刻后，流通不广。缪希雍因为交游中人多向其索取，又有金沙庄敛之请其增益内容以便再刻流传，于是缪氏又在《先醒斋笔记》基础上，增补医案，增入伤寒、温病、时疫治法要旨；

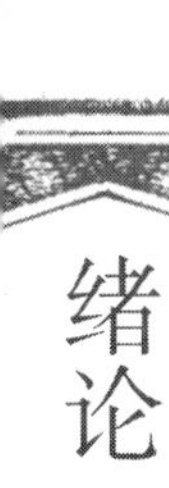

又将『炮制法』广为一卷，删去『痘科异治』而成《先醒斋广笔记》，又称《先醒斋医学广笔记》，刊刻行世。

崇祯十五年（1642）缪希雍弟子李枝又重刻《先醒斋广笔记》，并谓：『简阅故本，删其余论，附以臆说』。李枝所增附者，有待研究。

《四库全书总目》评曰：『希雍与张介宾同时，介宾守法度而希雍颇能变化，介宾尚温补而希雍颇用寒凉，亦若易水、河间各为门径，然实各有所得。』读者可披阅此书，以审然否。

十、《景岳全书》

本卷所收之《景岳全书》，其底本为乾隆三十三年（1768）越郡藜照楼刻本。《景岳全书》首刻于清康熙三十九年（1700），由时任广东布政使的鲁超主持刊刻，是为『鲁本』；再刻于康熙四十九年（1710），由两广转运使贾棠依照鲁本重新翻刻，是为『贾本』；三刻于康熙五十二年（1713），由查礼南据贾本翻刻，是为『查本』。后世多为这三个版本的重刻本。藜照楼本为鲁本的重刻本，保持了鲁本初刻本的原貌，且较鲁本错漏之处少。

张介宾（1563—1640），字会卿，号景岳，别号通一子，先世居四川绵竹县，明初以军功世授绍兴卫指挥，遂定居会稽（今浙江绍兴）。生颖异，读书不屑章句，于兵书与轩岐之学，尤所淹贯。壮岁从戎幕府，居数年无所就，而亲老家贫，遂解甲归隐，潜心于医道。所著除《景岳全书》外，还有《类经》、《类经图翼》、《类经附翼》、《质疑录》。

《景岳全书》以『入道需从性理，明心必贯天人，谟烈圣贤大德，图书宇宙长春』二十四字分二十四集，每集涵一、二、三、四卷不等，共六十四卷，包括传忠录、脉神章、伤寒典、杂证谟、妇人规、小儿则、痘疹诠、外科钤、本草正、新方八阵、古方八阵、妇人规古方、小儿则古方、痘疹诠古方、外科钤古方十五部分。其书融合宋明理学与医学，梳理历代医学成就，结合自身心得，而成一家之言，对临床极富指导价值。

世人多以张景岳倡『阳非有余阴亦不足』而为『温补派』代表，张景岳亦于《传忠录·论治篇》云：『凡临证治病，不必论其有虚证无虚证，但无实证可据而为病者，便当兼补，以调营卫精血之气；亦不必论其有火证无火证，但无热证可据而为病者，便当兼温，以培命门脾胃之气。』然景岳通晓阴阳五行之理，岂是偏执一隅之人？不过恶河间之『悉以实火言病』与丹溪之『阳常有余阴常不足』而为矫枉过正之言，如其所云：『凡今之医流，则无非刘朱之徒，动辄言火，莫可解救，多致伐人生气，败人元阳，杀人于冥冥之中而莫之觉也。』『天地阴阳之道，本自和平，一有不平，则灾害至矣。而余谓阳常不足，岂亦非一偏之见乎？盖以丹溪补阴之说谬，故不得不为此反言。』

十一、《石室秘录》

本卷所收之《石室秘录》，底本为清翰宝楼藏本。《石室秘录》首刻于康熙二十八年（1689）。本卷所收之本，避『玄』字而不避『贞』字，应系康熙年间刊本，也是此书的早期刊本。

成书于乾隆五十二年（1787）的《清朝文献通考·经籍考》已有著录，谓：『《石室秘录》六卷，陈士铎撰。士铎，字远公，山阴人。』清嘉庆八年《山阴县志》『陈士铎，邑诸生，治病多奇中，医药不受人谢，年八十余卒』。陈氏所著之书有多种，今惟《石室秘录》、《洞天奥旨》、《本草新编》、《辨证录》、《辨证玉函》、《脉诀阐微》、《外经微言》等数种存世。

《石室秘录》约成书于康熙二十六年（1687），托言天师岐伯传道，仲景、华佗、孙思邈等共相阐发。虽言涉诡诞，然书所载述皆有理据。本书是中医古籍中唯一一部系统论述疾病治法的著作。全书六卷，依次分为礼、乐、射、御、书、数六集，各集主要以治法为主线而又理法方药俱备，内容涵盖了内、外、妇、儿、五官科等近百种疾病的证治，所录古今成方及作者自定方五百余首中至少有三百一十三方为其首载。其书共计阐述一百二十八种治法，以具体病证为例，剖析治法，示人辨治思路，论述中医理论及疾病辨治多有创见。

《石室秘录》自清及今，多次刻印，影响广泛。清代《疡医大全》、《沈氏尊生书》多有称引。《石室秘录》中关于妇科、儿科的论述与傅山著述的相关内容基本相同。有学者以为《石室秘录》中的『岐伯天师』实为明末清初儒医兼道教『真人』身份的反清复明志士傅山之化名，《石室秘录》是为傅山代言。又有学者认为：傅山行医从不隐姓埋名，也不需伪托，《傅青主女科》是对《辨证录》稍加语句调整而成书的，其抄本又屡经增删改易，并曾用他名。事实如何，有待更多史料的出现。

十二、《医学心悟》

本卷所收之《医学心悟》，底本乃慎德堂刻本。此本避清乾隆帝偏讳，『弘』字作『宏』，不避道光帝偏讳『宁』，应系乾隆、嘉庆年间刻本。

《医学心悟》前有雍正十年（1732）孟春月吉旦作者自序，原系五卷。慎德堂本作六卷者，乃附入作者《华佗外科十法》一卷。《外科十法》前有作者雍正十年壬子冬所作序，云：前有《医学心悟》梓行于世，仅及内科，未及外科。恰壬子冬普陀寺修葺，寺僧及工人等数千，多有患广疮、疥癣者，投以膏

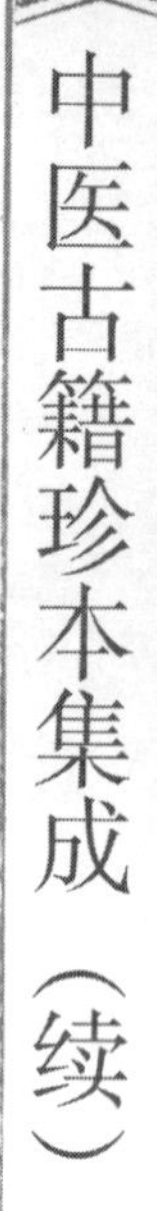

散，收效甚速。于是聚精会神，参悟外科旨要，约以十法，撰成《外科十法》，与《医学心悟》并行于世。已知《外科十法》首刊于雍正十一年（1733），由新安人江耀舟捐资刊刻。慎德堂本系将《医学心悟》、《外科十法》两书合一，故有六卷。

《医学心悟》作者程国彭（1680—?），字钟龄，法号普明子，天都（今安徽歙县）人。初攻举子业，有声庠序。后以家贫，立志学医，晚年至天都普陀寺修行。潜心研究各家医著，博采诸长，融会贯通，医名大噪于康熙、雍正年间，其于医理，『凡书理有未贯彻者，则昼夜追思，恍然有悟即援笔而识之』。历三十年，作《医学心悟》五卷，『以教吾徒』。传授门生注重理论联系实际，该书详论内科杂病，兼及妇、儿、五官病证等。将伤寒诸证病理概括为表、里、寒、热，并引申为表寒、里寒，表热、里热，表里皆热、表里皆寒，表寒里热、表热里寒。又谓：病之原，有内伤、外感；病之情，有寒、热、虚、实、表、里、阴、阳；治病之方，则有汗、和、下、消、吐、清、温、补。程氏创立的八纲八法，为后世医家所遵循。自拟方剂如止嗽散、半夏白术天麻汤、益母胜金丹等沿用至今。

十三、《类证治裁》

本卷所收之《类证治裁》，底本为清咸丰元年（1851）丹阳林氏研经堂本，是《类证治裁》的初刻本。

林佩琴（1772—1839），字云和，号羲桐，江苏丹阳人，清嘉庆十三年（1808）恩科乡试举人。林氏博学通医，不以医为业，但常为人治病，起奇疾甚多。因思当时医家『学殖荒芜，心思肤浅，甚则治温疫以伤寒法，治血枯以通瘀法，与夫喜行温补，不顾留邪，动辄攻消，不知扶正』，乃『思矫而正之』。自嘉庆十四年（1809）赴京会试未中后，于课馆授徒之余，即开始搜辑资料，晚年请病人归还药方，选录医案，更网罗历代精粹，汇集古方验方，结合自己的临床心得，历三十年，于其临终之际，撰成《类证治裁》一书。

《类证治裁》内容涉及基础理论、内科、妇科、儿科、外科、五官科，理、法、方、药俱全，堪称中医学理论与临床结合的典范。其书宗经立论，又酌古参今，对后世医家的学术论点择善而从；分门别类，详列治要，每一病证下概要而明晰地论述了病因、病机、证候特点、脉象及治法和方药；重视辨证，脉证合参，其于每病症条目之后论治之前，专立的『脉候』一节，嘱人认证必以脉为据，强调脉法在辨证上的重要性。书中所录医案四百八十余例，从中可见林氏临证之圆机活法，巧思妙构。

十四、《血证论》

本卷所收之《血证论》，乃清光绪十六年（1890）唐氏家藏版刊本，除书志所载『清光绪十年（1884）刻本』外，是本书存世之最早刊本。作者生前曾对此书进行修订，修订后的最早版本是清光绪二十年（1894）申江袖海山房石印本，修订内容包括增加方解、增补剂量和炮制方法，以后的版本多由此而来，因此作为本次整理的主校本。

有书志载《血证论》最早刊本为『清光绪十年（1884）刻本』，然《中国中医古籍总目》并未著录此甲申本。又本书之『唐宗海自序』作于『光绪十年岁在甲申重九后一日』，未知该『首刊本』是否据此而定？

《血证论》作者唐宗海（1847—1897），字容川，四川彭县人，为清代著名医学家。清光绪十五年（1889）进士，授礼部主事。年少时因其父多病，兼习医学，广读《内经》、《伤寒》以及历代著名医著，后因其父罹患血证而病逝，从此专心医学，长于治疗内科杂证，于血证尤有心得，『用治血证，十愈七八』，遂积临证心得，发精微奥义，著成《血证论》一书。唐氏所处的时代西学东渐，他主张治学应『好古而不迷信古人，博学而能取长舍短』，医学研究应能『损益乎古今，参酌乎中外，以求尽善尽美之医学』，主张『不存疆域异同之见，但求折衷归于一是』，提出『中西医汇通』的口号，其观点对后世中西汇通医者影响深远。唐氏代表性的学术著作主要集中在《中西汇通医书五种》，包括《中西汇通医经精义》、《伤寒论浅注补正》、《金匮要略浅注补正》、《血证论》、《本草问答》等，其他尚有《医易通说》、《医学一见能》、《痢疾三字诀》等。

唐氏在《血证论》凡例中述及：『血证自古绝少名论，故是书条分缕析，务求精详。』该书卷一总论血证机理，余卷分述各种出血病证的病因病机、病状表现、辨证施治、方药运用等各部分内容。既总结前人经验，又有个人独到见解，对临床具有指导意义，后世研究血证亦多参考此书。

十五、《医学源流》

本卷所收之《医学源流》，底本是日本宽永九年（1632）刻本。

《医学源流》为熊宗立所著，书志或谓又名《历代名医考》、《原医图》。原附刻于《名方类证医书大全》之末。《万卷楼书目》曰：『《原医图》一册，熊宗立』，《故宫所藏观海堂书目》曰：『《医学源流》一卷，明熊宗立撰，日本抄本，一册』，是流传中，其又独立成册矣。

《医学源流》卷末有熊宗立跋语，落款『时景泰新元庚午岁也』，是成书于明景泰元年（1450）。宽永刻本前有『新刊名方类证医书大全』吴尚志、熊宗立序，是以《名方类证医书大全》序代《医学源流》序。

此书《中国中医古籍总目》谓有明景泰元年（1450）刊本，藏于上海图书馆，可能是误记。今查《上海图书馆古籍书目数据库》，不惟无本书，且《名方类证医书大全》亦无藏。中华医学会上海分会图书馆藏有一部《名方类证医书大全》(书末附《医学源流》)，『明清中医珍善孤本精选十种』丛书曾据此影印出版，其目录卷末，有牌记曰『成化三年丁亥熊氏种德堂刊』。

《医学源流》为上起伏羲、神农、黄帝，下至朱丹溪的一百五十二位在医学上有突出贡献的人物立传，还立有『附遗』一节，以记载年代、出处不详医家的传记资料，亦有助于辨章学术、考镜源流者也。

十六、《古今医史》

本卷所收之《古今医史》，底本是清抄本。《古今医史》既往亦仅以清抄本一种存世，今有该抄本《续修四库全书》影印本。

《古今医史》由清王宏翰著，书成于康熙三十六年（1697）。书本七卷，后又续增二卷，并附录王宏翰医案一卷。

王宏翰乃清初名医，著述除《古今医史》外，还有《医学原始》、《四诊脉鉴大全》、《性原广嗣》、《古今医籍志》、《伤寒纂读》、《病机洞垣》、《女科机要》、《幼科机要》、《本草性能纲目》等多种。

《古今医史》以朝代为序，为自五帝至清代的四百五十七位在医学上有突出贡献的人物立传，被立传者上起伏羲、神农、有熊氏，下至清代医者缪松心，『凡史传所载，医籍所纪，合于圣贤之旨者则仍之；涉于怪诞之说者则辨而正误。或医庸而名振，胸次一无真学者不录之；或隐居好道，高尚其志而有著述者必采而入之』。

本卷所录皆为善本，存留迄今，洵可宝贵。本次整理，不过借他本以补述底本之漫漶处，稍作校注，略省读者查核之劳。或学力不足，不免有错，尚祈博雅君子教正。

虞舜　王旭东

2014年12月

目录

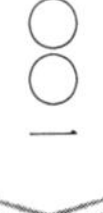

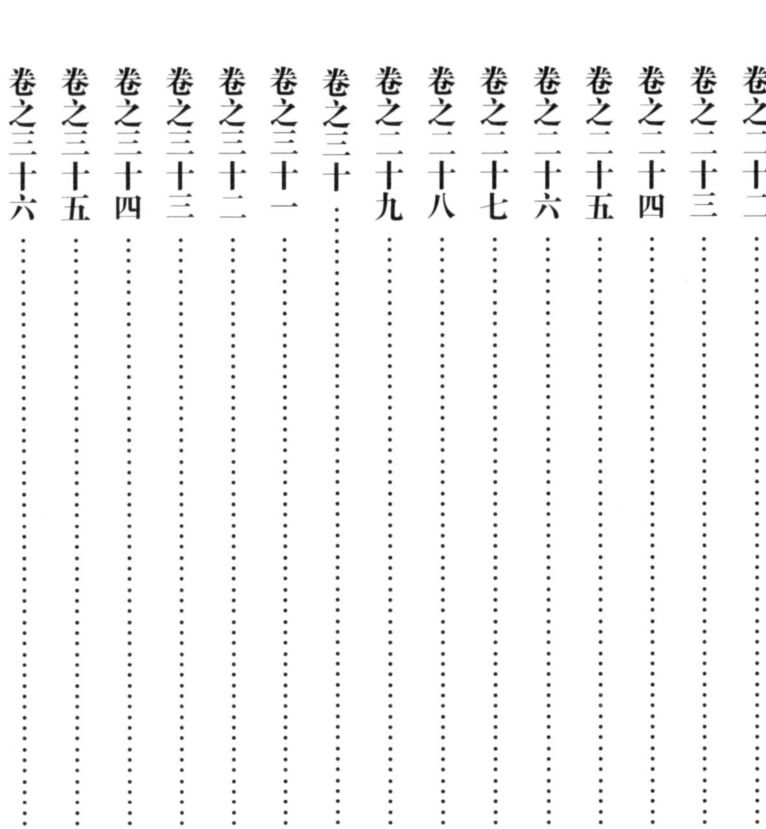

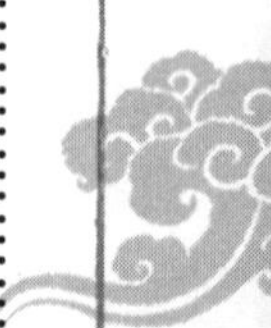

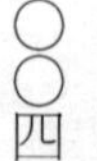

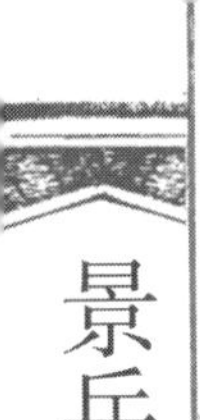

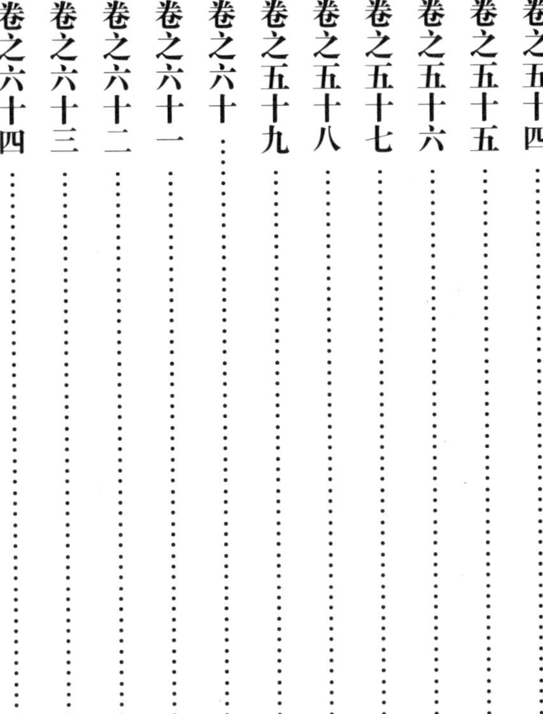

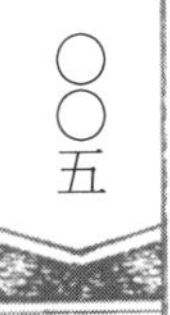

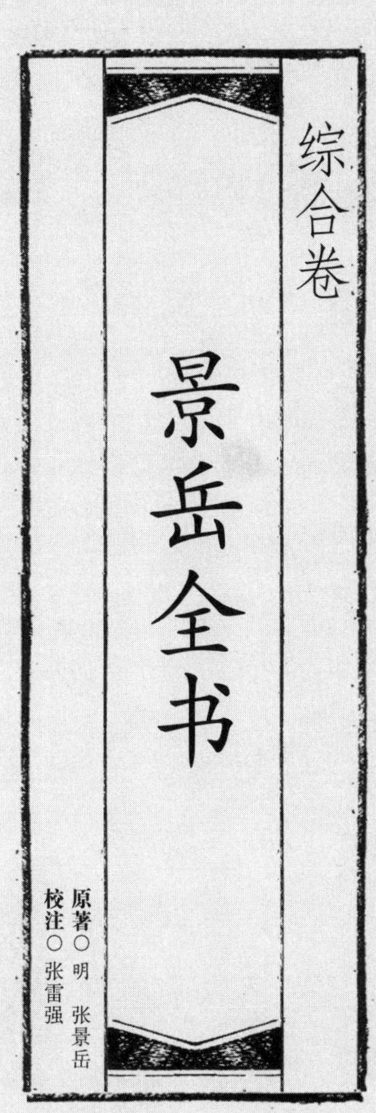

综合卷

景岳全书

原著〇明　张景岳

校注〇张雷强

导读

《景岳全书》是明代医家张景岳记录毕生治病经验及学术成果的综合性著作，共64卷，100多万字，囊括了中医基本理论、诊断辨证、内外妇儿各科、治法方剂、本草药性等方面内容，全面而精详。该书首创『补、和、攻、散、寒、热、固、因』的方药八阵分类法。尤其将景岳一生之临床心得、处方体会、用药特长融于一炉的《新方八阵》，有其自创的186首新方，诚如景岳所言『此其中有心得焉，有经验焉，有补古之未备焉』。

一、成书年代及作者生平

根据现有史料考据，《景岳全书》当成书于景岳辞世（1640）前不久，成书后或有流传，但并未正式刊刻，直至1700年由鲁超资助完成了该书的首次刊刻。

张景岳外孙林日蔚在《景岳全书》『全书纪略』中所记：『是编成于晚年，力不能梓，授先君，先君复授日蔚。余何人斯，而能继先人之遗志哉！岁庚辰，携走粤东，告方伯鲁公。公曰：此济世慈航也！天下之宝，当与天下共之。捐俸付剞劂，阅数月工竣。』可知该书成书于张景岳晚年，书成不久，景岳即辞世，未能付梓。直至清康熙三十九年（1700），才由张景岳的外孙林日蔚将书稿携至广东，在时任广东布政使鲁超的资助下方进行了本书首次完整的刊刻。

值得注意的是，《景岳全书》的首次刊刻时间距离张景岳谢世约60余年。此时，该书早已声名远播，或有部分内容传抄流行。如鲁超在《景岳全书》序中云：『是书脍炙海内已久，余以不得一见为怅。』再

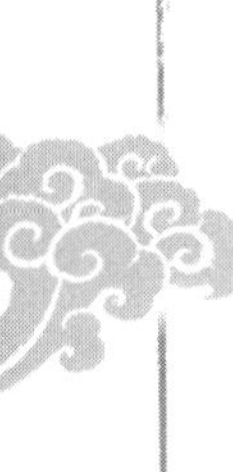

如，约在康熙三十二年至康熙三十四年间成书的《张氏医通》中已有部分内容引自《景岳全书》。

张景岳（1563—1640），又名张介宾，字会卿，别号通一子，明末会稽（今浙江绍兴）人。其人事迹，在清黄宗羲所著《南雷文定·张景岳传》中记载甚详，略述于下。

张景岳生于嘉靖四十二年（1563），自幼聪颖，因祖上以军功起家，故世袭绍兴卫指挥使，家境富裕。其自幼喜爱读书，其父张寿峰是定西侯门客，素晓医理，故景岳幼时即从父学医。十三岁时，随父到北京，师从京畿名医金英。青年时代，张景岳广游于豪门，结交贵族。受当时上层社会盛行的理学和道家思想影响，景岳博览相关著作，通晓易理、天文、道学、音律、兵法之学，对医学领悟尤多。张景岳壮岁从戎，参军幕府，游历北方，足迹及于榆关（今山海关）、凤城（今辽宁凤城县）和鸭绿江之南。当时北方异族兴起，辽西局势已不可为。数年戎马生涯无所成就，使景岳功名壮志『消磨殆尽』，而亲老家贫终使景岳尽弃功利之心，解甲归隐，潜心于医道，医技大进，名噪一时。五十七岁时，张景岳返回南方，专心从事于临床诊疗，著书立说。崇祯十三年去世，终年七十八岁。

二、主要内容

《景岳全书》是一部综合性的医学著作，分『传忠录』、『脉神章』、『伤寒典』、『杂证谟』、『妇人规』、『小儿则』、『痘疹铨』、『外科钤』、『本草正』和『古方八阵』、『新方八阵』等部分。

『传忠录』辑有张景岳主要医学理论、医评、诊断、治疗原则等论文三十余篇，多有温补学说的论述。

『脉神章』录有历代脉学，其中诊脉之法和脉象主病多有结合临症经验的评论。

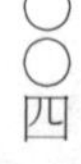

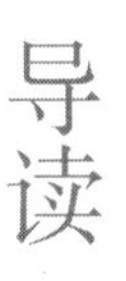

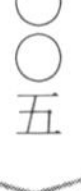

『伤寒典』补充『《内经》伤寒诸义并诸治法之未备』，论述伤寒病的证治。

『杂证谟』列诸内科杂证的病因病机、选方用药和部分医评，并辅有部分医案，论述系统精彩。

『妇人规』论述九类妇科疾患，并指出妇科证多有情志病因，尤要注重四诊合参。

『小儿则』论述儿科诸病并治，在总论中提出小儿『藏气清灵，随拨随应』的生理特点。

『痘疹铨』论述痘疹的证治。

『外科钤』论述常见外科疾病的证治。

『本草正』介绍药物292种，每味详解气味性用，很多为张景岳自身的用药体会，颇有价值。

『新方八阵』、『古方八阵』以方药列八阵为『补、和、攻、散、寒、热、固、因』。其中，『新方八阵』中所列诸方颇具创新，『古方八阵』辑方经典。

三、学术成就

《景岳全书》内容广博，具有很高的学术价值，撷取几点，说明如下。

（一）重视阴阳互根，精气互牛

张景岳在王冰『阳气根于阴，阴气根于阳』的理论指导下，深入阐发了阴阳互根的原理，指出『阴阳之理，原自互根，彼此相须，缺一不可。无阳则阴无以生，无阴则阳无以化』，并认为《内经》『气归精……精化为气』的论述，正是说明了精气互根的妙理。『精之与气，本自互生』。至于精化为气，气化为精的生理过程，则是通过阴升阳降的机制而实现的。故而《新方八略·补略》中指出：『以精气分阴阳则阴阳不可离。』如果阴阳互根、精气互生的生理机制遭到破坏，就会产生病变。景岳认为，人体的阴阳、精气本处于不足状态，如果摄生不慎，每可造成虚损，或由阳损及阴，或由阴损及阳，最后导致阴阳俱损；或因气伤及精，或因精伤及气，最终而为精气两伤。

张氏对阴阳、精气虚损的治疗提出了精辟的见解，指出：『善补阳者，必于阴中求阳，则阳得阴助而生化无穷；善补阴者，必于阳中求阴，则阴得阳升而泉源不竭。』『善治精者，能使精中生气；善治气者，能使气中生精。』『阴阳相济』的观点，对后世论治阴阳虚损诸病有深远影响。

（二）联系阴阳五行，尤重水火

张氏将阴阳与五行联系起来，认为二者有不可分割的关系。他说：『五行即阴阳之质，阴阳即五行之气，气非质不立，质非气不行，行也者所以行阴阳之气也。』在生理上『五藏五气，无不相涉』，『故五藏中皆有神气，皆有肺气，皆有脾气，皆有肝气，皆有肾气』。在病理方面，『五藏相移，精气相错』，某一脏腑的病变，必然在不同程度上影响其他脏腑。

在五行之中，张氏对水、火最为重视，认为『水为造化之源，万物之生，其初皆水』。『火为阳生之本……凡属气化之物，非火不足以生』，指出在五行之中，水、火关乎万物的生化。在人体，张氏认为水火即阴阳、精气，从而把人体的阴阳、精气与水火有机联系起来。他说：『其（水火）在人身是即元阴、元阳。』『精为阴，人之水也；气为阳，人之火也。』因此在病理上，如论五脏不足，总关系到阴阳亏损，而阴阳的亏损，总表现为水亏、火衰。

（三）提出阳非有余，阴亦不足

《景岳全书》中重点论述了真阳的重要，阐发了『阳非有余』的论点。形体之衰虽然是阴气亏虚的表现，但张氏认为『阴以阳为主』，阴气的生成和衰败都以阳气功能作用为主导。他批评持『阳常有余，

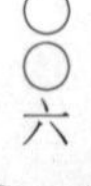

阴常不足』论者，从『形气之辨』、『寒热之辨』和『水火之辨』三方面进行了论证。『形气之辨』认为，由于阳化气，阴成形，故凡人之所以通体能温，一生之所以有活力及五官、五脏之所以有正常的功能活动，都是阳气的作用。相反，当人一死，便身冷如冰，知觉尽失，形存而气去。『寒热之辨』认为从春夏阳热而生化万物，秋冬阴冷而缺乏生意，说明『热无伤而寒可畏』，以之论证阳气的重要性。『水火之辨』认为，水属阴而火属阳，凡水之所以产生、所以生物、所以化气，均有赖于阳气的作用。然而，在生命过程中，『难得而易失者惟此阳气，既失而难复者亦惟此阳气』，所以阳非有余，只能『日虑其亏』。

张氏并不因偏重阳气而忽视阴精，他在『阴阳互根』这一指导思想下，强调『阴以阳为主，阳以阴为根』，人身既然阳常不足，而阴亦不会有余，张氏说：『不知此一阴字，正阳气之根也。盖阴不可以无阳，非气无以生形也；阳不可以无阴，非形无以载气也。故物之生也生于阳，物之成也成于阴，此所谓元阴元阳，亦曰真精真气也』。

（四）统一命门与肾，重视真阴

景岳认为命门位置『居两肾之中而不偏于右』，为先、后天『立命之门户』。先天元阴、元阳禀受于父母，然后有生命。元阴、元阳藏于命门，即为真阴真阳。它不仅来自先天，而且又必须赖后天滋养壮盛，这是由于五藏六腑之精归之于肾，而肾又藏精于命门所致。但在另一方面，肾精乃元阴所化，肾气为元气所生。因此，张氏又指出『命门与肾本同一气』，『命门总主乎两肾，而两肾皆属于命门』，两者一以统两，两以包一，有不可分割的关系。

景岳认为真阴为人体生命最基础的物质，命门为『真阴之脏』，因而称命门所藏的元精为『阴中之水』，元精所化的元气为『阴中之火』，正由于命门藏精化气，兼具水火，故景岳称『命门者，为水火之

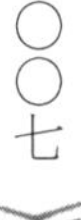

府，为阴阳之宅，为精气之海，为死生之窦』，而后进一步对命门真阴的生理病理及其证治，做了系统论述。如张氏指出：『欲治真阴而舍命门，非其治也，此真阴之藏，不可不察也。』

（五）列方新古八阵，详于辨证

景岳精医，亦通兵法，故每融军事之理于医学之中。在长期医疗实践中，他有感于古方之散杂与重复，不便于临症选用，犹如临战之际，没有集结好队伍易招致失败的道理一样，故结合古代军事战术中的方阵，辨证立法和选方用药，总结出『新方八阵』，和『古方八阵』，开创了著名的方药八阵式。设『八略』以立法，列『八阵』以制方，『八阵』即『补、和、攻、散、寒、热、固、因』八个部分，在治疗方法上颇有创见。

在『新方八阵』和『古方八阵』中，有温补之方，亦有寒凉之剂，说明张氏论治虽擅温补亦不废寒凉，与一味滥用温补者有别。在『古方八阵』中，对其所反对的河间、丹溪之方亦多所援用，但详于辨证，如将大补阴丸列于『寒阵』，又如以六味加知柏治疗『阴虚火盛、下焦湿热』等证，上述二方，不列在补阵而列在寒阵，这体现了张氏『意贵圆通，用嫌执滞』的辨证用方思想。

四、学术地位和影响

《景岳全书》内容丰富，囊括理论、本草、方剂、临床各科疾病，是一部全面而系统的临床参考书。景岳才学博洽，文采好，善雄辩，文章气势宏阔，议论纵横，多方引证，演绎推理，逻辑性强，故《景岳全书》得以广为流传。后世叶桂亦多承张氏的理论。自其成书后将近200年间，几乎为医者所必读。如清章楠《医门棒喝》论《景岳全书》云：『或曰：尝见诵景岳者，其门如市。』可见《景岳全书》流传之广泛，景岳的温补理论影响之深远。同时，这也在医学界引发了学术争鸣，产生了学术讨论。

从张景岳学术特点的形成来看，其在多年丰富临床实践中，私淑温补学派前辈人物薛己（1486—1558）。薛己身为明太医院使，主要为皇室王公等贵族诊病，病机多见虚损，故喜用补。景岳出身贵族，交游亦多豪门大贾，故法从薛氏，力主温补。特别针对朱丹溪之『阳有余阴不足』创立『阳非有余，真阴不足』的学说，创制了许多著名的补肾方剂。

张氏学说被许多医家所学习、欣赏。如张石顽在其《张氏医通》中对景岳的论述多有采撷。此外，费伯雄、李中梓等名医的著作中亦多师法景岳医学思想及组方思路。《临证指南医案》中引用了二十余首《景岳全书》中新创的方剂。张氏学说的产生出于时代纠偏补弊的需要，但又因其用药偏于温补，其流弊使庸医借以藏拙，产生滥用温补的偏向，故又被后世医家批评。如章楠云景岳：『不识六气之变，故论外邪证治不切于理，而偏于补。』清陈念祖甚至专门撰《新方八阵砭》一书对张景岳『新方八阵』所载方剂及有关理论以书评的形式予以阐析辩驳，认为该书所立新方，多『杂沓模糊』，尤其是其补阴、补阳之说，与张仲景立方之旨不合。

无须讳言，《景岳全书》中的某些观点或有失偏颇，但与该书的总体学术价值比较，只是白璧微瑕。其学术地位和影响毋庸置疑。

五、版本流传

《景岳全书》有三个版本系统，即鲁本系统、贾本系统、查本系统。

如前所述，康熙三十九年（1700），张景岳的外孙林日蔚将书稿携至广东，在时任广东布政使鲁超

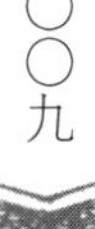

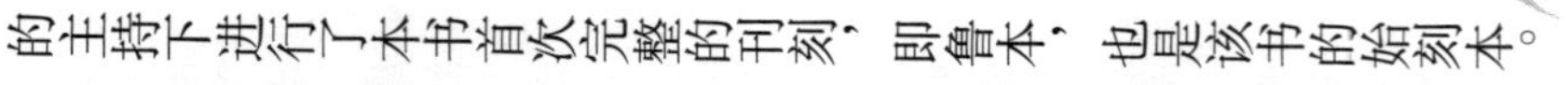

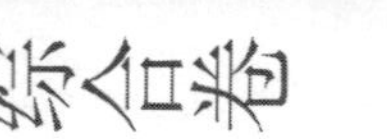

的主持下进行了本书首次完整的刊刻，即鲁本，也是该书的始刻本。

康熙四十九年（1710），两广转运使贾棠依照鲁本重新翻刻，形成贾本。据贾棠在序中所言：『初见赏于方伯鲁公，捐资付梓。板成北去，得其书者，视为肘后之珍，世罕见之。予生平颇好稽古，犹专意于养生家言，是书诚养生之秘籍也。惜其流传不广，出俸翻刻，公诸宇内。』可见，贾本对《景岳全书》的传播起到了重要作用。

康熙五十二年（1713），在查礼南组织下，据贾本翻刻，是为查本。查氏曰：『更得是书而广其术，行之四方，其于天地生物之心，圣人仁民之化，赞襄补益，厥用良多，而礼南诸君乐善之功，亦将与是集共传不朽。』

后世亦有多种版本，但多为上述三个版本的重刻本，从其序言可加以区分。鲁本系统者，前有鲁超序言及林日蔚『全书纪略』；贾本系统者，前有贾序、范序、全书纪略，而无鲁序；查本系统者，前有查序、范序、贾序、全书纪略，亦无鲁序。此外，《景岳全书》还被收录在《四库全书》之中。

六、校注说明

（一）本次校注以乾隆三十三年（1768）越郡藜照楼藏板为底本。藜照楼本为鲁本的重刻本，属于鲁本系统，保持了鲁本初刻本的原貌，且相较鲁本，错漏之处较少，因此选作底本。

主校本选择文渊阁《四库全书》本。《四库全书》为皇家官修丛书，其抄录字迹极为清晰。2009年起，台湾商务印书馆按照文渊阁本原书原寸，以仿古样式影印出版，因此该本获取较容易，选作主校本。

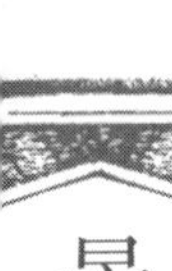

（二）由于本书是据底本影印出版，对原文不做任何改动，遇重要字词缺失者，在校注中予以说明。
（三）同一字词，义亦同者，仅在首次出现时出校。
（四）底本与校本不同之处，若底本义胜则不出校。

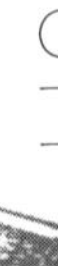

乾隆三十三年重鐫

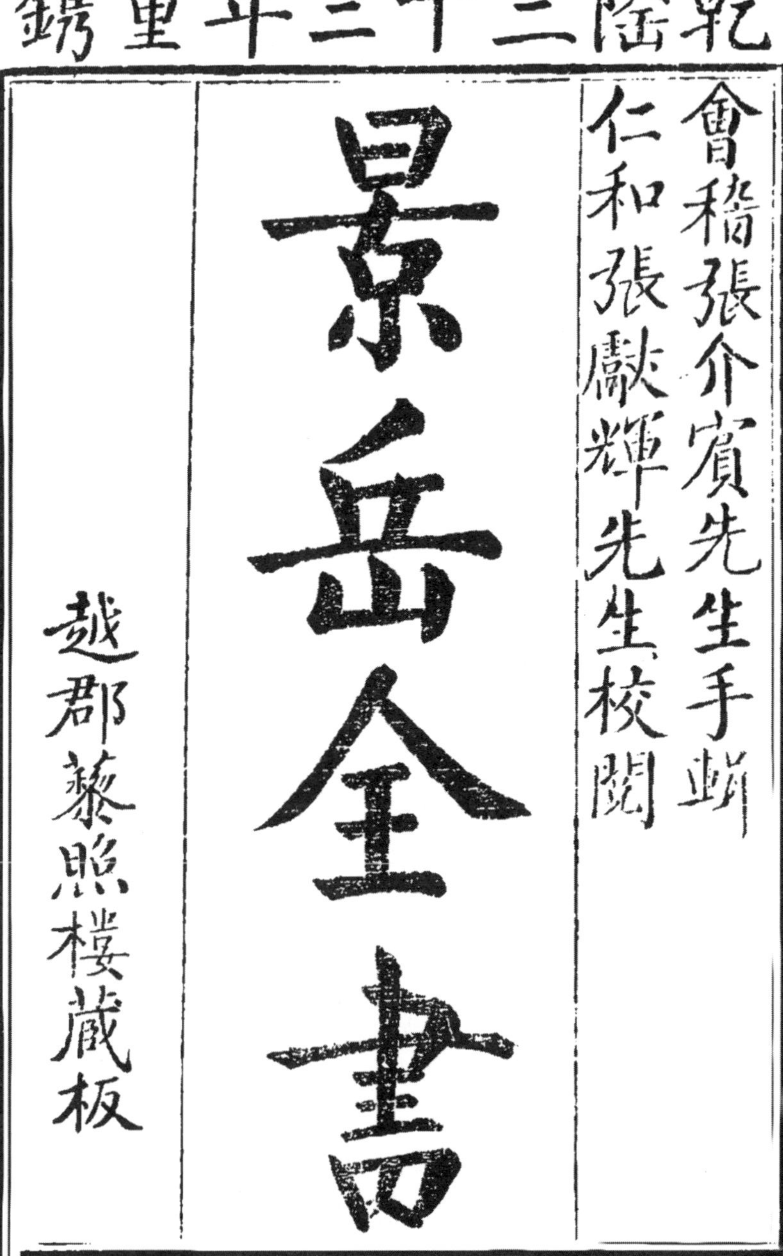

會稽張介賓先生手輯

仁和張獻輝先生校閱

景岳全書

越郡藜照樓藏板

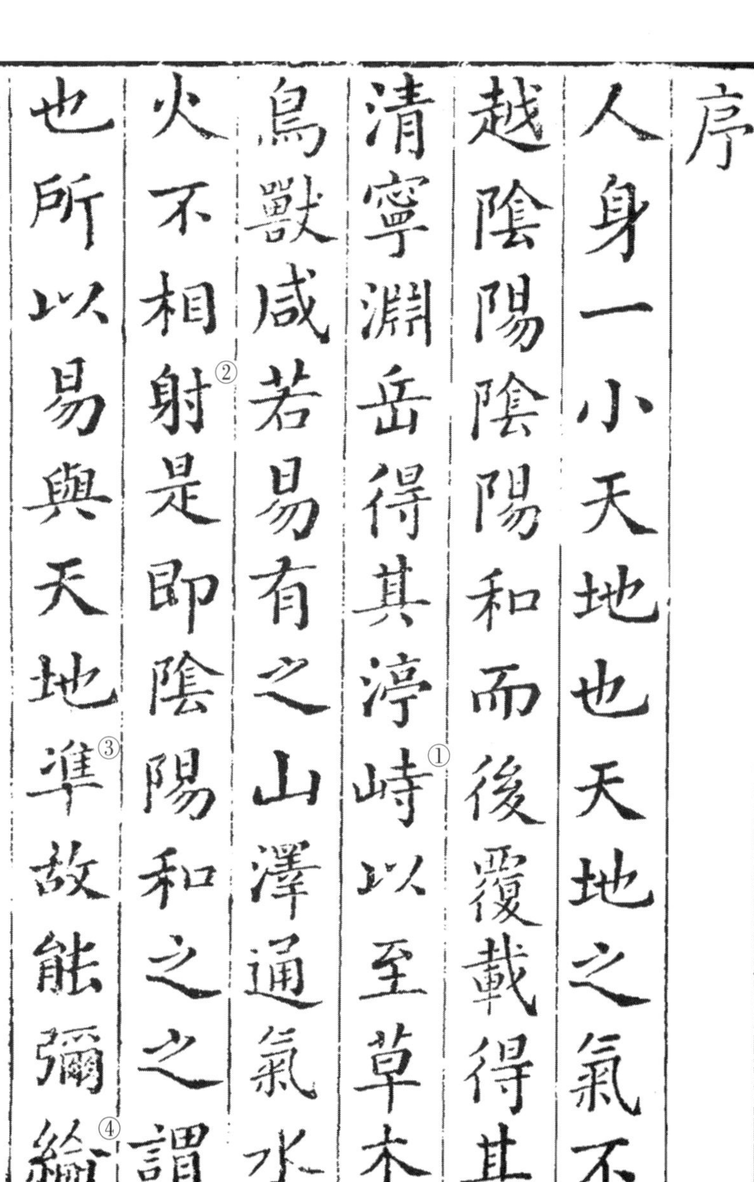

序

人身一小天地也天地之氣不越陰陽陰陽和而後覆載得其清寧淵岳得其渟峙①以至草木鳥獸咸若易有之山澤通氣水火不相射②是即陰陽和之之謂也所以易與天地準③故能彌綸④

序一

天地之道而余亦謂醫與易準故能神明⑤闔⑥闢之原人之一身五藏六腑四肢百骸備矣非氣不生非血不行氣血者陰陽之屬也而醫則陰中求陽陽中求陰循環無已從逆得順從消得長從虛得盈分先後之天審爍

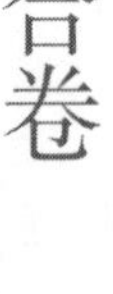

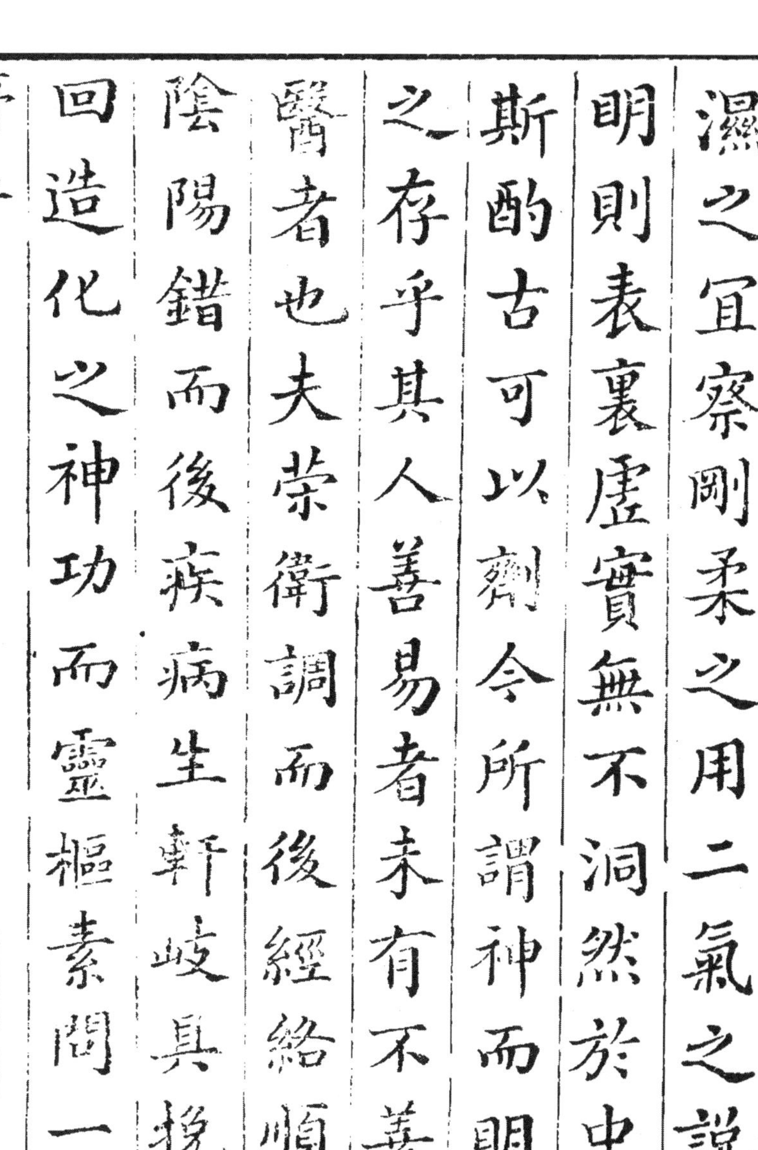

濕之宜察剛柔之用二氣之說明則表裏虛實無不洞然於中斯酌古可以劑今所謂神而明之存乎其人善易者未有不善醫者也夫榮衛調而後經絡順陰陽錯而後疾病生軒岐具挽回造化之神功而靈樞素問一

書猶日月經天江河行地後之人雖窮⑦幽極渺尚恐理解未明用違其術唯仲景張氏立齋薛氏丹溪朱氏東垣李氏諸君朗悟通神能窺其奧皆有著述為醫家指南以名於越人淳于之後而醫宗醫錄醫統⑧拔萃寶鏡

諸編亦足以羽翼內經者猶之六經而外諸子百家不可廢也但浩博泛濫童年習之皓首而不得其源倘能採掇精華不支不漏爍若雲漢明若列星俾人披其集而潄滌五藏練精易形有所宗旨[9]斯亦窺易簡之輿而

具參贊之功者矣吾郡張會卿先生名介賓自號通一子於書無所不窺壯年好談兵擊劍思有所用於世筮易得天山之遯遂決意石隱避世壺中精軒岐之道而於生死疑難之際審呼吸於毫芒辨浮沈於影響君臣

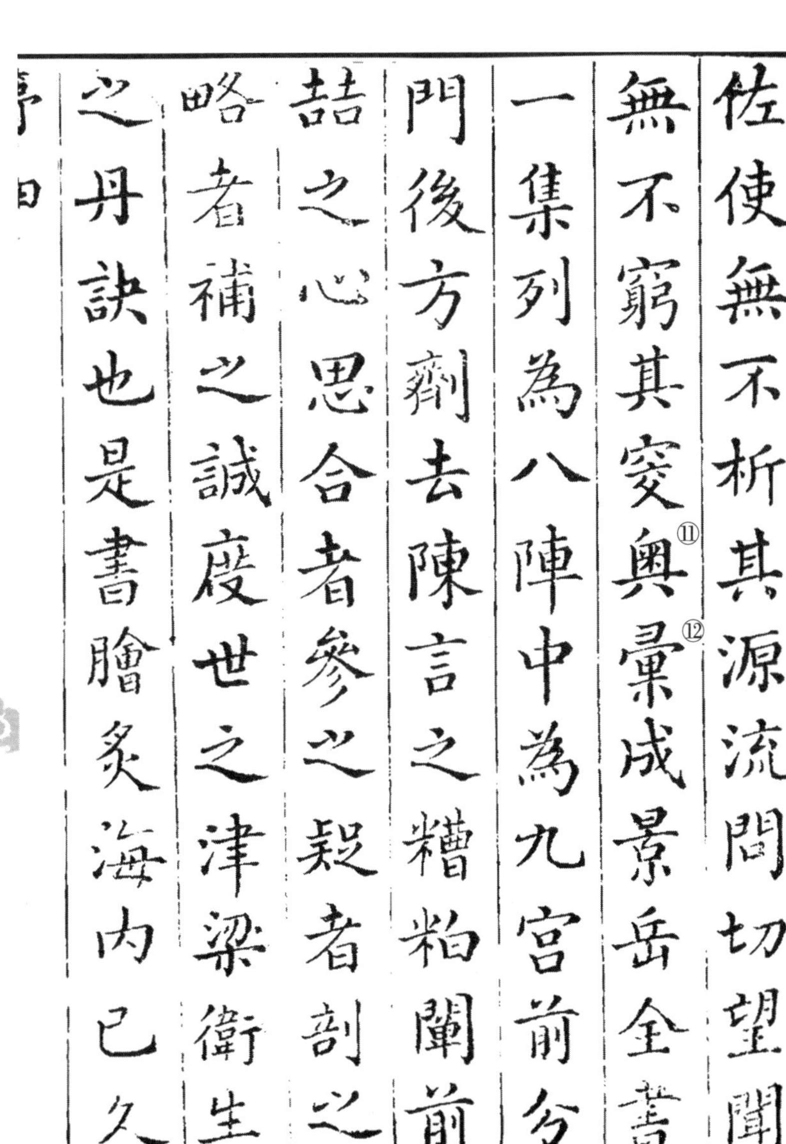

佐使無不析其源流問切望聞無不窮其变與[11]彙[12]成景岳全書一集列為八陣中為九宫前分門後方劑去陳言之糟粕闡前喆之心思合者參之疑者剖之略者補之誠度世之津梁衛生之丹訣也是書膾炙海内已久

序曰

余以不得一見為悵遣林汝驛姪倩[13]攜之來粵如獲拱璧因謂兒輩[14]曰茲編宏濟之仁不在良相下豈一身一家之所敢私哉特付剞劂[15]以公諸世庶不沒作者之苦心而同於長桑禁方之授也夫會稽魯超序

校注

①渟（tíng）峙：『渟』，形容水深；『峙』，形容山高。
②水火不相射（yì）：水与火不相离弃。『射』，厌倦。
③準：同『准』。
④彌綸：统摄，笼盖。
⑤昞：同『明』。
⑥闔闢（hé pì）：闭合与开启。
⑦窮：同『穷』。
⑧統：『统』的讹字。
⑨旨：同『旨』。
⑩遯：『遁』的异体字。
⑪窔（yào）奥：形容深奥的境界。
⑫彙：同『汇』。
⑬婭倩：即连婿。
⑭輩：同『辈』。
⑮剞劂（jī jué）：雕版印书。

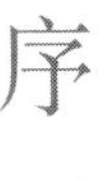

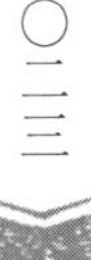

全書紀畧

先外祖張景岳公名介賓字會卿先世居四川綿竹縣明初以軍功世授紹興衛指揮卜室①郡城會稽之東生穎異讀書不屑章句韜鈐②軒岐之學尤所淹貫③壯歲遊燕冀間從戎幕府出榆關履碣石經鳳城渡鴨綠居數年無所就親益老家益貧翻然而歸功名壯志消磨殆盡々棄所學而肆力於軒岐探隱研神醫日進名日彰時人比之仲景東

垣云苦志編緝内經窮年纘析彙成類經若干卷問世世奉為金匱玉函者久矣全書者博採前人之精義考驗心得之玄微以自成一家之書首傳忠錄統論陰陽六氣先賢可否凡三卷次脉神章擇諸家診要精髓以測病情凡二卷著傷寒為典雜證為謨婦人為規小兒為則痘疹為詮外科為鈐凡四十卷採藥味三百種人參附子熟地大黃為藥中四維更推參地為良相黃附為良將凡二

卷劑藥方分八陣曰補曰和曰寒曰熱曰固曰因曰攻曰散名新方八陣凡四十卷集古方分八陣名古方八陣凡八卷別輯婦人小兒痘疹外科方總皆出入古今八陣以神其用凡四卷共六十四卷名景岳全書是書也繼往開来功豈小補哉以兵法部署方畧者古人用藥如用兵也或云公生平善韜鈐不得遂其幼學壯行之志而寓意于醫以發洩其五花八門之奇余曰此蓋有天焉特老

其才救世而接医统之精传造物之意夫岂其微

欤是编成于晚年力不能梓授先君先君复授日

蔚余何人斯而能继先人之遗志哉岁庚辰携走

粤东告方伯④鲁公公曰此济世慈航也天下之宝

当与天下共之捐俸付剞劂阅数月工竣不肖得

藉慰先人以慰先外祖于九原先外祖可不朽矣

外孙林日蔚汝晖敬跋

校注

①卜室：选择居室。

②韜鈐（tāo qián）：古代兵书《六韬》、《玉钤篇》的并称。后泛指兵书。

③淹貫：深通广晓。

④方伯：殷、周时代一方诸侯之长。后泛称地方长官。

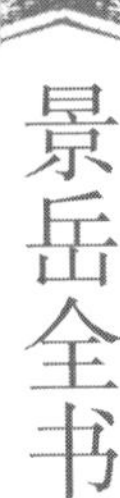

景岳全書總目

目序

共計二十四集

六十四卷

每集俱列字號

入集

一卷　傳忠錄上

二卷　傳忠錄中

三卷　傳忠錄下

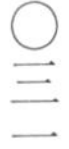

四卷　脉神章上　有目二張

五卷　脉神章中

六卷　脉神章下

須集

七卷　傷寒典上　有目二張

八卷　傷寒典下

從集

九卷

雜證謨

目錄

十卷

雜證謨

諸風

十一卷

雜證謨

非風　厥逆　傷風

十二卷

雜證謨

風痺　汗證　痙證

性集

十三卷

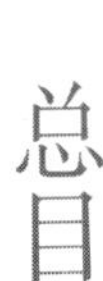

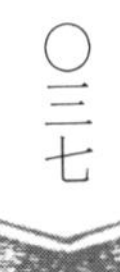

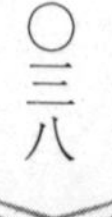

雜證謨

疝氣　脫肛

天集

三十四卷

雜證謨

癲狂痴獃　癃閉　秘結　詐病

癘風

三十五卷

雜證謨

諸蟲　諸毒附蠱毒

三十六卷

雜證謨

諸氣

聖集

四十六卷

外科鈐上　有目三張

賢集

四十七卷

外科鈐下

大集

四十八卷

本草正上　有目六張

四十九卷

木草正下

德集

五十卷

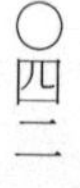

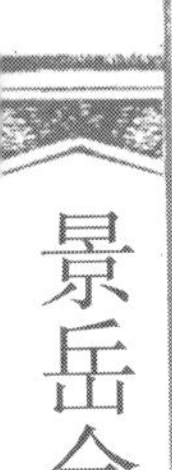

長集

六十一卷

婦人

六十二卷

小兒

六十三卷

痘疹

春集

六十四卷

外科

景岳全書總目終

會稽 張介賓 會卿著
會稽 魯 超 謙菴訂

傳忠錄 上

明理一

萬事不能外乎理而醫之於理爲尤切散之則理爲萬象會之則理歸一心夫醫者一心也病者萬象也舉萬病之多則醫道誠難然而萬病之病不過各得一病耳譬之北極者醫之一心也萬星者病之萬象也欲以北極而對萬星則不勝其對以北極而對一星則自有一線之直彼此相照何得有差故醫之臨證必期以我之一心洞病者之一本以我之一對彼之一既得一真萬疑俱釋豈不甚易一也者理而已矣苟吾心之理明則

陰者自陰陽者自陽焉能相混陰陽既明則表與裏對虛與實對寒與熱對明此六變明此陰陽則天下之病固不能出此八者是編也列門爲八列方亦爲八蓋古有兵法之八門予有醫家之八陣一而八之所以神變化八而一之所以遡淵源故予於此錄首言明理以統陰陽諸論詳中求備用帥八門夫兵係興亡醫司性命執①中心學孰先乎此是即曰傳中可也曰傳心亦可也然傳中傳心總無非爲斯世斯人之謀耳故復命爲傳忠錄

陰陽篇二

凡診病施治必須先審陰陽乃爲醫道之綱領陰陽無謬治焉有差醫道雖繁而可以一言蔽之者曰陰陽而已故證有陰陽脉有陰陽藥有陰陽以證而言則表爲陽裏爲陰熱爲陽寒爲陰上爲陽下爲陰氣爲陽血爲陰動爲陽靜爲陰多言者爲陽

無聲者爲陰喜明者爲陽欲暗者爲陰陽微者不能呼陰微者不能吸陽病者不能俯陰病者不能仰以脉而言則浮大滑數之類皆陽也沉微細濇之類皆陰也以藥而言則升散者爲陽斂降者爲陰辛熱者爲陽苦寒者爲陰行氣分者爲陽行血分者爲陰性動而走者爲陽性靜而守者爲陰此皆醫中之大法至於陰中復有陽陽中復有陰疑似之間辨須的確此而不識極易差訛是又最爲緊要然總不離於前之數者但兩氣相派則此少彼多其中便有變化一皆以理測之自有顯然可見者若陽有餘而更施陽治則陽愈熾而陰愈消陽不足而更用陰方則陰愈盛而陽斯滅矣設能明徹陰陽則醫理雖玄思過半矣

一道産陰陽原同一氣火爲水之主水即火之源水火原不相離也何以見之如水爲陰火爲陽象分冰炭何謂同原蓋火

性本熱使火中無水其熱必極熱極則亡陰而萬物焦枯矣水性本寒使水中無火其寒必極寒極則亡陽而萬物寂滅矣此水火之氣果可呼吸相離乎其在人身是即元陰元陽所謂先天之元氣也欲得先天當思根柢命門爲受生之竅爲水火之家此即先天之北闕②也舍此他求如涉海問津矣學者宜識之

一凡人之陰陽但知以氣血臟腑寒熱爲言此特後天有形之陰陽耳至若先天無形之陰陽則陽曰元陽陰曰元陰元陽者即無形之火以生以化神機是也性命係之故亦曰元氣元陰者即無形之水以長以立天癸是也强弱係之故亦曰元精元精元氣者即化生精氣之元神也生氣通天惟賴乎此經曰得神者昌失神者亡即此之謂今之人多以後天勞慾戕及先天今之醫只知有形邪氣不知無形元氣夫有形

者迹也盛衰昭著體認無難無形者神也變幻倏忽挽回非易故經曰粗守形上守神嗟乎又安得有通神明而見無形者與之共談斯道哉

一天地陰陽之道本貴和平則氣令調而萬物生此造化生成之理也然陽爲生之本陰實死之基故道家曰分陰未盡則不仙分陽未盡則不死華元化曰得其陽者生得其陰者死故凡欲保生重命者尤當愛惜陽氣此即以生以化之元神不可忽也曩③自劉河間出以暑火立論専④用寒凉伐此陽氣其害已甚賴東垣先生論脾胃之火必須温養然尚未能盡斥一偏之謬而丹溪復出又立陰虚火動之論製補陰大補等丸俱以黄柏知母爲君寒凉之弊又復盛行夫先受其害者既去而不返後習而用者猶迷而不悟嗟乎法高一尺魔高一丈若二子者謂非軒岐之魔乎余深悼之故直削⑤於此

實冀夫盡洗積陋以蘇生民之厄誠不得不然也觀者其諒之察之勿以誹謗先輩爲責也幸甚

一陰陽虛實經曰陽虛則外寒陰虛則內熱陽盛則外熱陰盛則內寒

一經曰陽氣有餘爲身熱無汗此言表邪之實也又曰陰氣有餘爲多汗身寒此言陽氣之虛也仲景曰發熱惡寒發於陽無熱惡寒發於陰又曰極寒反汗出身必冷如冰此與經旨義相上下

一經曰陰勝則陽病陽勝則陰病陽勝則熱陰勝則寒

一陰根於陽陽根於陰凡病有不可正治者當從陽以引陰從陰以引陽各求其屬而衰之如求汗於血生氣於精從陽引陰也又如引火歸源納氣歸腎從陰引陽也此卽水中取火火中取水之義

一陰之病也來亦緩而去亦緩陽之病也來亦速而去亦速陽生於熱熱則舒緩陰生於寒寒則拳急○寒邪中於下熱邪中於上飲食之邪中於中

一考之中藏經曰陽病則旦靜陰病則夜寧陽虛則暮亂陰虛則朝爭蓋陽虛喜陽助所以朝輕而暮重陰虛喜陰助所以朝重而暮輕此言陰陽之虛也若實邪之候則與此相反凡陽邪盛者必朝重暮輕陰邪盛者必朝輕暮重此陽逢陽王陰得陰強也其有或晝或夜時作時止不時而動者以正氣不能主持則陰陽勝負交相錯亂當以培養正氣爲主則陰陽將自和矣但或水或火宜因虛實以求之

六變辨 三

六變者表裏寒熱虛實也是卽醫中之關鍵明此六者萬病皆指諸掌矣以表言之則風寒暑濕火燥感於外者是也以裏言

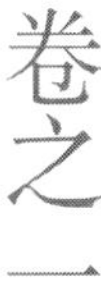

之則七情勞慾飲食傷於內者是也寒者陰之類也或爲內寒或爲外寒寒者多虛熱者陽之類也或爲內熱或爲外熱熱者多實虛者正氣不足也內出之病多不足實者邪氣有餘也外入之病多有餘六者之詳條列如左

表證篇四

表證者邪氣之自外而入者也凡風寒暑濕火燥氣有不正皆是也經曰清風大來燥之勝也風木受邪肝病生焉熱氣大來火之勝也金燥受邪肺病生焉寒氣大來水之勝也火熱受邪心病生焉濕氣大來土之勝也寒水受邪腎病生焉風氣大來木之勝也土濕受邪脾病生焉又曰冬傷於寒春必溫病春傷於風夏生飧泄夏傷於暑秋必痎瘧秋傷於濕冬生欬嗽又曰風從其衝後來者爲虛風傷人者也主殺主害者凡此之類皆言外來之邪但邪有陰陽之辨而所傷亦自不同蓋邪雖有六

化止陰陽陽邪化熱熱則傷氣陰邪化寒寒則傷形傷氣者氣通於鼻鼻通於臟故凡外受暑熱而病有發於中者以熱邪傷氣也傷形者淺則皮毛深則經絡故凡外受風寒而病爲身熱體動者以寒邪傷形也經曰寒則腠理閉氣不行故氣收矣⑥炅則腠理開營衛通汗大泄故氣泄矣此六氣陰陽之辨也然而六邪之感於外者又惟風寒爲最蓋風爲百病之長寒爲殺厲之氣人身內有臟腑外有經絡凡邪氣之客於形也必先舍於皮毛留而不去乃入於孫絡留而不去乃入於絡脉留而不去乃入於經脉然後內連五臟散於腸胃陰陽俱感五臟乃傷此邪氣自外而內之次也然邪氣在表必有表證既見表證⑦則不可攻裏若誤攻之非惟無涉且恐裏虛則邪氣乘虛愈陷也表證既明則裏證可因而解矣故表證之辨不可不爲之先察

二人身臟腑在內經絡在外故臟腑爲裏經絡爲表在表者手

足各有六經是爲十二經脉以十二經脉分陰陽則六陽屬腑爲表六陰屬臟爲裏以十二經脉分手足則足經之脉長而且遠自上及下遍絡四體故可按之以察周身之病手經之脉短而且近皆出入於足經之間故凡診傷寒外感者則但言足經不言手經也然而足之六經又以三陽爲表三陰爲裏而三陽之經則又以太陽爲陽中之表以其脉行於背背爲陽也陽明爲陽中之裏以其脉行於腹腹爲陰也少陽爲半表半裏以其脉行於側三陽傳徧而漸入三陰也故凡欲察表證者則但當分前後左右而以足三陽經爲主然三陽之中則又惟太陽一經包覆肩背外爲周身之綱維內連五臟六腑之肓腧此諸陽之主氣猶四通八達之衢也故凡風寒之傷人必多自太陽經始

一足三陰之經皆自足上腹雖亦在肌表之間然三陰主裏而

凡風寒自表而入者未有不由陽經而入陰分也若不由陽經逕入三陰者卽爲直中陰經必連臟矣故陰經無可據之

表證

一寒邪在表者必身熱無汗以邪閉皮毛也

一寒邪客於經絡必身體疼痛或拘急而痠者以邪氣亂營氣血脉不利也

一寒邪在表而頭痛者有四經焉足太陽脉挾於頭項足陽明脉上至頭維足少陽脉上行兩角足厥陰脉上會於巔皆能爲頭痛也故惟太陰少陰皆無頭痛之證

一寒邪在表多惡寒者蓋傷於此者必惡此所無傷食惡食傷寒惡寒也

一邪氣在表脈必緊數者營氣爲邪所亂也

一太陽經脉起自內眥上頂巔下項挾脊行腰膕故邪在太陽

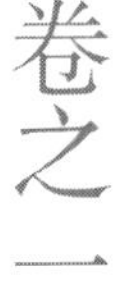

者必惡寒發熱而兼頭項痛腰脊强或膝腨⑩痠疼也

一陽明經脈起目下循面鼻行胸腹故邪在陽明者必發熱微惡寒而兼目痛鼻乾不眠也

一少陽爲半表半裏之經其脈繞耳前後由肩井下脇肋故邪在少陽者必發熱而兼耳聾脇痛口苦而嘔或往來寒熱也

以上皆三陽之表證但見表證則不可攻裏或發表或微解或温散或凉散或温中托裏而爲不散之散或補陰助陰而爲雲蒸雨化之散嗚呼意有在而言難盡也惟慧者之心悟之

一表證之脉仲景曰寸口脉浮而緊浮則爲風緊則爲寒風則傷衛寒則傷營營衛俱病骨節煩疼當發其汗也○脉經註曰風爲陽寒爲陰衛爲陽營爲陰風則傷陽寒則傷陰各從其類而傷也故衛得風則熱營得寒則痛營衛俱病故致骨

節煩痰當發汗解表而愈

一浮脉本爲屬表此固然也然有邪寒初感之甚者拘束衛氣脉不能達則必沉而兼緊此但當以發熱身痛等表證參合而察之自可辨也又若血虚動血者脉必浮大○陰虚水虧者脉必浮大○内火熾盛者脉必浮大○關陰格陽者脉必浮大若此者俱不可一槩以浮爲表論必當以形氣病氣有無外證參酌之若本非表證而誤認爲表則殺人於反掌之間矣

一外感寒邪脉大者必病進以邪氣日盛也然必大而兼緊方爲病進若先小而後大及漸大漸緩者此以陰轉陽爲胃氣漸至將解之兆也

一寒邪未解脉息緊而無力者無愈期也何也蓋緊者邪氣也力者元氣也緊而無力則邪氣有餘而元氣不足也元氣不

足何以逐邪臨此證者必能使元陽漸充則脉漸有力自小而大自虛而實漸至洪滑則陽氣漸達表將解矣若日見無力而緊數日進則危亡之兆也

一病必自表而入者方得謂之表證若由內以及外便非表證矣經曰從內之外者調其內從外之內者治其外從內之外而盛於外者先治其內而後治其外從外之內而盛於內者先治其外而後調其內此內外先後之不可不知也

一傷風中風雖皆有風之名不可均作表證蓋傷風之病風自外入者也可散之溫之而已此表證也中風之病雖形證似風實由內傷所致本無外邪故不可以表證論治法具本條

一發熱之類本爲火證但當分辨表裏凡邪氣在表發熱者表熱而裏無熱也此因寒邪治宜解散邪氣在裏發熱者必裏熱先甚而後及於表也此是火證治宜清涼凡此內外皆可

以邪热论也。若阴虚水亏而为骨蒸夜热者，此虚热也，又不可以邪热为例，惟壮水滋阴可以治之。

一、湿燥二气虽亦外邪之类，但湿有阴阳，燥亦有阴阳。湿从阴者为寒湿，湿从阳者为湿热；燥从阳者因于火，燥从阴者发于寒。热则伤阴，必连于脏；寒则伤阳，必连于经。此所以湿燥皆有表里，必须辨明而治之。

一、湿证之辨，当辨表里。经曰：因于湿，首如裹。又曰：伤于湿者，下先受之。若道路冲风冒雨，或动作辛苦之人，汗湿沾衣，此皆湿从外入者也。若嗜好酒浆生冷，以致泄泻、黄疸、肿胀之类，此湿从内出者也。在上在外者，宜微从汗解；在下在里者，宜分利之。湿热者，宜清宜利；寒湿者，宜补脾温肾。

一、燥证之辨，亦有表里。经曰：清气大来，燥之胜也，风木受邪，肝病生焉。此中风之属也。盖燥胜则阴虚，阴虚则血少，所以或爲牽引或爲拘急或爲皮膚風消或爲臟腑乾結此燥從陽化營氣不足而傷乎內者也治當以養營補陰爲主若秋令太過金氣勝而風從之則肺先受病此傷風之屬也蓋風寒外束氣應皮毛故或爲身熱無汗或爲欬嗽喘滿或鼻塞聲啞或咽喉乾燥此燥以陰生衛氣受邪而傷乎表者也治當以輕揚溫散之劑煖肺去寒爲主

裏證篇　五

裏證者病之在內在藏也凡病自內生則或因見情或因勞倦或因飲食所傷或爲酒色所困皆爲裏證以此言之似屬易見第於內傷外感之間疑似之際若有不明未免以表作裏以裏作表乃致大害故當詳辨也

一身雖微熱而濈濈汗出不止及無身體痠疼拘急而脉不緊數者此熱非在表也

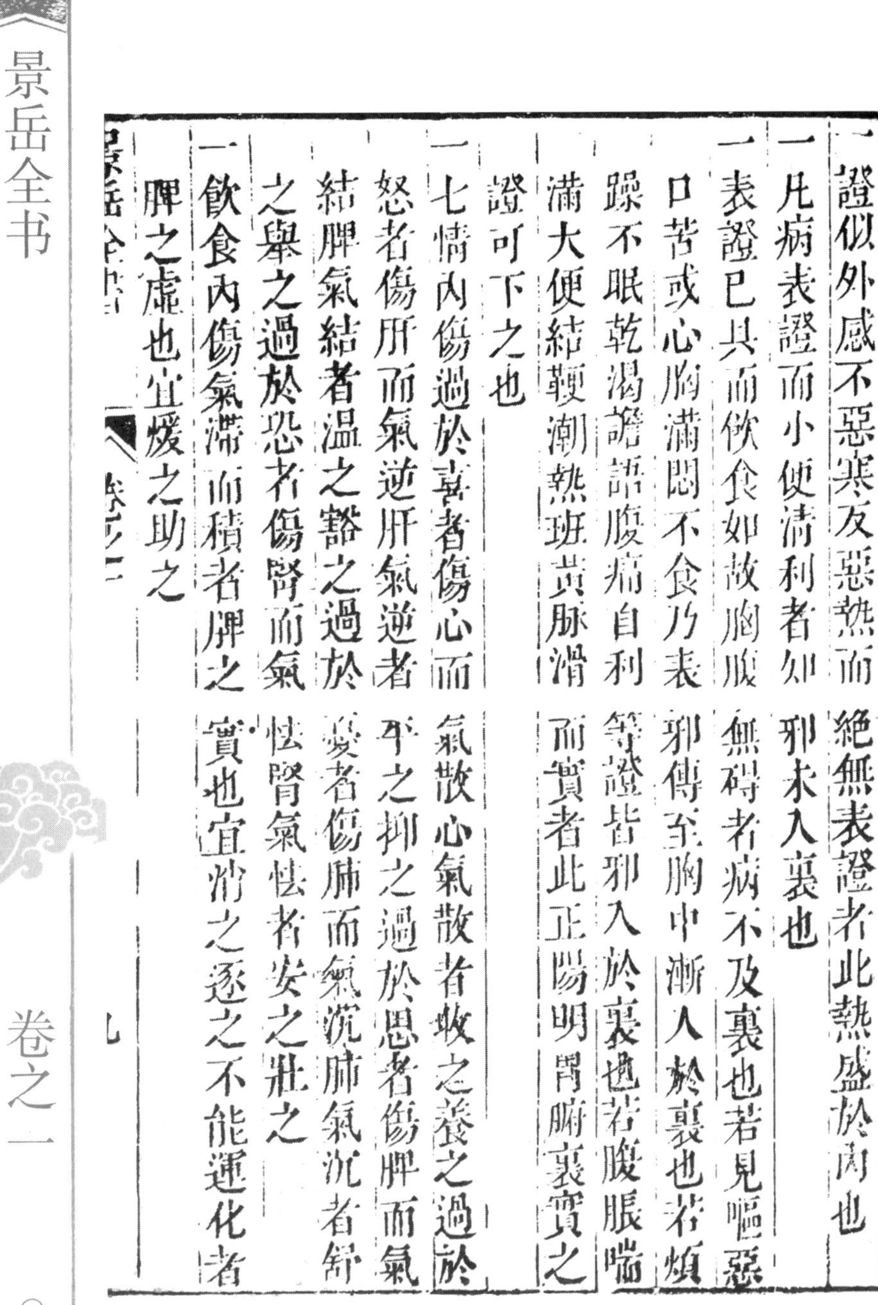

一證似外感不惡寒反惡熱而絕無表證者此熱盛於內也

一凡病表證而小便清利者知邪未入裏也

一表證已具而飲食如故胸腹無礙者病不及裏也若見嘔惡口苦或心胸滿悶不食乃表邪傳至胸中漸入於裏也若煩躁不眠乾渴譫語腹痛自利等證皆邪入於裏也若腹脹喘滿大便結鞕潮熱斑黃脉滑而實者此正陽明胃腑裏實之證可下之也

一七情內傷過於喜者傷心而氣散心氣散者收之養之過於怒者傷肝而氣逆肝氣逆者平之抑之過於思者傷脾而氣結脾氣結者溫之豁之過於憂者傷肺而氣沉肺氣沉者舒之舉之過於恐者傷腎而氣怯腎氣怯者安之壯之

一飲食內傷氣滯而積者脾之實也宜消之逐之不能運化者脾之虛也宜煖之助之

一酒濕傷陰熱而煩滿者濕熱爲病也淸之泄之酒濕傷陽腹痛瀉利嘔惡者寒濕之病也溫之補之

一勞倦傷脾者脾主四肢也須補其中氣

一色慾傷腎而陽虛無火者兼培其氣血陰虛有火者純補其眞陰

一痰飲爲患者必有所本求所從來方爲至治若但治標非良法也詳具本條

一五臟受傷本不易辨但有諸中必形諸外故肝病則目不能視而色靑心病則舌不能言而色赤脾病則口不知味而色黃肺病則鼻不聞香臭而色白腎病則耳不能聽而色黑

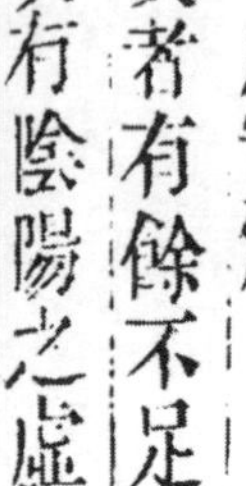

虛實篇六

虛實者有餘不足也有表裏之虛實有氣血之虛實有臟腑之虛實有陰陽之虛實凡外入之病多有餘內出之病多不足實

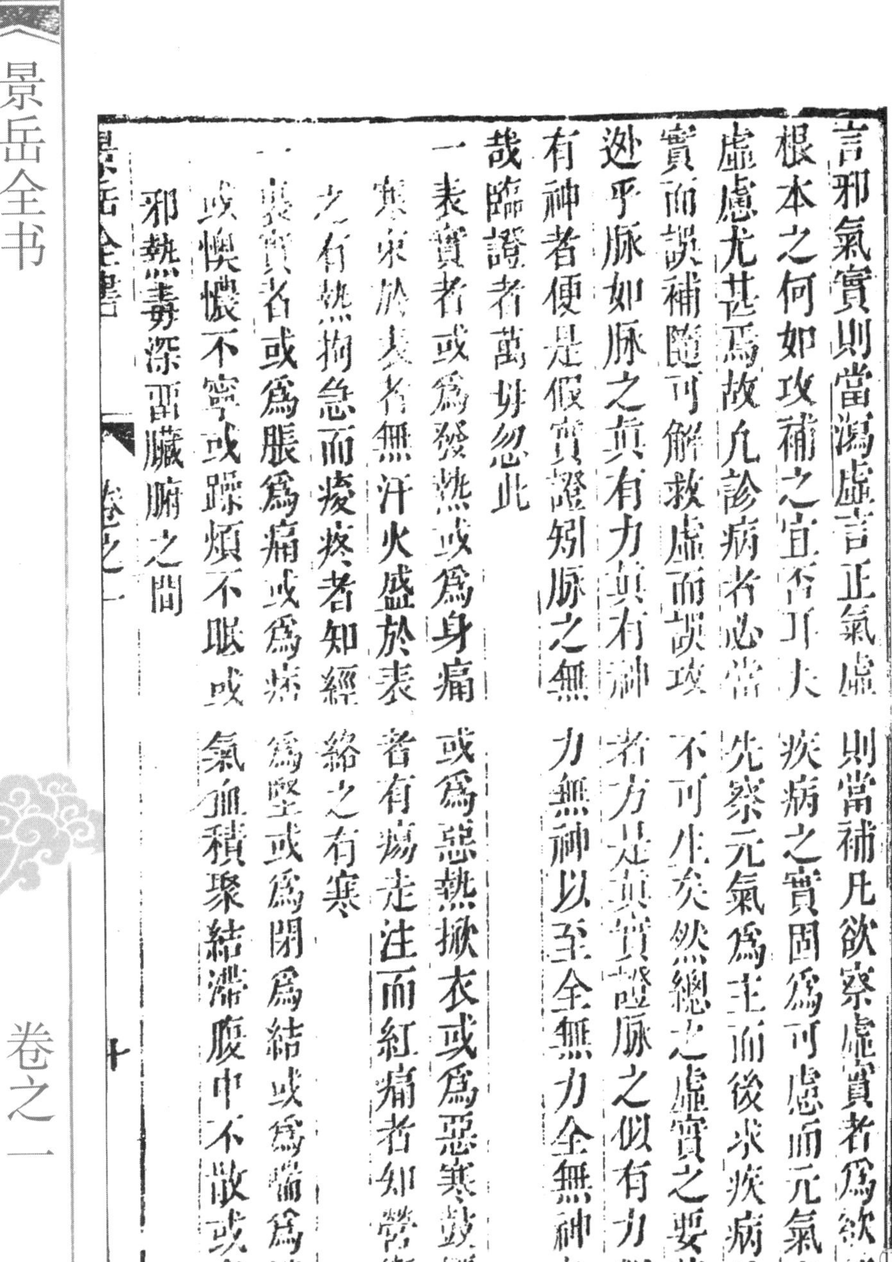

言邪氣實則當瀉虛言正氣虛則當補凡欲察虛實者爲欲知根本之何如攻補之宜否耳夫疾病之實固爲可慮而元氣之虛虛尤甚焉故凡診病者必當先察元氣爲主而後求疾病若實而誤補隨可解救虛而誤攻不可生矣然總之虛實之要莫逃乎脈如脈之真有力真有神者方是真實證脈之似有力似有神者便是假實證矧脈之無力無神以至全無力全無神者哉臨證者萬毋忽此

一表實者或爲發熱或爲身痛或爲惡熱掀衣或爲惡寒鼓慄寒束於表者無汗火盛於表者有瘍走注而紅痛者知營衛之有熱拘急而痠疼者知經絡之有寒

一裏實者或爲脹爲痛或爲痞爲堅或爲閉爲結或爲喘爲滿或懊憹不寧或躁煩不眠或氣血積聚結滯腹中不散或寒邪熱毒深留臟腑之間

一陽實者爲多熱惡熱○陰實者爲痛結而寒○氣實者氣必喘粗而聲色壯厲○血實者血必凝聚而且痛且堅

一心實者多火而多笑○肝實者兩脇少腹多有疼痛且復多怒○脾實者爲脹滿氣閉或爲身重○肺實者多上焦氣逆或爲欬喘○腎實者多下焦壅閉或痛或脹或熱見於二便

一表虛者或爲汗多或爲肉戰或爲怯寒或爲目暗羞明或爲耳聾眩運或肢體多見麻木或舉動不勝勞煩或爲毛槁而肌肉削或爲顏色憔悴而神氣索然

一裏虛者爲心怯心跳爲驚惶爲神魂之不寧爲津液之不足或爲饑不能食或爲渴不喜冷或畏張目而視或聞人聲而驚上虛則飲食不能運化或多嘔惡而氣虛中滿下虛則二陰不能流利或便尿失禁肛門脫出而泄瀉遺精○在婦人則爲血枯經閉及墮胎崩淋帶濁等證

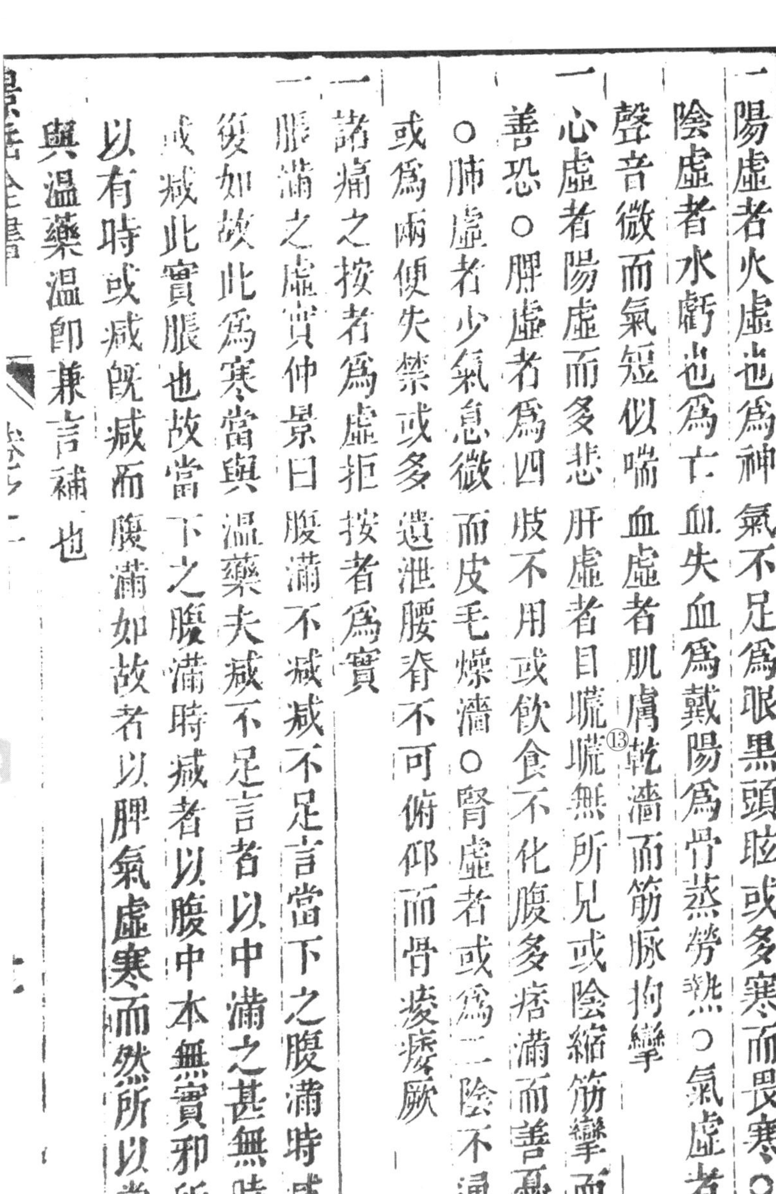

一陽虛者火虛也為神氣不足為眼黑頭眩或多寒而畏寒○陰虛者水虧也為亡血失血為戴陽為骨蒸勞熱○氣虛者聲音微而氣短似喘　血虛者肌膚⑬乾澀而筋脈拘攣

一心虛者陽虛而多悲　肝虛者目𥉂𥉂無所見或陰縮筋攣而善恐○脾虛者為四肢不用或飲食不化腹多痞滿而善憂○肺虛者少氣息微而皮毛燥澀○腎虛者或為二陰不通或為兩便失禁或多遺泄腰脊不可俯仰而骨痠痿厥

一諸痛之按者為虛拒按者為實

一脹滿之虛實仲景曰腹滿不減減不足言當下之腹滿時減復如故此為寒當與溫藥夫減不足言者以中滿之甚無時或減此實脹也故當下之腹滿時減者以腹中本無實邪所以有時或減既減而腹滿如故者以脾氣虛寒而然所以當與溫藥溫即兼言補也

一內經諸篇皆惓惓⑭以神氣爲言夫神氣者元氣也元氣完固則精神昌盛無待言也若元氣微虛則神氣微去元氣太虛則神氣全去神去則机息矣可不畏哉脉要精微論曰夫精明者所以視萬物別黑白審長短以長爲短以白爲黑如是則精衰矣言而微終日乃復言者此氣奪也衣被不斂言語善惡不避親疎此神明之亂也倉廩不藏者是門戶不要⑮也水泉不止是膀胱不藏也得守者生失守者死夫五藏者身之強也頭者精明之府頭傾視深精神將奪矣背者胸中之府背曲肩垂府將壞矣腰者腎之府轉搖不能腎將憊矣膝者脚之府屈伸不能行則僂俯骨將憊矣骨者髓之府不能久立行則振掉骨將憊矣得強則生失強則死此內經之言虛證也當察其意

一虛者宜補實者宜瀉此易知也而不知實中復有虛虛中復

有實故每以至虛之病反見盛勢大實之病反有羸狀此不可不辨也如病起七情或飢飽勞倦或酒色所傷或先天不足及其既病則每多身熱便閉戴陽脹滿虛狂假班等證似爲有餘之病而其因實由不足醫不察因從而瀉之必枉死矣又如外感之邪未除而留伏於經絡食飲之滯不消而積聚於臟腑或鬱結逆氣有不可散或頑痰瘀血有所留藏病久致羸似乎不足不知病本未除還當治本若誤用補必益其病矣此所謂無實實無虛虛損不足而益有餘如此死者醫殺之耳

附華元化虛實大要論　曰病有臟虛臟實腑虛腑實上虛上實下虛下實狀各不同宜深消息○腸鳴氣走足冷手寒食不入胃吐逆無時皮毛憔悴肌肉皺皺耳目昏塞語聲破散行步喘促精神不收此五臟之虛也診其脈舉指而滑按之而

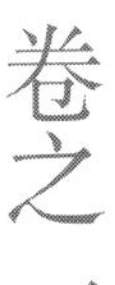

微看在何部以斷其臟也又按之沉小微弱短濇軟濡俱爲臟虛也○飲食過多大小便難胸膈滿悶肢節疼痛身體沉重頭目悶眩唇口腫脹咽喉閉塞腸中氣急皮肉不仁暴生喘乏偶作寒熱瘡疒并起悲喜時來或自痿弱或自高強氣不舒暢血不流通此臟之實也診其脉舉按俱盛者實也又長浮數疾洪緊弦大俱曰實也看在何經而斷其臟也○頭疼目赤皮熱骨寒手足舒緩血氣壅塞丹瘤更生咽喉腫痛輕按之痛重按之快食飲如故曰腑實也診其脉浮而實大者是也○皮膚搔癢肌肉䐜脹食飲不化大便滑而不止診其脉輕手按之得滑重手按之得平此乃腑虛也看在何經而正其腑也○胸膈痞滿頭目碎痛飲食不下腦項昏重咽喉不利涕唾稠粘診其脉左右寸口沉結實大者上實也○頬赤心忪舉動顫慄語聲嘶嗄唇焦口乾喘乏無力面少顏

色隤頷腫滿診其左右寸脈弱而微者上虛也○大小便難飲食如故腰脚沉重臑酸痺腹疼痛診其左右尺中脈伏而濇者下實也○大小便難飲食進退腰脚沉重如坐水中行步艱難氣上奔衝夢寐危嶮診其左右尺中脈滑而濇者下虛也病人脈微濇短少俱屬下虛也

一本篇虛實證有未盡者俱詳載虛損門當互察之

寒熱篇七

寒熱者陰陽之化也陰不足則陽乘之其變爲熱陽不足則陰乘之其變爲寒故陰勝則陽病陰勝爲寒也陽勝則陰病陽勝爲熱也熱極則生寒因熱之甚也寒極則生熱因極之甚也陽虛則外寒寒必傷陽也陰虛則內熱熱必傷陰也陽盛則外熱陽歸陽分也陰盛則內寒陰歸陰分也寒則傷形形言表也熱則傷氣氣言裏也故火王之時陽有餘而熱病生水王之令陽

不足而寒病起人事之病出於内氣交之病由於外寒熱之表裏當知寒熱之虛實亦不可不辨

一熱在表者爲發熱頭痛爲丹腫斑黄爲揭去衣被爲諸痛瘡瘍

一熱在裏者爲瞀悶脹滿爲煩渴喘結或氣急叫吼或躁擾狂越

一熱在上者爲頭痛目赤爲喉瘡牙痛爲諸逆衝上爲喜冷舌黑

一熱在下者爲腰足腫痛爲二便秘澁或熱痛遺精或溲混便赤

一寒在表者爲憎寒爲身冷爲浮腫爲容顔青慘爲四肢寒厥

一寒在裏者爲冷嚥⑯腸鳴爲惡心嘔吐爲心腹疼痛爲惡寒喜熱

一寒在上者爲吞酸爲膈噎爲飲食不化爲噯腐脹噦

一寒在下者爲清濁不分爲鶩溏痛泄爲陽痿爲遺尿爲膝寒足冷

一病人身大熱反欲得近衣者熱在皮膚寒在骨髓也身大寒反不欲近衣者寒在皮膚熱在骨髓也此表證之辨若内熱之甚者亦每多畏寒此當以脉證參合察之

一眞寒之脉必遲弱無神眞熱之脉必滑實有力

一陽臟之人多熱陰臟之人多寒陽臟者必平生喜冷畏熱即朝夕食冷一無所病此其陽之有餘也陰臟者一犯寒凉則脾腎必傷此其陽之不足也第陽强者少十惟二三陽弱者多十常五六然恃强者多反病畏弱者多安寧若或見彼之强而忌我之弱則與侏儒觀場醜婦效顰者無異矣

寒熱眞假篇八

寒熱有眞假者陰證似陽陽證似陰也蓋陰極反能躁熱乃內寒而外熱即眞寒假熱也陽極反能寒厥乃內熱而外寒即眞熱假寒也假熱者最忌寒涼假寒者最忌溫熱察此之法當專以脈之虛實強弱爲主

一假熱者水極似火也凡病傷寒或患雜證有其素稟虛寒偶感邪氣而然者有過於勞倦而致者有過於酒色而致者有過於七情而致者有原非火證以誤服寒涼而致者凡眞熱本發熱而假熱亦發熱其證則亦爲面赤躁煩亦爲大便不通小便赤澁或爲氣促咽喉腫痛或爲發熱脈見緊數等證昧者見之便認爲熱妄投寒涼下咽必斃不知身雖有熱而裏寒格陽或虛陽不斂者多有此證但其內證則口雖乾渴必不喜冷即喜冷者飲亦不多或大便不實或先鞕後溏或小水清頻或陰枯黃赤或氣短懶言或色黯神倦或起倒如

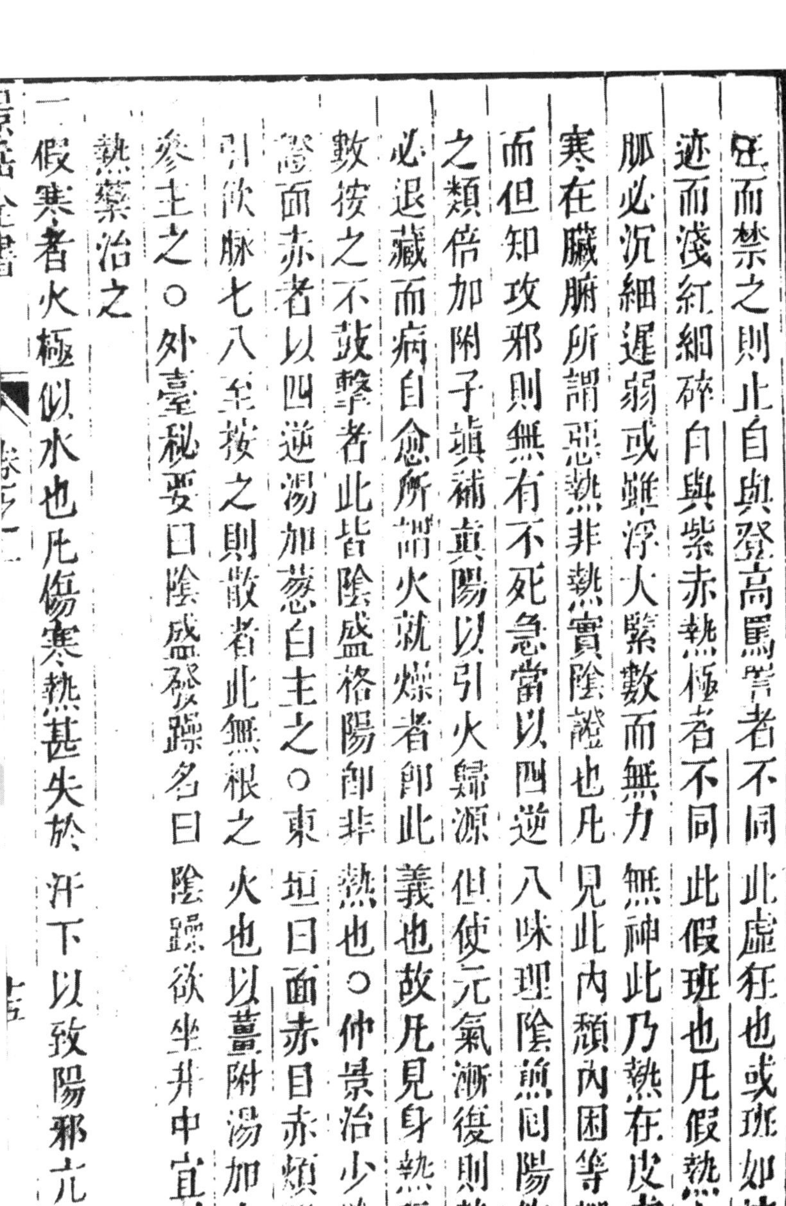

狂而禁之則止自與登高罵詈者不同此虛狂也或斑如蚊迹而淺紅細碎自與紫赤熱極者不同此假斑也凡假熱之脈必沉細遲弱或雖浮大緊數而無力無神此乃熱在皮膚寒在臟腑所謂惡熱非熱實陰證也凡見此內顫內困等證而但知攻邪則無有不死急當以四逆八味理陰煎回陽飲之類倍加附子填補真陽以引火歸源但使元氣漸復則熱必退藏而病自愈所謂火就燥者即此義也故凡見身熱脈數按之不鼓擊者此皆陰盛格陽即非熱也○仲景治少陰證面赤者以四逆湯加葱白主之○東垣曰面赤目赤煩躁引飲脈七八至按之則散者此無根之火也以薑附湯加人參主之○外臺秘要曰陰盛發躁名曰陰躁欲坐井中宜以熱藥治之

一假寒者火極似水也凡傷寒熱甚失於汗下以致陽邪亢極

鬱伏於內則邪自陽經傳入陰分故爲身熱發厥神氣昏沉或時畏寒狀若陰證凡眞寒本畏寒而假寒亦畏寒此熱深厥亦深熱極反兼寒化也大抵此證必聲壯氣粗形強有力或唇焦舌黑口渴飲冷小便赤澀大便秘結或因多飲藥水以致下利純清水而其中仍有燥糞及失氣極臭者察其六脈必皆沉滑有力此陽證也凡內實者宜三承氣湯擇而用之潮熱者以大柴胡湯解而下之內不實者以白虎湯之類清之若雜證之假寒者亦或爲畏寒或爲戰慄此以熱極於內而寒侵於外則寒熱之氣兩不相投因而寒慄此皆寒在皮膚熱在骨髓所謂惡寒非寒明是熱證但察其內證則或爲喜冷或爲便結或小水之熱澀或口臭而躁煩察其脈必滑實有力凡見此證即當以涼膈芩連之屬助其陰而清其火使內熱既除則外寒自伏所謂水流濕者亦此義也故凡

身寒厥冷其脈滑數按之鼓擊於指下者此陽極似陰即非寒也

一假寒誤服熱藥假熱誤服寒藥等證但以冷水少試之假熱者必不喜水即有喜者或服後見嘔便當以温熱藥解之假寒者必多喜水或服後反快而無所逆者便當以寒凉藥解之

十問篇九

一問寒熱二問汗　三問頭身四問便
五問飲食六問胸　七聾八渴俱當辨
九因脈色察陰陽　十從氣味章神見
見定雖然事不難　也須明哲毋招怨

右十問者乃診治之要領臨證之首務也明此十問則六變具存而萬病形情俱在吾目中矣醫之爲難難在不識病本

而施悞治耳悞則殺人天道可畏不悞則濟人陰德無窮學者欲明是道必須先察此要以定意見以為階梯然後再採群書廣其知識又何誤焉有能熟之胸中運之掌上非止為人而為已不淺也慎之寶之

一問寒熱

問寒熱者問內外之寒熱欲以辨其在表在裏也人傷於寒則病為熱故凡病身熱脉緊頭疼體痛拘急無汗而且得於暫者必外感也蓋寒邪在經所以頭痛身疼邪閉皮毛所以拘急發熱若素日無疾而忽見脉證若是者多因外感蓋寒邪非素所有而突然若此此表證也若無表證而身熱不解多屬內傷然必有內證相應合而察之自得其真

一凡身熱經旬或至月餘不解亦有仍屬表證者蓋因初感寒邪身熱頭痛醫不能辨悞認為火輙用寒涼以致邪不

能散或雖經解散而藥未及病以致留畜在經其病必外證多而裏證少此非裏也仍當解散

一凡內證發熱者多屬陰虛或因積熱然必有內證相應而其來也漸蓋陰虛者必傷精傷精者必連藏故其在上而連肺者必爲喘急欬嗽在中而連脾者或妨飲食或生懊憹或爲躁煩焦渴在下而連腎者或精血遺淋或二便失節然必⑰倏熱往來時作時止或氣怯聲微是皆陰虛證也

一凡怒氣七情傷肝傷臟而爲熱者總屬真陰不足所以邪火易熾亦陰虛也

一凡勞倦傷脾而發熱者以脾陰不足故易於傷傷則熱生於肌肉之爲亦陰虛也

一凡內傷積熱者在癥痞必有形證在血氣必有明徵或九竅熱於上下或臟腑熱於三焦若果因實熱凡火傷在形

體而無涉於眞元者則其形氣聲色脉候自然壯麗無弗有可據而察者此當以實火治之

一凡寒證尤屬顯然或外寒者陽虧於表或內寒者火衰於中諸如前證但熱者多實而虛熱者最不可悞寒者多虛而實寒者間亦有之此寒熱之在表在裏不可不辨也

二問汗

問汗者亦以察表裏也凡表邪盛者必無汗而有汗者邪隨汗去已無表邪此理之自然也故有邪盡而汗者身涼熱退此邪去也有邪在經而汗在皮毛者此非眞汗也有得汗後邪雖稍減而未得盡全者猶有餘邪又不可因汗而必謂其無表邪也須因脉證而詳察之

一凡温暑等證有因邪而作汗者有雖汗而邪未去者皆表證也總之表邪未除者在外則連經故頭身或有疼痛在

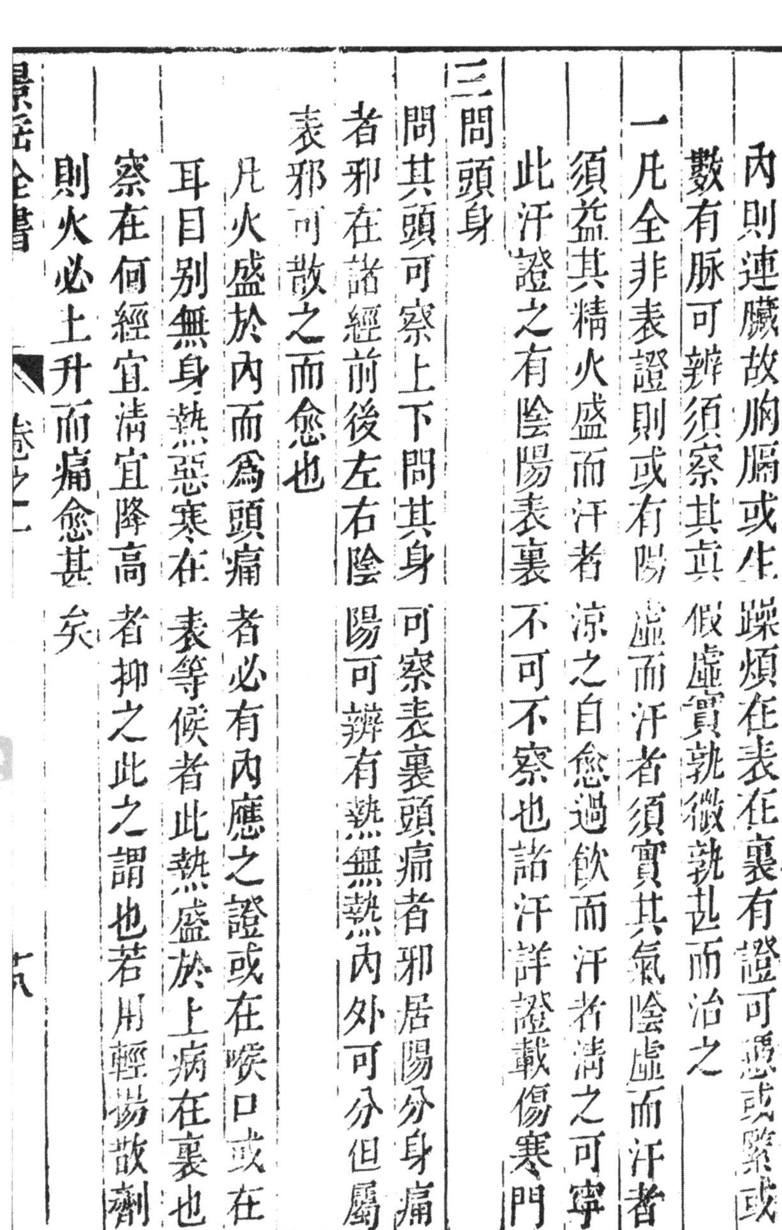

內則連臟故胸膈或生躁煩在表在裏有證可憑或緊或數有脉可辨須察其眞假虛實孰微孰甚而治之

一凡全非表證則或有陽虛而汗者須實其氣陰虛而汗者須益其精火盛而汗者涼之自愈過飲而汗者清之可寧此汗證之有陰陽表裏不可不察也諸汗詳證載傷寒門

三問頭身

問其頭可察上下問其身可察表裏頭痛者邪居陽分身痛者邪在諸經前後左右陰陽可辨有熱無熱內外可分但屬表邪可散之而愈也

凡火盛於內而為頭痛者必有內應之證或在喉口或在耳目別無身熱惡寒在表等候者此熱盛於上病在裏也察在何經宜清宜降高者抑之此之謂也若用輕揚散劑則火必上升而痛愈甚矣

一凡陰虛頭痛者舉發無時是因酒色過度或遇勞苦或逢情慾其發則甚此爲裏證或精或氣非補不可也

一凡頭痛屬裏者多因於火此其常也然亦有陰寒在上陽虛不能上達而痛甚者其證則惡寒嘔惡六脉沉微或兼弦細諸治不效余以桂附參熟之類而愈之是頭痛之有陽虛也

一凡云頭風者此世俗之混名然必有所因須求其本辨而治之

一凡眩運者或頭重者可因之以辨虛實凡病中眩運多因清陽不升上虛而然如丹溪云無痰不作運殊非真確之論但當兼形氣分久暫以察之觀內經曰上虛則眩上盛則熱痛其義可知至於頭重尤屬上虛經曰上氣不足腦爲之不滿頭爲之苦傾此之謂也

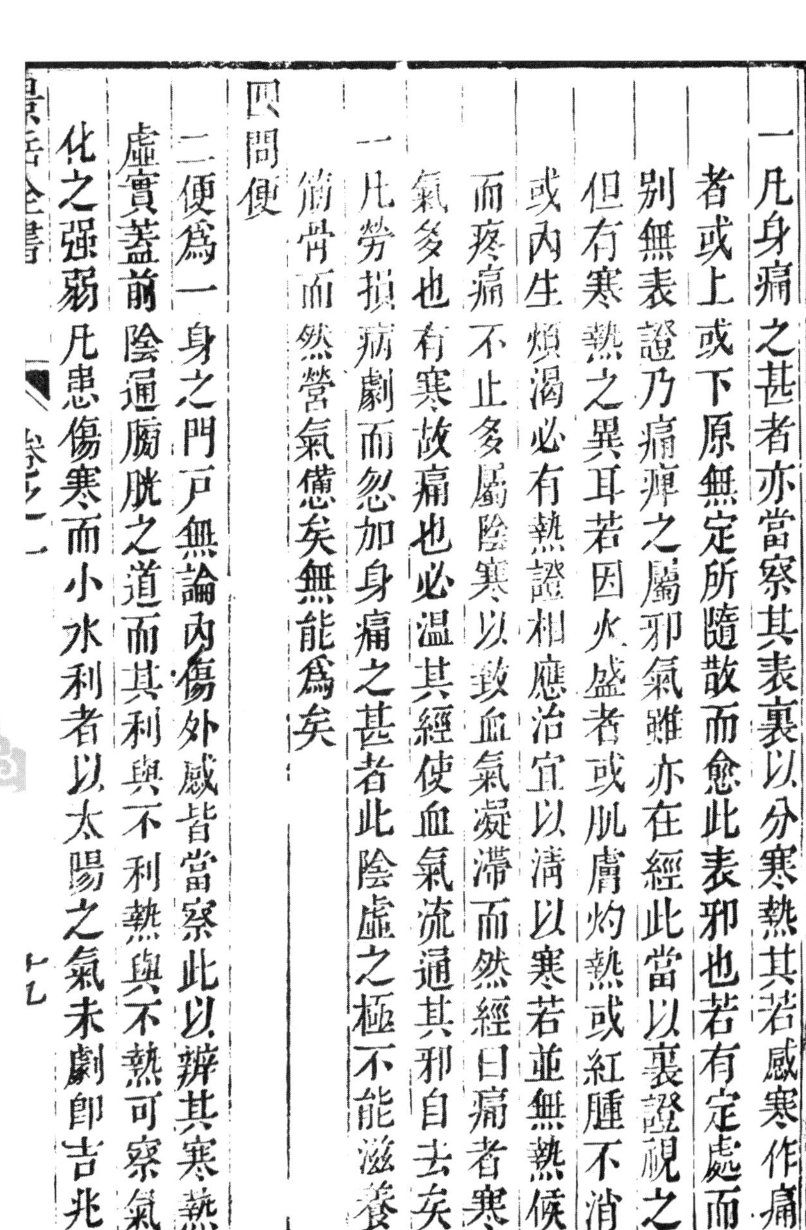

一凡身痛之甚者亦當察其表裏以分寒熱其若感寒作痛者或上或下原無定所隨散而愈此表邪也若有定處而别無表證乃痛痺之屬邪氣雖亦在經此當以裏證視之但有寒熱之異耳若因火盛者或肌膚灼熱或紅腫不消或内生煩渴必有熱證相應治宜以清以寒若並無熱候而疼痛不止多屬陰寒以致血氣凝滯而然經曰痛者寒氣多也有寒故痛也必温其經使血氣流通其邪自去矣

一凡勞損病劇而忽加身痛之甚者此陰虚之極不能滋養筋骨而然營氣憊矣無能爲矣

四問便

二便爲一身之門户無論内傷外感皆當察此以辨其寒熱虚實蓋前陰通膀胱之道而其利與不利熱與不熱可察氣化之强弱凡患傷寒而小水利者以太陽之氣未劇即吉兆

也後陰開大腸之門而其通與不通結與不結可察陽明之實虛凡大便熱結而腹中堅滿者方屬有餘通之可也若新近得解而不甚乾結或旬日不解而全無脹意者便非陽明實邪觀仲景曰大便先鞕後溏者不可攻可見後溏者雖有先鞕已非實熱矧夫純溏而連日得後者又可知也若非真有堅燥痞滿等證則原非實邪其不可攻也明矣

一凡小便人但見其黃便謂是火而不知人逢勞倦小水即黃焦思多慮小水亦黃瀉痢不期小水亦黃酒色傷陰小水亦黃使非有或淋或痛熱證相兼不可因黃便謂之火余見逼枯汁而斃人者多矣經曰中氣不足溲便爲之變義可知也若小水清利者知裡邪之未甚而病亦不在氣分以津液由於氣化氣病則小水不利也小水漸利則氣化可知最爲吉兆

一大便通水穀之海腸胃之門戶也小便通血氣之海衝任水道之門戶也二便皆主於腎本爲元氣之關必真見實邪方可議通議下否則最宜詳慎不可悮攻使非真實而妄逐之導去元氣則邪之在表者反乘虚而深陷病因內困者必由泄而愈虧所以凡病不足慎勿强通最喜者小便得氣而自化大便彌固者彌良營衛既調自將通達即大腸秘結旬餘何慮之有若滑泄不守乃非虛弱者所宜當首先爲之防也

五問飲食

問飲食者一可察胃口之清濁二可察臟腑之陰陽病由外感而食不斷者知其邪未及臟而惡食不惡食者可知病因內傷而食飲變常者辨其味有喜惡而愛冷愛熱者可知素欲溫熱者知陰臟之宜煖素好寒冷者知陽臟之可清或口

腹之失節以致悞傷而一時之權變可因以辨故飲食之性情所當詳察而藥餌之宜否可因以推也

一凡諸病得食稍安者必是虛證得食更甚者或虛或實皆有之當辨而治也

六問胸

胸即膻中上連心肺下通臟腑胸腹之病極多難以盡悉而臨證必當問者爲欲辨其有邪無邪及宜補宜瀉也夫凡胸腹脹滿則不可用補而不脹不滿則不可用攻此大法也然痞與滿不同當分輕重重者脹塞中滿此實邪也不得不攻輕者但不欲食不知饑飽似脹非脹中空無物乃痞氣耳非眞滿也此或以邪陷胸中者有之或脾虛不運者有之病者不知其辨但見胃氣不開飲食不進問之亦曰飽悶而實非眞有脹滿此在疑虛疑實之間若不察其眞確未免補瀉倒

施必多致悞則爲害不小

一凡今人病虛證者極多非補不可但用補之法不宜造次欲察其可補不可補之幾則全在先察胸腹之寛否何如然後以漸而進如未及病再爲放膽用之庶無所得此用補之大法也

一凡勢在危急難容少緩亦必先問其胸寛者乃可驟進若元氣眞虛而胸腹又脹是必虛不受補之證若強進補劑非惟無益適足以招謗耳此胸腹之不可不察也

七問聾

耳雖少陽之經而實爲腎臟之官又爲宗脉之所聚問之非惟可辨虛實亦且可知死生凡人之久聾者此一經之閉無足爲怪惟是因病而聾者不可不辨其在熱論篇則曰傷寒三日少陽受之故爲耳聾此以寒邪在經氣閉而然然以余

所驗則未有不因氣虛而然者素問曰精脫者耳聾仲景曰耳聾無聞者陽氣虛也由此觀之則凡病是證其屬氣虛者什九氣閉者什一耳

一聾有輕重輕者病輕重者病重若隨治漸輕可察其病之漸退也進則病亦進矣若病至聾極甚至絕然無聞者此誠精脫之證余經歷者數人矣皆至不治

八問渴

問渴與不渴可以察裏證之寒熱而虛實之辨亦從以見凡內熱之甚則大渴喜冷冰水不絕而腹堅便結脉實氣壯者此陽證也

一凡口雖渴而喜熱不喜冷者此非火證中寒可知既非火證何以作渴則水虧故耳

一凡病人問其渴否則曰口渴問其欲湯水否則曰不欲蓋

其內無邪火所以不欲湯水眞陰內虧所以口無津液此口乾也非口渴也不可以乾作渴治

一凡陽邪雖盛而眞陰又虛者不可因其火盛喜冷便云實熱蓋其內水不足欲得外水以濟水涸精虧眞陰枯也必兼脉證細察之此而畧差死生立判余嘗治垂危最重傷寒有如此者每以峻補之劑浸冷而服或以氷水參熟等劑相間迭進活人多矣常人見之咸以爲奇不知理當如是何奇之有然必其乾渴燥結之甚者乃可以參附涼水並進若無實結不可與水

九因脉色辨陰陽

脉色者血氣之影也形正則影正形斜則影斜病生於內則脉色必見於外故凡察病者須先明脉色但脉色之道非數言可盡欲得其要則在乎陰陽虛實四者而已四者無差盡

其善矣若脉法之辨以洪滑者爲實爲陽微弱者爲虛爲陰無待言也然仲景曰若脉浮大者氣實血虛也陶節庵曰不論脉之浮沉大小但指下無力重按全無便是陰證内經以脉大四倍以上爲關格皆屬眞虛此滑大之未必爲陽也形色之辨以紅黄者爲實熱青黑者爲陰寒而仲景云面赤戴陽者爲陰不足此紅赤之未必爲實也總之求脉之道當以有力無力辨陰陽有神無神察虛實和緩者乃元氣之來强峻者乃邪氣之至病値危險之際但以此察元氣之盛衰邪正之進退則死生關係全在乎此此理極微⑲譚非容易姑道其要以見凡欲診病者既得病因又必須察脉色辨聲音參合求之則虛實陰陽方有眞據否則得此失彼以非爲是醫家之病莫此爲甚不可忽也諸所未盡詳後卷脉神章

從氣味章神見

凡制方用藥乃醫家開手作用第一要着而胸中神見必須發泄於此使不知氣味之用必其藥性未精不能取效何神之有此中最有玄妙勿謂其淺顯易知而弗加之意也余少年時每將用藥必逐件細嘗旣得其理所益無限

一氣味有陰陽陰者降陽者升陰者靜陽者動陰者柔陽者剛陰者怯陽者勇陰主精陽主氣其於善惡喜惡皆有妙用不可不察

一氣味之升降升者浮而散降者沉而利宜升者勿降宜降者勿升

一氣味之動靜靜者守而動者走走者可行守者可安

一氣味之剛柔柔者純而緩剛者躁而急純者可和躁者可劫非剛不足以去暴非柔不足以濟剛

一氣味之勇怯勇者直達病所可賴出奇怯者用以周全藉

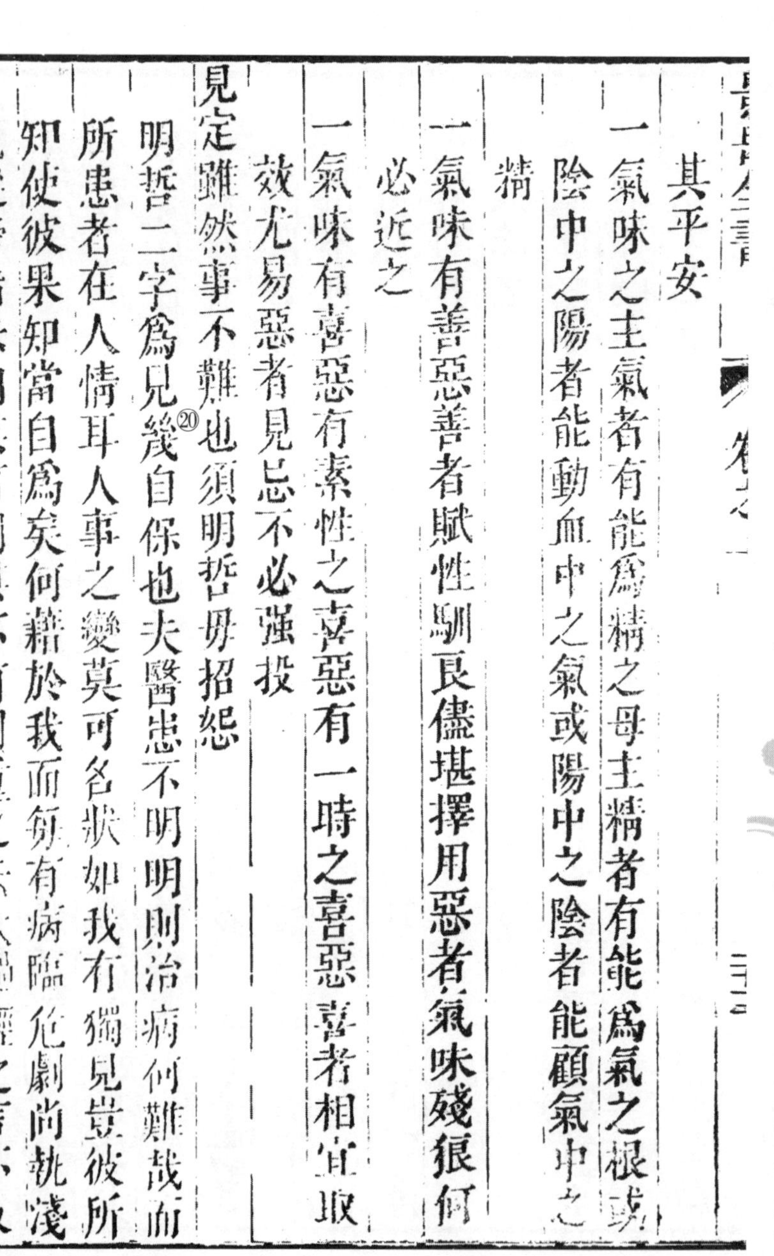

其平安

一氣味之主氣者有能爲精之母主精者有能爲氣之根或陰中之陽者能動血中之氣或陽中之陰者能顧氣中之精

一氣味有善惡善者賦性馴良儘堪擇用惡者氣味殘狠何必近之

一氣味有喜惡有素性之喜惡有一時之喜惡喜者相宜取效尤易惡者見忌不必強投

見定雖然事不難也須明哲毋招怨

明哲二字爲見幾⑳自保也夫醫患不明明則治病何難哉而所患者在人情耳人事之變莫可名狀如我有獨見豈彼所知使彼果知當自爲矣何藉於我而須有病臨危劇尚執淺見從旁指示曰某可用某不可用重之云太過輕之言不及

倘一不合意將必有後言是當見幾之一也有雖用不專者
朝王暮李主見不定即藥已相投而渠不之覺忽惑人言舍
此慕彼凡後至者欲顯已長必談前短及其致敗反以嫁讒
是當見幾之二也有病入膏肓勢必難療而憐其苦求勉爲
舉手當此之際使非破格出奇何以濟急倘出奇無功徒駭
人目事後亦招浮議是當見幾之三也其或有是非之塲爭
競之所幸災樂禍利害所居者近之恐涉其患是當見幾之
四也有輕醫重巫可無可有徒用醫名以盡人事及尚有村
鄙之夫不以彼病爲懇反云爲我作興吁誠可哂也此其相
輕孰甚是當見幾之五也有議論繁雜者有親識要功者有
內情不協者有任性反覆者皆醫中所最忌是當見幾之六
也凡此六者俱當默識而惟於縉紳之間尤當加意蓋恐其
不以爲功而反以爲罪何從辨哉此雖曰吾盡吾心非不好

生然勢有不我由者不得不見幾進止此明哲之自治所必不可少也

論治篇十

凡看病施治貴乎精一蓋天下之病變態雖多其本則一天下之方活法雖多對證則一故凡治病之道必確知爲寒則竟散其寒確知爲熱則竟清其熱一拔其本諸證盡除矣故内經曰治病必求其本是以凡診病者必須先探病本然後用藥若見有未的寧爲少待再加詳察既得其要但用一味二味便可拔之即或深固則五六味七八味亦已多矣然雖用至七八味亦不過幫助之導引之而其意則一也方爲高手今之醫者凡遇一證[22]便若觀海望洋茫[21]㴂無定見則勢有不得不爲雜亂而用廣絡原野之術蓋其意謂虛而補之則恐補之爲害而復制之以消意謂實而消之又恐消之爲害而復制之以補其有最可嗤

者則每以不寒不熱兼補兼瀉之劑確然投之極稱穩當此何以補其偏而救其弊乎又有以治風治火治痰治食之劑兼而用之甚稱周備此何以從其本而從其標乎若此者所謂以藥治藥尚未逞又安望其及於病耶即使偶愈亦不如其補之之力攻之之功也使其不愈亦不如其補之爲害消之爲害也是以白頭圭匕而庸庸没齒者其咎在於無定見而用治之不精也使其病淺猶無大害若安危在舉動之間即用藥雖善若無胆量勇敢而藥不及病亦猶杯水車薪尚恐弗濟矧可以洗函端而藥有妄投者其害又將何如耽悞民生皆此輩也任醫者不可不深察焉故凡施治之要必須精一不雜斯爲至善與其制補以消孰若少用純補以漸而進之之爲愈也與其制攻以補孰若微用純攻自一而再之爲愈也故用補之法貴乎先輕後重務在成功用攻之法必須先緩後峻及病則已若用治不精

則補不可以治虛攻不可以去實鮮有不誤人者矣余爲是言知必有以爲迂濶而譏之者曰古人用藥每多至一二十味何爲精一豈古人之不爾若耶是不如相制相使之妙者也是孰一不通而不知東垣之法者也余曰夫相制者制其毒也譬欲用人奇異之才而又慮其太過之害故必預有以防其微總欲得其中而已然此特遇不得已之勢間一有之初未有以顯見尋常之法用得其賢而復又自掣其肘者也至若相佐相使則恐其獨力難成而用以助之者亦非爲欲進退牽制而自相矛盾者也觀仲景之方精簡不雜至多不過數味聖賢之心自可槩見若必不得已而用行中之補補中之行是亦勢所當然如傷寒論之小柴胡湯以人參柴胡並用陶氏之黃龍湯以大黃人參並用此正精專妙㉔處非若今醫之混用也能悟此理方是真見中活潑工夫至若東垣之方有十餘味及二十餘味者此

其用多之道誠自有意學者欲效其法必須總會其一方之味總計其一方之性如某者多某者少某者爲專主某者爲佐使合其氣用自成一局之性使能會其一局之意斯得東垣之心矣若欲見頭治頭見脚治脚甚有執其三四端而一槩混用以冀夫僥倖者尚敢曰我學東垣者哉雖然東垣之法非不善也然余則寧師仲景不敢宗東垣者正恐未得其淸先得其隘其失也豈止一方劑也哉明者宜辨之

一內經治法岐伯曰高者抑之下者舉之溫者淸之淸者溫之散者收之抑者散之燥者潤之急者緩之堅者耎之脆者堅之衰者補之强者寫之佐以所利和以所宜各安其氣必淸必靜則病氣衰去歸其所宗此治之大體○岐伯曰寒者熱之熱者寒之微者逆之甚者從之堅者削之客者除之勞者溫之結者散之留者攻之燥者濡之急者緩之散者收之損

者益之逸者行之驚者平之上之下之摩之浴之薄者劫之開者發之適事為故○帝曰何謂逆從岐伯曰逆者正治從者反治從少從多觀其事也帝曰反治何謂岐伯曰熱因寒用寒因熱用㉕塞因塞用通因通用必伏其所主而先其所因其始則同其終則異

岐伯曰病生於內者先治其陰後治其陽反者益甚病生於陽者先治其外後治其內反者益甚

一治病用藥本貴精專尤宜勇敢凡久遠之病則當要其終始治從乎緩此宜然也若新暴之病虛實既得其真即當以峻劑直攻其本拔之甚易若逗遛畏縮養成深固之勢則死生係之誰其罪也故凡真見裏實則以涼膈承氣真見裏虛則以理中十全表虛則芪术建中表實則麻黃柴桂之類但用一味為君二三味為佐使大劑進之多多益善夫用多之道

何在在乎必賴其力而料無害者即放胆用之性緩者可用數兩性急者亦可數錢若三五七分之說亦不過點名具數兒戲而已解紛治劇之才舉動固如是乎

㉖治病之則當知邪正當權重輕凡治實者譬如耘禾禾中生稗禾之賊也有一去一有二去二耘之善者也若有一去二傷一禾矣有二去四傷二禾矣若識禾不的倶認爲稗而計圖盡之則無禾矣此用攻之法貴乎察得其真不可過也凡治虛者譬之給餉一人一升十人一斗日餉足矣若百人一斗千人一斛而三軍之衆又豈担石之粮所能活哉一餉不繼將并前餉而棄之而況於從中尅減乎此用補之法貴乎輕重有度難從簡也

一虛實之治大抵實能受寒虛能受熱所以補必兼溫瀉必兼涼者蓋涼爲秋氣陰主殺也萬物逢之便無生長欲補元氣

故非所宜涼且不利於補寒者益可知矣即有火盛氣虛宜補以涼者亦不過因火暫用火去即止終非治虛之法也又或有以苦寒之物謂其能補陰者則內經有曰形不足者溫之以氣精不足者補之以味夫氣味之相宜於人者謂之曰補可也未聞以味苦氣劣而不相宜於人者亦可謂之補也雖內經有曰水位之主其瀉以鹹其補以苦等論然此特以五行歲氣之味據理而言耳矧其又云麥羊肉杏薤皆苦之類是則苦而補者也豈若大黃黃柏之類氣味苦劣若此而謂之能補無是理也嘗聞之王應震曰一點真陽寄坎宮固根須用味甘溫甘溫有益寒無補堪笑庸醫錯用功此一言蔽之也不可不察

一補瀉之法補亦治病瀉亦治病但當知其要也如以新暴之病而少壯者乃可攻之瀉之攻但可用於暫未有衰久之病

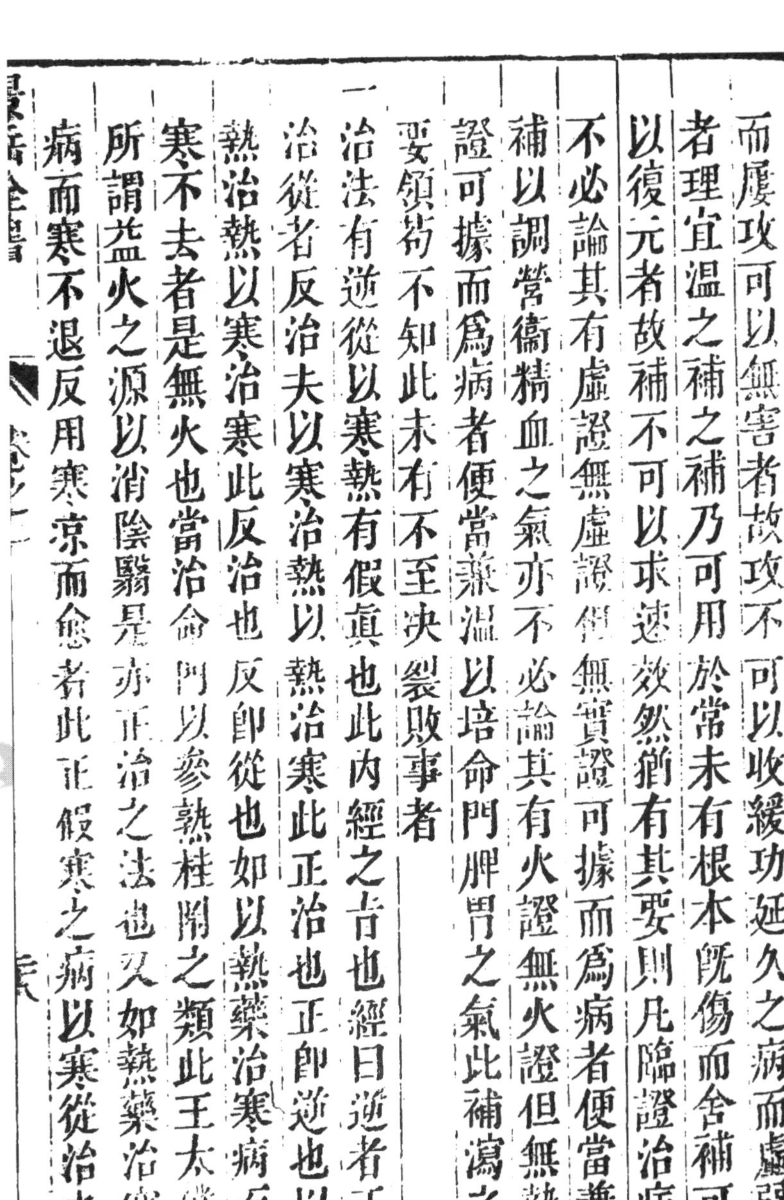
而屢攻可以無害者故攻不可以收緩功延久之病而虛弱者理宜溫之補之補乃可用於常未有根本既傷而舍補可以復元者故補不可以求速效然猶有其要則凡臨證治病不必論其有虛證無虛證但無實證可據而爲病者便當兼補以調營衛精血之氣亦不必論其有火證無火證但無熱證可據而爲病者便當兼溫以培命門脾胃之氣此補瀉之要領茍不知此未有不至決裂敗事者

一治法有逆從以寒熱有假眞也此內經之旨也經曰逆者正治從者反治夫以寒治熱以熱治寒此正治也正即逆也以熱治熱以寒治寒此反治也反即從也如以熱藥治寒病而寒不去者是無火也當治命門以參熟桂附之類此王太僕所謂益火之源以消陰翳是亦正治之法也又如熱藥治寒病而寒不退反用寒涼而愈者此正假寒之病以寒從治之

法也○又如以寒藥治熱病而熱不除者是無水也治當在腎以六味丸之類此王太僕所謂壯水之主以鎮陽光是亦正治之法也又有寒藥治熱病而熱不愈反用參薑桂附八味丸之屬而愈者此即假熱之病以熱從治之法也亦所謂甘溫除大熱也第今人之虛者多實者少故真寒假熱之病爲極多而真熱假寒之病則僅見耳

一探病之法不可不知如當局臨證或虛實有難明寒熱有難辨病在疑似之間補瀉之意未定者即當先用此法若疑其爲虛意欲用補而未決則以輕淺消導之劑純用數味先以探之消而不投即知爲真虛矣疑其爲實意欲用攻而未決則以甘溫純補之劑輕用數味先以探之補而覺滯即知有實邪也假寒者略溫之必見躁煩假熱者略寒之必加嘔惡探得其情意自定矣經曰有者求之無者求之又曰假者反

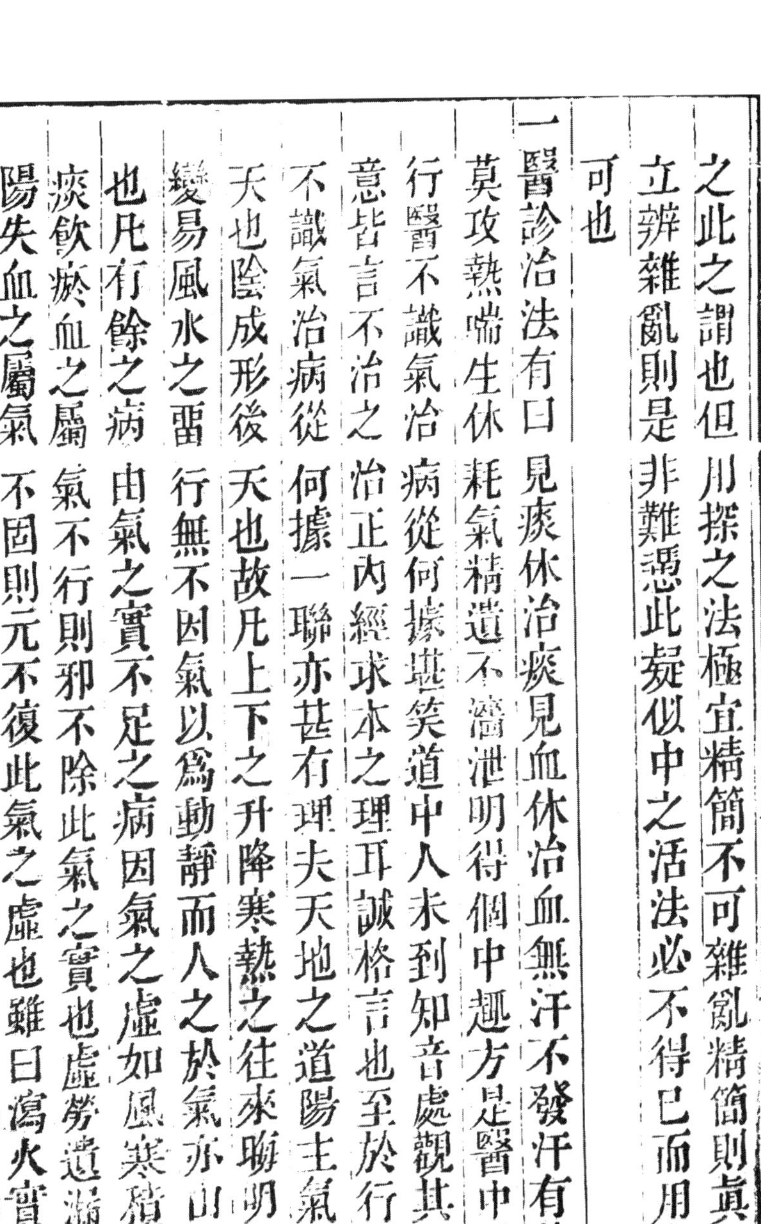
之此之謂也但用探之法極宜精簡不可雜亂精簡則眞僞立辨雜亂則是非難憑此疑似中之活法必不得已而用之可也

一醫診治法有曰見痰休治痰見血休治血無汗不發汗有熱莫攻熱喘生休耗氣精遺不濇泄明得個中趣方是醫中傑行醫不識氣治病從何據堪笑道中人未到知音處觀其詩意皆言不治之治正內經求本之理耳誠格言也至於行醫不識氣治病從何據一聯亦甚有理夫天地之道陽主氣先天也陰成形後天也故凡上下之升降寒熱之往來晦明之變易風水之留行無不因氣以爲動靜而人之於氣亦由是也凡有餘之病由氣之實不足之病因氣之虛如風寒積滯痰飲瘀血之屬氣不行則邪不除此氣之實也虛勞遺漏亡陽失血之屬氣不固則元不復此氣之虛也雖曰瀉火實所

以降氣也雖曰補陰實所以生氣也氣聚則生氣散則死此之謂也所以病之生也不離乎氣而醫之治病也亦不離乎氣但所貴者在知氣之虛實及氣所從生耳近見有淺輩者凡一臨證不曰內傷外感則曰痰逆氣滞呵呵此醫家八字訣也有此八字何必八陣又何必端本澄源以求迂濶哉第人受其害恐不無可畏也

附華氏治法

華元化論治療曰夫病有宜湯者宜圓者宜散者宜下者宜吐者宜汗者宜灸者宜鍼者宜補者宜按摩者宜導引者宜蒸熨者宜煖洗者宜悦愉者宜和煖者宜水者宜火者種種之法豈惟一也若非良善精博難爲取效庸下淺識每致亂投致使輕者令重重者令死舉世皆然○且湯可以滌蕩臟腑開通經絡調品陰陽袪分邪惡潤澤枯朽悦養皮膚益氣力

助困竭莫離於湯也○圓可以逐風冷破堅癥消積聚進飲食舒營衛定關㉘竅從緩以參合無出於圓也○散者能驅散風邪暑濕之氣攄陰寒濕濁之毒發散四肢之壅滯除剪五臟結伏開腸和胃行脈通經莫過於散也○下則疎豁閉塞補則益助虛乏灸則起陰通陽鍼則行營引衛導引可逐客邪於關節按摩可驅浮淫於肌肉蒸熨辟冷煖洗生陽悅愉爽神和緩安氣○若實而不下則使人心腹脹滿煩亂鼓腫若虛而不補則使人氣血消散肌肉耗亾精神脫失志意皆迷當汗而不汗則使人毛孔閉塞悶絕而終合吐而不吐則使人結胸上喘水食不入而死當灸而不灸則使人冷氣重凝陰毒內聚厥氣上衝分墜不散以致消滅當鍼而不鍼則使人營衛不行經絡不利邪漸勝眞胃昧而昏宜導引而不導引則使人邪侵關節固結難通宜按摩而不按摩則使人

淫歸肌肉久留不消宜蒸焫而不蒸焫則使人冷氣潛伏漸成痺厥宜煖洗而不煖洗則使人陽氣不行陰邪相害○不當下而下則使人開腸蕩胃洞泄不禁不當汗而汗則使人肌肉消絕津液枯耗不當吐而吐則使人心神煩亂藏腑奔衝不當灸而灸則使人重傷經絡內蓄火毒反害中和致不可救不當鍼而鍼則使人血氣散失机關細縮不當導引而導引則使人真氣勞敗邪氣妄行不當按摩而按摩則使人肌肉膜脹筋骨舒張不當蒸焫而蒸焫則使人陽氣偏行陰氣內聚不當煖洗而煖洗則使人濕著皮膚熱生肌體不當悅愉而悅愉則使人氣停意折健忘傷志○大凡治療要合其宜脈狀病候少陳於後凡脈不緊數則勿發其汗脈不實數不可以下心胸不閉尺脈微弱不可以吐關節不急營衛不壅不可以鍼陰氣不盛陽氣不衰勿灸內無客邪勿導引

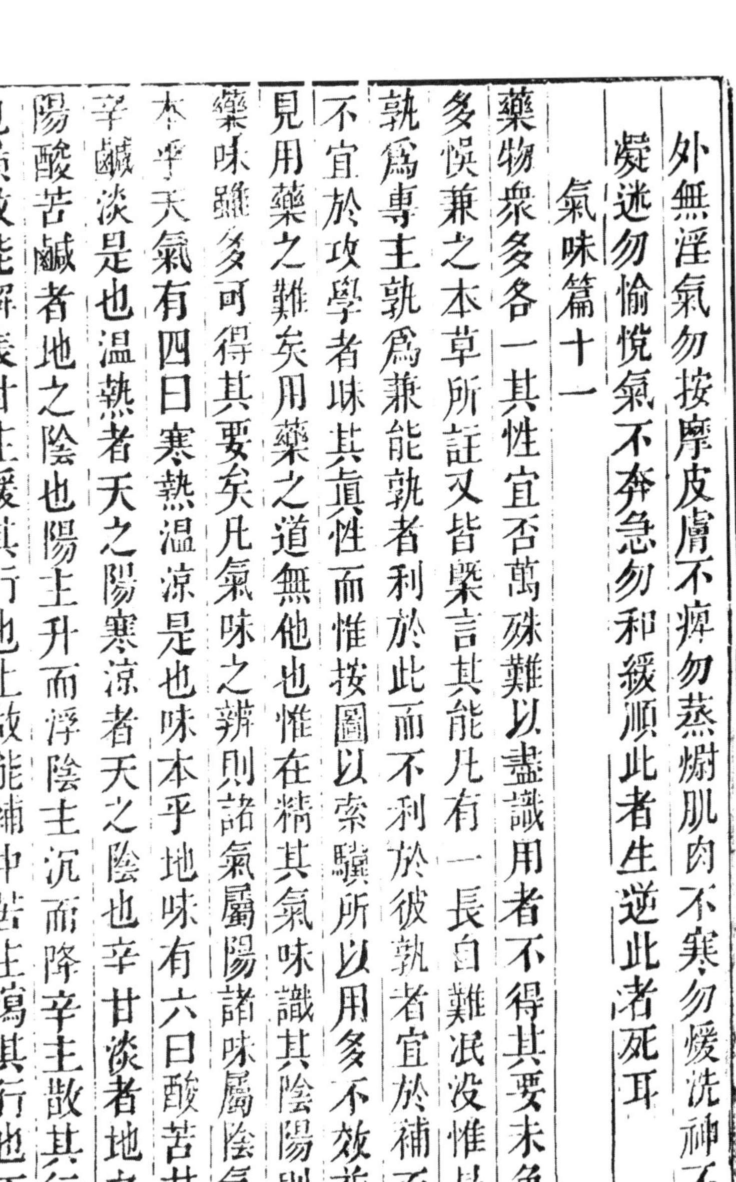
外無淫氣勿按摩皮膚不痺勿蒸熨肌肉不寒勿煖洗神不凝迷勿愉悅氣不奔急勿和緩順此者生逆此者死耳

氣味篇十一

藥物衆多各一其性宜否萬殊難以盡識用者不得其要未免多誤兼之本草所註又皆槩言其能凡有一長自難泯沒惟是孰爲專主孰爲兼能孰者利於此而不利於彼孰者宜於補而不宜於攻學者昧其眞性而惟按圖以索驥所以用多不效益見用藥之難矣用藥之道無他也惟在精其氣味識其陰陽則藥味雖多可得其要矣凡氣味之辨則諸氣屬陽諸味屬陰氣本乎天氣有四曰寒熱溫涼是也味本乎地味有六曰酸苦甘辛鹹淡是也溫熱者天之陽寒涼者天之陰也辛甘淡者地之陽酸苦鹹者地之陰也陽主升而浮陰主沉而降辛主散其行也橫故能解表甘主緩其行也上故能補中苦主瀉其行也下

故可去實酸主收其性也斂故可治泄淡主滲其性也利故可分清鹹主軟其性也沉故可導滯用純氣者用其動而能行用純味者用其靜而能守有氣味兼用者和合之妙貴乎相成有君臣相配者宜否之机最嫌相左既欲合宜尤當知忌先避其害後用其利一味不投衆善俱棄故欲表散者須遠酸寒欲降下者勿兼升散陽旺者當知忌溫陽衰者沉寒毋犯上實者忌升下實者忌秘上虛者忌降下虛者忌泄諸動者再動即散諸靜者再靜即滅甘勿施於中滿苦勿施於假熱辛勿施於熱躁鹹勿施於傷血酸木最能剋土脾氣虛者少設陽中還有陰象陰中復有陽訣使能燭此陰陽則藥理雖玄豈難透徹

一五味所入内經曰五味入胃各歸所喜攻酸先入肝苦先入心甘先入脾辛先入肺鹹先入腎久而增氣物化之常也氣增而久夭之由也

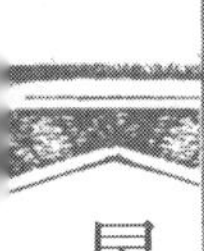

校注

①執中：谓持中庸之道，无过与不及。
②北闕：原指古代宫殿北面的门楼，是臣子等候朝见或上书奏事之处，亦代指宫禁、朝廷。
③曩（nǎng）：以往，从前。
④耑：『专』的异体字。
⑤削：东周和秦汉时用来除去书写在木牍或竹简上错字的书刀，此处用指改正。
⑥炅（jiǒng）：热。
⑦陷：同『陷』。
⑧徧：『遍』的异体字。
⑨痠：酸痛。
⑩腨（shuàn）：小腿肚。
⑪□：藜照楼本此处模糊，四库本作『知』。
⑫逆：同『逆』。
⑬睆（huǎng）睆：（目）不明。
⑭惓（quán）惓：恳切貌。
⑮要（yāo）：约束。
⑯嚥：『咽』的异体字。

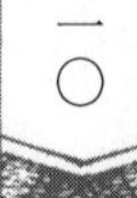

⑰儵：『倏（shū）』的异体字，极快地。
⑱謗：同『谤』。
⑲譚：同『谈』。
⑳見幾：明察细微的征象。
㉑茫：同『茫』。
㉒廣絡原野：本义是指在广阔的原野上到处网罗动物，此处指用药不精。
㉓白頭圭匕：谓从事医事一生。『圭』言刀圭，『匕』言方寸匕，皆抄取散药之量具，此处代指医事。
㉔玅：『妙』的异体字。
㉕寒：四库本作『塞』，据文义当从。
㉖稗（bài）：一年生草本植物，长在稻田里或低湿的地方，形状像稻，是稻田的害草。
㉗煖：据文义当作『缓』。
㉘攄（shū）：发散。

會稽 張介賓 會卿著
會稽 魯 超 謙菴訂

傳忠錄 中

神氣存亡論十二

經曰：得神者昌，失神者亡。善乎神之爲義，此死生之本，不可不察也。以脈言之，則脈貴有神。脈法曰：脈中有力，即爲有神。夫有力者，非强健之謂，謂中和之力也。大抵有力中不失和緩，柔軟中不失有力，此方是脈中之神。若其不及，即微弱脱絶之無力也；若其太過，即弦强真藏之有力也。二者均屬無神，皆危兆也。以形證言之，則目光精彩，言語清亮，神思不亂，肌肉不削，氣息如常，大小便不脱，若此者，雖其脈有可疑，尚無足慮，以其形之

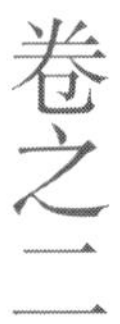

神在也若日暗睛迷形羸色敗喘急異常泄瀉不止或通身大肉已脫或兩手尋衣摸牀或無邪而言語失倫或無病而虛空見鬼或病脹滿而補瀉皆不可施或病寒熱而溫涼皆不可用或忽然暴病即沉迷煩躁昏不知人或一時卒倒即眼閉口開手撒遺尿若此者雖其脉無凶候必死無疑以其形之神去也再以治法言之凡藥食入胃所以能勝邪者必賴胃氣施布藥力始能溫吐汗下以逐其邪若邪氣勝胃氣竭者湯藥纔下胃氣不能施化雖有神丹其將奈之何哉所以有用寒不寒用熱不熱者有發其汗而表不應行其滯而裏不應者有虛不受補實不可攻者有藥食不能下咽或下咽即嘔者若此者呼之不應遣之不動此以臟氣元神盡去無可得而使也是又在脉證之外亦死無疑者雖然脉證之神若盡乎此然有脉重證輕而知其可生者有脉輕證重而知其必死者此取證不取脉也有

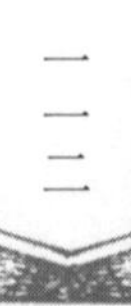

證重脈輕而必其可生者有證輕脈重而謂其必死者此取脈不取證也取舍疑似之間自有一種玄妙甚矣神之難言也能知神之緩急者其即醫之神者乎

君火相火論十三

余向釋內經於君火以明相火以位之義說固詳矣而似猶有未盡者及見東垣云相火者下焦包絡之火元氣之賊也丹溪亦述而證之予聞此說嘗掩口而笑而覺其不察之甚也由此興感因再繹之夫內經發明火義而以君相明位四字爲目此四字者個個着實是誠至道之綱領有不可不闡揚其精義者亦何以見之蓋君道惟神其用在虛相道惟力其用在實故君之能神者以其明也相之能力者以其位也明者明於上爲化育之元主位者位於下爲神明之洪基此君相相成之大道而有此天不可無此地有此君不可無此相也明矣君相之義豈

泛言哉至若五運之分各職其一惟於火字獨言君相而他則不及者何也蓋兩間生氣總曰元氣元氣惟陽爲主陽氣惟火而已第火之爲用其道最微請以火象證之如輕清而光焰於上者火之明也重實而溫蓄於下者火之位也明即位之神無明則神用無由以著位即明之本無位則光焰何從以生故君火之變化於無窮總賴此相火之栽根於有地雖分之則一而二而總之則二而一者也此君火相火之辨凡其爲生化爲盛衰爲本末重輕攸係從可知矣人生所賴者惟此故內經特以爲言然在內經則但表其大義原無分屬之條惟刺禁論曰七節之傍中有小心此固隱然有相火所居之意故後世諸家咸謂相火寄在命門是固然矣然以予之見則見君相之義無藏不有又何以辨之蓋總言大體則相火當在命門謂根荄在下爲枝葉之本也析言職守則臟腑各有君相謂志意所出無不

從乎形質也故凡以心之神肺之氣脾胃之倉稟肝膽之謀勇兩腎之伎巧變化亦總皆發見之神奇使無其地何以生此使地有不厚何以藉此此皆從位字發生而五臟各有位則五臟亦各有相相强則君强此相道之關係從可知矣故聖人特命此名誠重之也而後人指之爲賊抑何異耶此萬世之疑竇故予不得不辨或曰是若謬矣第彼之指爲賊者亦有深意葢謂人之情欲多有妄動動則俱能起火火盛致傷元氣即謂元氣之賊亦何不可予曰此固邪正之岐最當明辨者也夫情欲之動邪念也邪念之火爲邪氣君相之火正氣也正氣之蓄爲元氣其在身家譬之産業賢者能守之不肖者能蕩之罪與不非在子孫之廢與不廢鎡①基何與焉相火之義亦猶此耳夫既以相稱之而竟以賊名之其失聖人之意也遠矣且凡火之賊傷人者非君相之真火無論在内在外皆邪火耳邪火可言賊相

火不可言賊也矧六賊之中火惟居一何二子獨知畏火其甚如是而并昧邪正之大義亦何謂耶予閱其言固知其錯認面目矣不覺因而失笑

先天後天論十四

人生於地懸命於天此人之制命於天也栽者培之傾者覆之此天之制命於人也天本無二而以此觀之則有天之天者謂生我之天生於無而由乎天也有人之天者謂成我之天成於有而由乎我也生者在前成者在後而先天後天之義於斯見矣故以人之禀賦言則先天强厚者多壽先天薄弱者多夭後天培養者壽者更壽後天斲②削者夭者更夭若夫骨骼者先天也肌肉者後天也精神者先天也容貌者後天也顏色之有辨也蒼者壽而妖者夭嫩中有蒼者吉蒼中有嫩者凶聲音之有辨也充者壽而怯者夭雖細而長者吉雖洪而促者凶形體之

有辨也。坚者寿，而脆者夭。身虽麤疏，而动作能耐者吉；体虽强盛，而精神易困者凶。动静有辨也。静者寿，而躁者夭。性虽若急，而急中有和者吉；阳虽若厚，而阴中蕴薄者凶。至若少长之辨，初虽绵弱，而渐长渐坚者，晚成之征也；气质之辨，少年华丽，而易盈易满者，早凋之兆也。是故两天俱得其全者，耆艾无疑也；先后俱失其守者，夭促弗卜也。若以人之作用言，则先天之强者不可恃，恃则并失其强矣；后天之弱者当知慎，慎则人能胜天矣。所谓慎者，慎情志可以保心神，慎寒暑可以保肺气，慎酒色可以保肝肾，慎劳倦饮食可以保脾胃。惟乐可以养生，欲乐者莫如为善；惟福可以保生，祈福者切勿欺天。但使表里无亏，则邪疾何由而犯？而两天之权不在我乎？故广成子曰：毋劳尔形，毋摇尔精，乃可以长生。至矣哉！两言尽之矣。勿以此为易而忽之。

標本論十五

病有標本者本為病之源標為病之變病本惟一隱而難明病變甚多顯而易見故今之治病者多有不知本末而惟據目前則最為斯文之大病且近聞時醫有云急則治其標緩則治其本互相傳誦奉為格言以為得其要矣予聞此說而詳察之則本屬不經而亦有可取所謂不經者謂其以治標治本對待為言則或此或彼乃可相參為用矣若然則內經曰治病必求其本亦何謂耶又經曰夫陰陽逆從標本之為道也小而大淺而博可以言一而知百病之害也以淺而知深察近而知遠言標與本易而勿及又曰先病而後逆者治其本先逆而後病者治其本先寒而後生病者治其本先病而後生寒者治其本先熱而後生病者治其本先病而後生熱者治其本先病而後泄者治其本先泄而後生他病者治其本先熱而後生中滿者治其

標先病而後生中滿者治其標先中滿而後生煩心者治其本小大不利治其標小大利治其本先小大不利而後生病者治其本由此觀之則諸病皆當治本而惟中滿與小大不利兩證當治標耳蓋中滿則上焦不通小大不利則下焦不通此不得不爲治標以開通道路而爲升降之所由是則雖曰治標而實亦所以治本也自此之外若以標本對待爲言則治標治本當相半矣故予謂其爲不經者此也然亦謂其可取者則在緩急二字誠所當辨然即中滿及小大不利二證亦各有緩急蓋急者不可從緩緩者不可從急此中亦自有標本之辨萬不可以誤認而一槩論也今見時情非但不知標本而且不知緩急不知標本則但見其形不見其情不知緩急則所急在病而不知所急在命故每致認標作本認緩作急而顛倒錯亂全失四者之大義重命君子不可不慎察於此

求本論十六

萬事皆有本而治病之法尤惟求本爲首務所謂本者惟一而無兩也蓋或因外感者本於表也或因內傷者本於裏也或病熱者本於火也或病冷者本於寒也邪有餘者本於實也正不足者本於虛也但察其因何而起起病之因便是病本萬病之本只此表裏寒熱虛實六者而已知此六者則表有表證裏有裏證寒熱虛實無不皆然六者相爲對待則冰炭不同辨之亦異凡初病不即治及有誤治不愈者必致病變日多無不皆從病本生出最不可逐件猜摸短覷目前經曰衆脉不見衆凶弗聞外內相得無以形先是誠求本之至要也苟不知此必庸流耳故明者獨知所因而直取其本則所生諸病無不隨本皆退矣至若六者之中多有兼見而病者則其中亦自有源有流無弗可察然惟於虛實二字總貫乎前之四者尤爲緊要當辨也

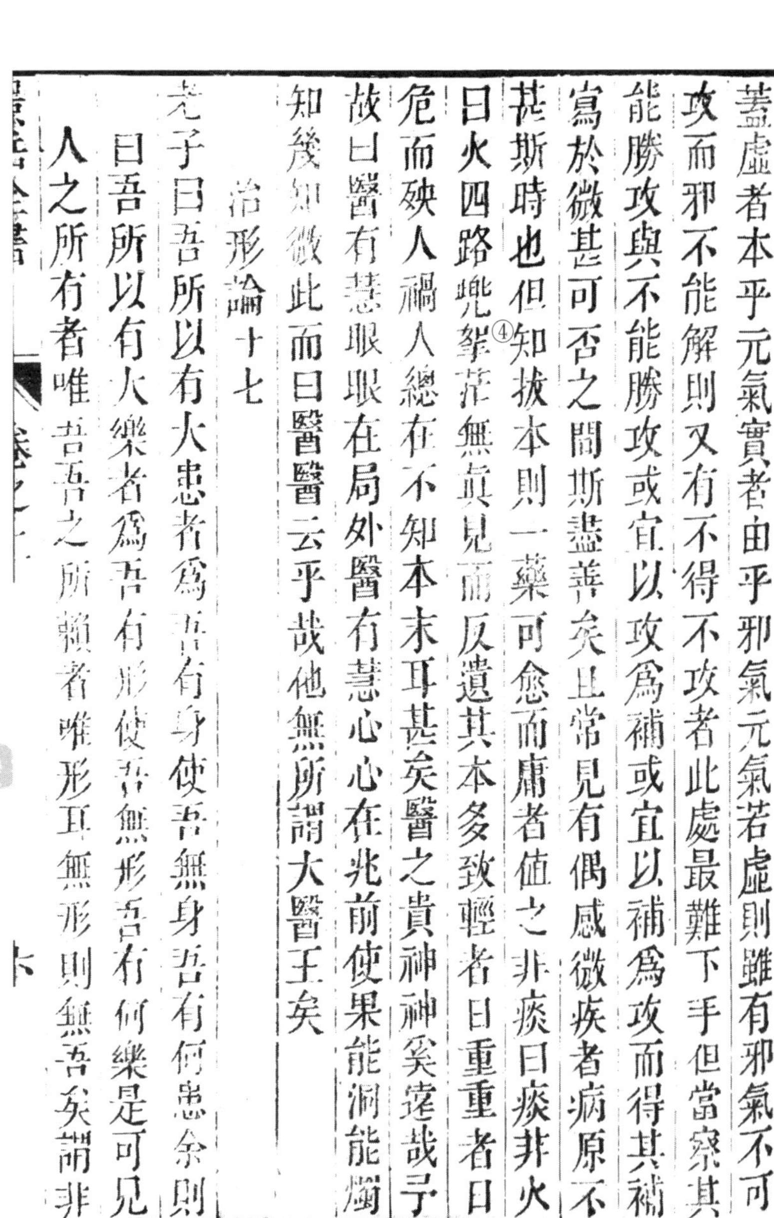

蓋虛者本乎元氣實者由乎邪氣元氣若虛則雖有邪氣不可攻而邪不能解則又有不得不攻者此處最難下手但當察其能勝攻與不能勝攻或宜以攻爲補或宜以補爲攻而得其補寫於微甚可否之間斯盡善矣且常見有偶感微疾者病原不甚斯時也但知拔本則一藥可愈而庸者值之非痰曰痰非火曰火四路兜拏④茫無真見而反遺其本多致輕者日重重者日危而殃人禍人總在不知本末耳甚矣醫之貴神神奚遠哉予故曰醫有慧眼眼在局外醫有慧心心在兆前使果能洞能燭知幾知微此而曰醫醫云乎哉他無所謂大醫王矣

治形論十七

老子曰吾所以有大患者爲吾有身使吾無身吾有何患余則曰吾所以有大樂者爲吾有形使吾無形吾有何樂是可見人之所有者唯吾吾之所賴者唯形耳無形則無吾矣謂非

人生之首務哉第形之爲義其義甚微如言動視聽非此形乎俊醜美惡非此形乎勇怯愚智非此形乎死生安否非此形乎人事之交以形交也功業之建以形建也此形之爲義從可知也奈人昧養形之道不以情志傷其府舍之形則以勞役傷其筋骨之形內形傷則神氣爲之消靡外形傷則肢體爲之偏廢甚至肌肉盡削其形可知其形既敗其命可知然則善養生者可不先養此形以爲神明之宅善治病者可不先治此形以爲興復之基乎雖治形之法非止一端而形以陰言實惟精血二字足以盡之所以欲祛外邪非從精血不能利而達欲固中氣非從精血不能蓄而强水中有真氣火中有真液不從精血何以使之降升脾爲五臟之根本腎爲五臟之化源不從精血何以使之灌溉然則精血即形也形即精血也天一生水水即形之祖也故凡欲治病者必以

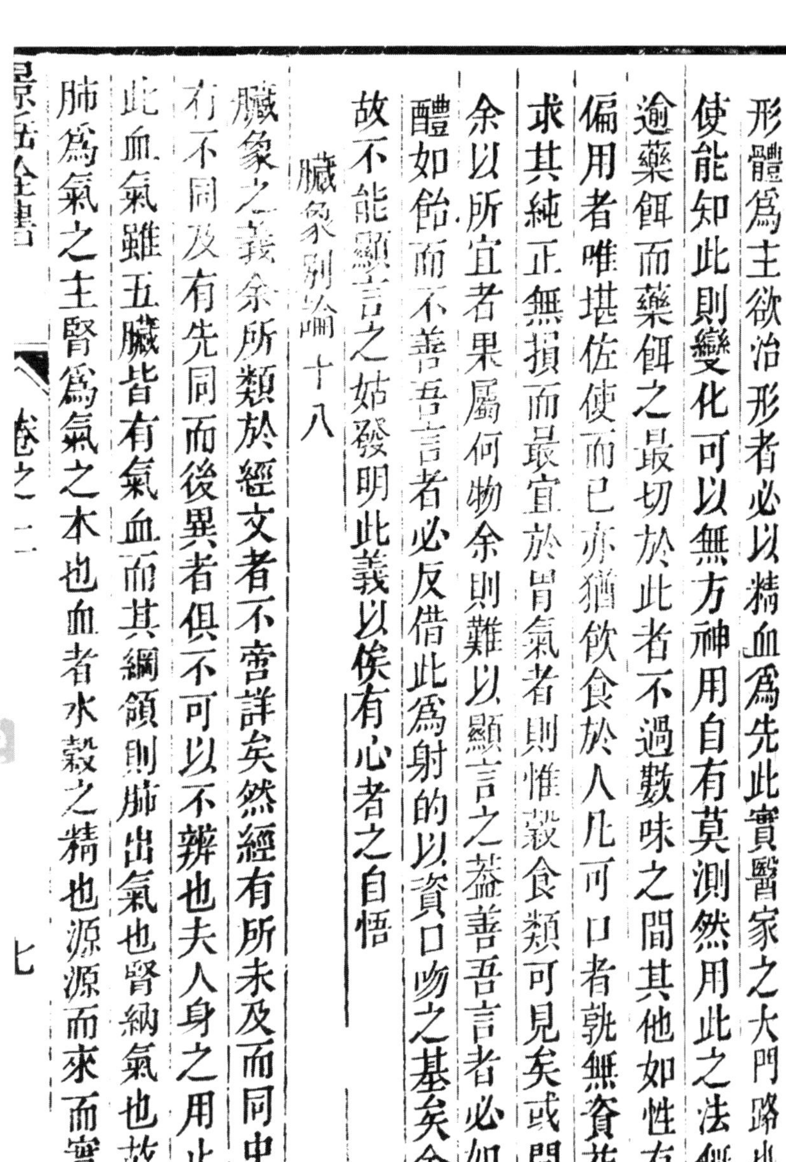

形體爲主欲治形者必以精血爲先此實醫家之大門路也使能知此則變化可以無方神用自有莫測然用此之法無逾藥餌而藥餌之最切於此者不過數味之間其他如性有偏用者唯堪佐使而已亦猶飲食於人凡可口者孰無資益求其純正無損而最宜於胃氣者則惟穀食類可見矣或問余以所宜者果屬何物余則難以顯言之蓋善吾言者必如醴如飴而不善吾言者必反借此爲射的以資口吻之基矣余故不能顯言之姑發明此義以俟有心者之自悟

臟象別論十八

臟象之義余所類於經文者不啻詳矣然經有所未及而同中有不同及有先同而後異者俱不可以不辨也夫人身之用止此血氣雖五臟皆有氣血而其綱領則肺出氣也腎納氣也故肺爲氣之主腎爲氣之本也血者水穀之精也源源而來而實

生化於脾總統於心藏受於肝宣布於肺施泄於腎而灌溉一身所謂氣主噓之血主濡之而血氣爲人之橐籥⑤是皆人之所同也若其同中之不同者則臟氣各有强弱稟賦各有陰陽臟有强弱則神志有辨也顏色有辨也聲音有辨也性情有辨也筋骨有辨也飲食有辨也勞逸有辨也精血有辨也勇怯有辨也剛柔有辨也强中强者病其太過弱中弱者病其不及因其外而察其內無弗可知也稟有陰陽則或以陰臟喜溫煖而宜薑桂之辛熱或以陽臟喜生冷而宜苓連之苦寒或以平臟熱之則可陽寒之則可陰也有宜肥膩者非潤滑不可也有宜清素者惟羶腥是畏也有氣實不宜滯有氣虛不宜破者有血實不宜澁有血虛不宜泄者有飲食之偏忌有藥餌之獨碍者有一臟之偏强常致欺凌他臟者有一臟之偏弱每因受制多虞者有素挾風邪者必因多燥多燥由於血也有善病濕邪者必

因多寒多寒由於氣也此固人人之有不同也其有以一人之禀而先後之不同者如以素禀陽剛而恃强無畏縱嗜寒凉及其久也而陽氣受傷則陽變爲陰矣或以陰柔而素耽辛熱久之則陰日以涸而陰變爲陽矣不惟飲食情慾皆然病有出入朝暮變遷滿而更滿無不覆矣損而有損無不破矣故曰久而增氣物化之常也氣增而久夭之由也此在經文固已明言之矣夫不變者常也不常者變也人之氣質有常變醫之病治有常變欲知常變非明四診之全者不可也設欲以一隙之偏見而應無窮之變機吾知其遺害於人者多矣故於此篇之義尤不可以不深察

天年論十九

夫人之所受於天而得生者本有全局是卽所謂天年也余嘗聞之岐伯曰上古之人其知道者法於陰陽和於術數食飲

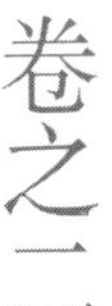

有節起居有常不妄作勞故能形與神俱而盡終其天年度百歲乃去又嘗聞之老子曰生之徒十有三死之徒十有三民之生動之死地亦十有三余因此言乃如失天之畀⑥而不得盡其全者有如是然則後天之養其爲在人可以養生家而不以此爲首務乎故常深慨於斯而直窮其境則若老氏所云十中之三者蓋亦言其約耳而三之倍倍則尤有不忍言者茲請得而悉之夫人生於地懸命於天可由此而生亦可由此而死故凡天亦殺人有如寒暑不時災荒薦⑦至或妖祥之橫加或百六⑧之難避是皆天刑之謂也地亦殺人則如旱潦無方水火突至或陰毒最以賊人或危險多能困斃是皆地殺之謂也人亦殺人如爭鬭傷殘刀兵屠戮或嫁禍陰謀或明欺強劫是皆人禍之謂也凡此三者十中約去其幾再若三者之外則凡孽由自作而致不可活者猶有六焉何

以見之則如酒色財氣及功名之累庸醫之害皆是也故有困於酒者但知米汁之味甘安思麴蘗之性烈能潛移禍福而人難避也能大損壽元而人不知也及其病也或血敗爲水而肌肉爲其浸漬則皷脹是也或濕邪侵土而清濁苦於不分則瀉痢是也或血不養筋而弛縱拘攣甚至眩暈卒倒則中風是也或水泛爲涎而滿悶不食甚至脾敗嘔喘則痰飲是也躭而不節則精髓胡堪久醉陰血日以散亡未及中年多見病變百出而危於此者不知其幾何人矣有困於色者但圖嬌艷可愛而不知傾國之說爲何伐命之說爲何故有因色而病者則或成勞損或染穢惡或相思之失心或鬱結之盡命有因色而死者則或以竊窺或以爭奪或以蕩敗無踪或以驚嚇喪胆總之好色之人必多淫溺樂而忘返安顧身家孰知實少花多豈成瑞物德爲色勝非薄則邪未有

貪之戀之而不招殃致敗凡受色中之害者吾又不知其幾何人矣有因於財者止知財能養命豈識財能殺人故鄙吝者每以招尤慢藏者因多誨盜奔波不已者多竭其力貪得無厭者常忘其身顧利不顧義骨肉爲之相殘聚歛盡膏血賈怨所以致敗蓄財本通神不容唆⑨剝積則金精崇⑩作争則罄囊禍生凡受利中之害者又不知其幾何人矣有因於氣者每恃血氣之强只喜人不負我非驕矜則好勝人心不平争端遂起事無大小怨恨醉心豈慮忿怒最損肝脾而膈食氣蠱疼痛泄瀉厥逆暴脫等疾犯者即危又或争競相傾公庭遘訟寧趨勢利以卑汗甘受醜凌於奴隸及被他人之苛辱既不敢相抗於後何若親識之小忿即涵容少遜於前終身讓路不失一步孰得孰失孰知孰愚甚至破家蕩產骨肉分離之害纔須不忍悔時遲矣夫氣本無形有何涯際相諒

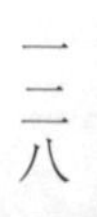

則無偏執則有歷覩往事誰直誰非使不能達觀自策則未免以我之軀陰受人無申無訴之蝕而自愚自斃者又不知其幾何人矣有困於功名者誰不有飛騰之念誰不有功業之期第既達者或多鼎足之虞未濟者每遭鹽車[11]之厄受燈窗寒苦之負望眼徒穿者有之憶榮枯今昔之異熱腸爲裂者有之甚至焦思切心奔趨竭力榮華杳然泉壤遽及者有之慨古傷今凡受斯枉而湮没無聞浩氣受抑者又不知其幾何人矣有困於醫者凡疾苦之望醫猶凶荒之望歲其懇其切其念何如第此中神理微妙難言使不有天人之學絶倫之聰則何以能聞於無聲見於無迹直窺夫窈冥之鄉而必得其情乎使必得其人而後可以言醫則醫不易談蓋可徵矣既難其人則次乎此者雖未知神猶知形迹此即今之上醫也然此醫亦不易得而舍此之外則昧者居其八九庸

醫多則殺人亦多每見其寒熱倒施虛實謬認一七之訛吉凶隨應困者莫知其然雖死不覺明公鑒其多誤能無惻心顧造化大權本非凡庸所可窺弄而性命重托又豈淺輩所宜輕付耶第彼非無自蓋自原病式以來祖述相傳日以滋甚醉者不醒逝者無詞而黎元陰受此害者蓋不知若千若千人矣而聞者未知其詳猶或未之信也由是乘除則既有前三又有後六凡此陶汰之餘而得盡其天年者果贍其幾吾故曰老氏言十之三者蓋亦言其約耳興言及此誠可爲人生之痛哭者也然徒悲何益曷亦爲人之計乎則惟上知者有可曉也雖前之三者或多出於莫測則有可避者有不可避者即聽之天無不可也然知者見於未然而得天者天庇之得地者地庇之得人者人庇之得此三庇即得生之道也失此三庇則失生之道也人道於此豈曰盡無其權乎至

於六殺之防則全由乎我矣酒殺可避吾能不醉也色殺可避吾能不迷也財殺可避吾能不貪也氣殺可避吾能看破不認眞也功名之殺可避吾能素其行藏也庸醫之殺可避吾能相知以豫也夫如是而培以爲善存以無欺守以不行險戒以毋僥倖則可全收其效矣孔子曰毋意毋必毋固毋我蓋示人以無勉強也廣成子曰毋勞爾形毋摇爾精乃可以長生蓋形言其外精言其内外内俱全盡乎道矣是皆古聖人垂念蒼生至眞至極之良方也可不佩乎或曰子言雖是而實亦近迂獨不見有不識不知而偏躋上壽者又何人力之足恃耶余曰此正所謂其知可及也其愚不可及也然亦論誠迂矣倘亦蒙知者之相顧而咀之識之或亦可爲天年之一助否

中興論又十九

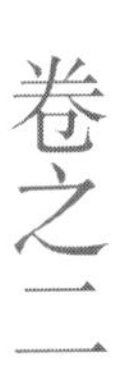

試觀天地之道有盈有虛有消有長是以日中則昃月盈則無⑫此即天運之循環而天亦不能違者故有先天之說也先天有定數君子知命固當聽乎天也若後天之道則參贊有權人力居多矣何以見之第就國家之否泰可證人身之壽夭雖曰天步多艱無成不敗然如商周漢晉唐宋相傳國運皆有中興人道豈無再振消長一理小大皆然嘗聞之康節先生云一萬里區宇四千年興亡五百主肇位七十國開疆則此中人事不為不多也而何以興復僅見止此數代是亦由知道者少而不知道者之多耳彼知道者既以得人又以得天得人即所以得天也不知道者既不知本又不知末既以失之而終不知其所以失也至若身命之謀則舉世之人孰不愛命而妍多躭悞者其不知道亦猶是耳欲明其道可無言乎然言而無證則人多不信故借此國運之徵用效道人之鐸⑬試論國家之興衰也或以人

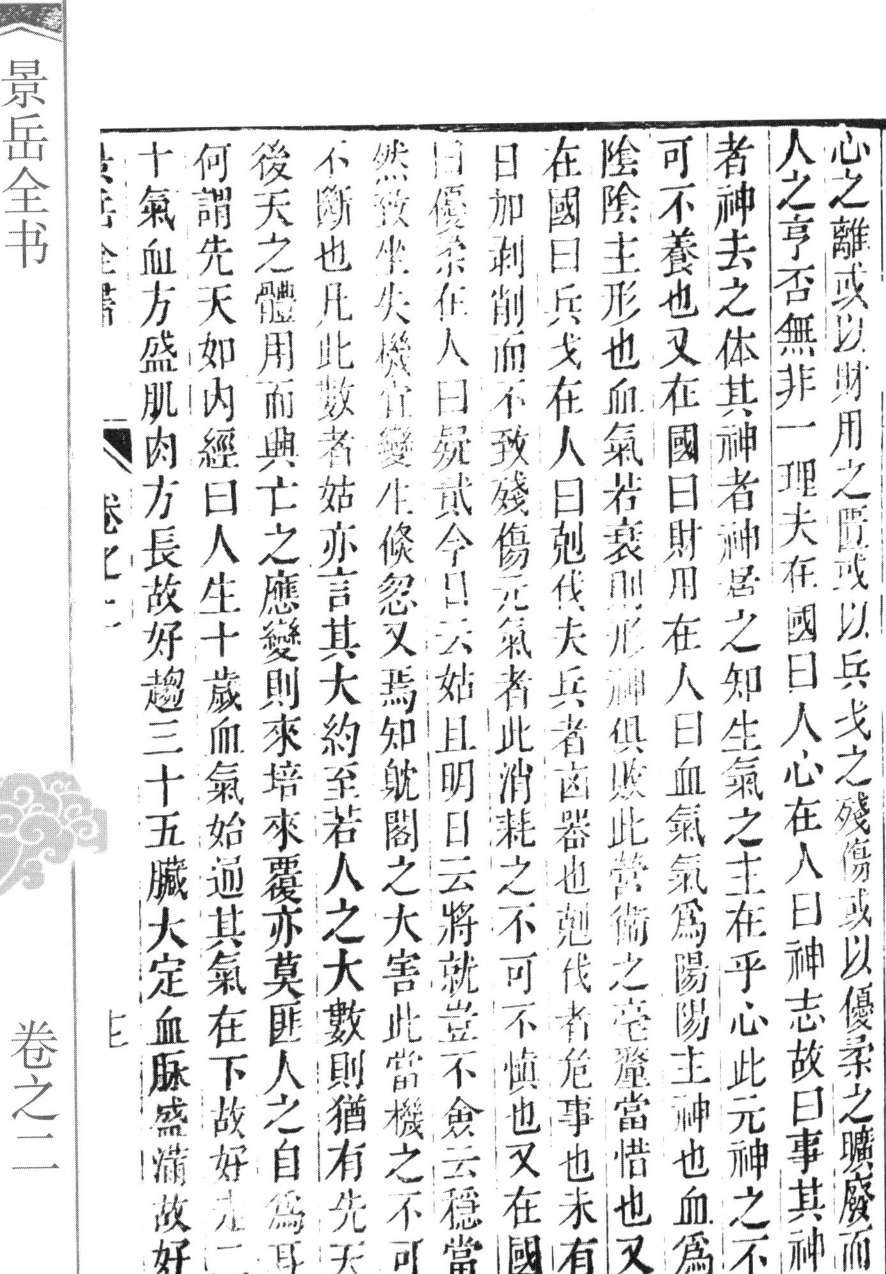

心之離或以財用之匱或以兵戈之殘傷或以優柔之曠廢而人之亨否無非一理夫在國曰人心在人曰神志故曰事其神者神去之体其神者神君之知生氣之主在乎心此元神之不可不養也又在國曰財用在人曰血氣氣爲陽陽主神也血爲陰陰主形也血氣若衰則形神俱憊此營衛之毫釐當惜也又在國曰兵戈在人曰剋伐夫兵者凶器也剋伐者危事也未有日加剥削而不致殘傷元氣者此消耗之不可不慎也又在國曰優柔在人曰疑貳今曰云姑且明曰云將就豈不愈云穩當然致坐失機宜變生倏忽又焉知耽閣之大害此當機之不可不斷也凡此數者姑亦言其大約至若人之大數則猶有先天後天之體用而興亡之應變則來培來覆亦莫匪人之自爲耳何謂先天如内經曰人生十歲血氣始通其氣在下故好走二十氣血方盛肌肉方長故好趨三十五臟大定血脈盛滿故好

步四十臟腑經脉其盛已定腠理始疏故好坐五十肝氣衰故目不明六十心氣衰故好卧七十脾氣衰八十肺氣虚故言善誤九十腎氣竭百歲五臟六腑皆虚神氣皆去故形骸獨居而終矣此即先天之常度是即所謂天年也天畀之常人人有之其奈今時之人自有知覺以來恃其少壯何所不爲人生之常度有限而情欲無窮精氣之生息有限而耗損無窮因致戕此先天而得全我之常度者百中果見其幾殘損有因惟人自作是即所謂後天也然而所喪由人而挽回之道有不仍由人者乎且此非逆天以强求亦不過復吾之固有得之則國運人運皆可中興不有明哲誠難語此失之則落花流水逝而罔覺一衰即已艮可寒心所以易重來復正爲此也然求復之道其道何居蓋在天在人總在元氣但使元氣無傷何虞衰敗元氣既損貴在復之而已常見今人之病亦惟元氣有傷而後邪氣得

以犯之故曰邪之所湊其氣必虛此客主相持之理從可知矣凡虛邪之辨如情志之消索神主於心也治節之不行氣主於肺也筋力之疲困血主於肝也精髓之耗減骨主於腎也四肢之軟弱肌肉主於脾也損其一淺猶膚腠也損其二深猶經絡也損其三四則連及臟腑矣當其微也使不知徙薪牖戶⑭則將爲江河將尋斧柯恐無及於事矣故人於中年左右當大爲修理一番則再振根基尚餘強半敢云心得歷驗已多是固然矣然而修理之說亦豈易言修國家良臣不易修身命良醫亦難第觀從古至今數千年來凡得醫之全量者爲誰而今則曰此⑮醫也彼亦醫也又何良醫之多也醫難言矣其毋爲良醫之所惑

逆數論 二十

予嘗讀易而闞諸夫子曰數往者順知來者逆是故亦逆數也

由是默會其理而知天人之道得以無窮無息者無非賴此逆數耳何也蓋自太極初分兩儀以判一動一靜陰陽見矣陰陽之體爲乾坤陰陽之用爲水火乾坤定對待之交易故一在上而一在下水火蕩流行之變易故一主降而一主升夫如是斯得循環無已總之而爲天道散之而爲人道而大易之義所以無微不在也姑無論其他而但以性理明之則總由變易之數夫變易之數即升降之數也變易之所以無窮者降以升爲主是即所謂逆數也若無此逆則有降無升流而不返而大道如環何所賴乎由是逆順交變則陽與陰對熱與寒對升與降對長與消對進與退對成與敗對勤與惰對勞與逸對善與惡對生與死對凡此一逆一順其變無窮惟從逆者從陽得生從順者從陰得死君如不信第詳考伏羲卦氣之圓圖其義昭然可見也觀其陽盛之極自夏至一陰初姤由五六七八歷巽坎艮

坤天道從西右行則陽氣日降萬物日消者此皆順數也順則氣去即從陰得死之道也幸而陰剝之極自冬至一陽得復由四三二一歷震離兑乾天道從東左旋則陽氣日升萬物日盛者此皆逆數也逆則氣來即從陽得生之道也此天道之微固如是矣若以人道言之則人道本乎天道天心即是人心第天有陰霾能蒙日月人有愚昧能勝聰明故每多從順者喜其易也喜其逸也每多避逆者畏其難也畏其勞也彼大人之見則不然如尊貴莫若帝王可以逸矣可以縱矣而堯舜之惟微惟
⑯危顧何必兢兢乎在念智慧⑰莫若聖人可無勞矣可無畏矣而孔子之戒慎恐懼又何必卷卷乎在心此無他惟其代天功主人極總知夫順不可從從順則流逆不可舍舍逆則退也由此觀之乃知士而舍逆則有[illegible]而無仰農而舍逆則有種而無穫工而舍逆則有粗而無精商而舍逆則有散而無聚再由此而

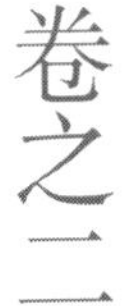

推廣之則凡曰修身齊家凡曰治國平天下進一步則日以就成退一步則日以就敗有源有流其可任其長逝而不思砥柱之良圖乎此入道之攸係又如是矣然言天言人⑱總言夫⑲生道也而保生之道莫先於醫醫欲保生其堪違陽道乎其堪倍逆數乎然醫貴圓通安容執滯非曰盡不從陰也從陰正以衛陽也非曰盡不用順也用順亦以成逆也性命玄關此爲第一獨念有醫名不著之輩猶然昧此而妄言左道謬傳至今因致傷生遺害非淺者謂非軒岐之魔不可也嗟嗟有心哉其誰乎苟得其人可與談還悟道矣儻亦以吾言爲然不

反佐論二十一

用藥處方有反佐之道者此軒岐之法旨治病之微權有不可不明者奈何後世醫家每多假借以亂經常不惟悖理於前抑且遺害於後是不可不辨也觀內經之論治曰奇之不去

則偶之偶之不去則反佐以取之所謂寒熱溫涼反從其病也此其義蓋言病有微甚亦有真假先從奇偶以正治正治不愈然後用反佐以取之此不得不然而然也又經曰微者逆之甚者從之又曰逆者正治從者反治此謂以寒治熱以熱治寒逆其病者謂之正治以寒治寒以熱治熱從其病者謂之反治如以熱治寒而寒拒熱則反佐以寒而入之以寒治熱而熱拒寒則反佐以熱而入之是皆反佐之義亦不得不然而然也又經曰熱因寒用寒因熱用王太僕註曰熱因寒用者如大寒內結當治以熱然寒甚格熱熱不得前則以熱藥冷服下嗌之後冷體既消熱性便發情且不違而致大益此熱因寒用之法也寒因熱用者如大熱在中以寒攻治則不入以熱攻治則病增乃以寒藥熱服入腹之後熱氣既消寒性遂行情且協和而病以減此寒因熱用之法也凡此

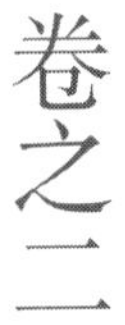

數者皆內經反佐之義此外如仲景治少陰之利初用白通湯正治也繼因有煩而用白通加豬膽汁湯反佐也其治霍亂吐痢脉微欲絕者初用四逆湯正治也繼因汗出小煩而用通脉四逆加豬膽汁湯反佐也又如薛立齋治韓州同之勞熱余嘗治王蓬雀之喉痺皆其法也若今諸家之所謂反佐者則不然姑即時尚者道其一二以見之如近代之所宗所法者謂非丹溪之書乎觀丹溪之治吞酸證必以炒黃連爲君而以吳茱萸佐之其治心腹痛證謂宜倍加山梔子而以炒乾薑佐之凡此之類余不解也夫既謂其熱寒之可也而何以復用乾薑茱萸既謂其寒熱之可也而何以復用黃連梔子使其病輕而藉以行散即或見效豈曰盡無使其病重人則但見何以日甚而不知犯寒犯熱自相矛盾一左一右動皆掣肘能無誤乎矧作用如此則其效與不效必且莫

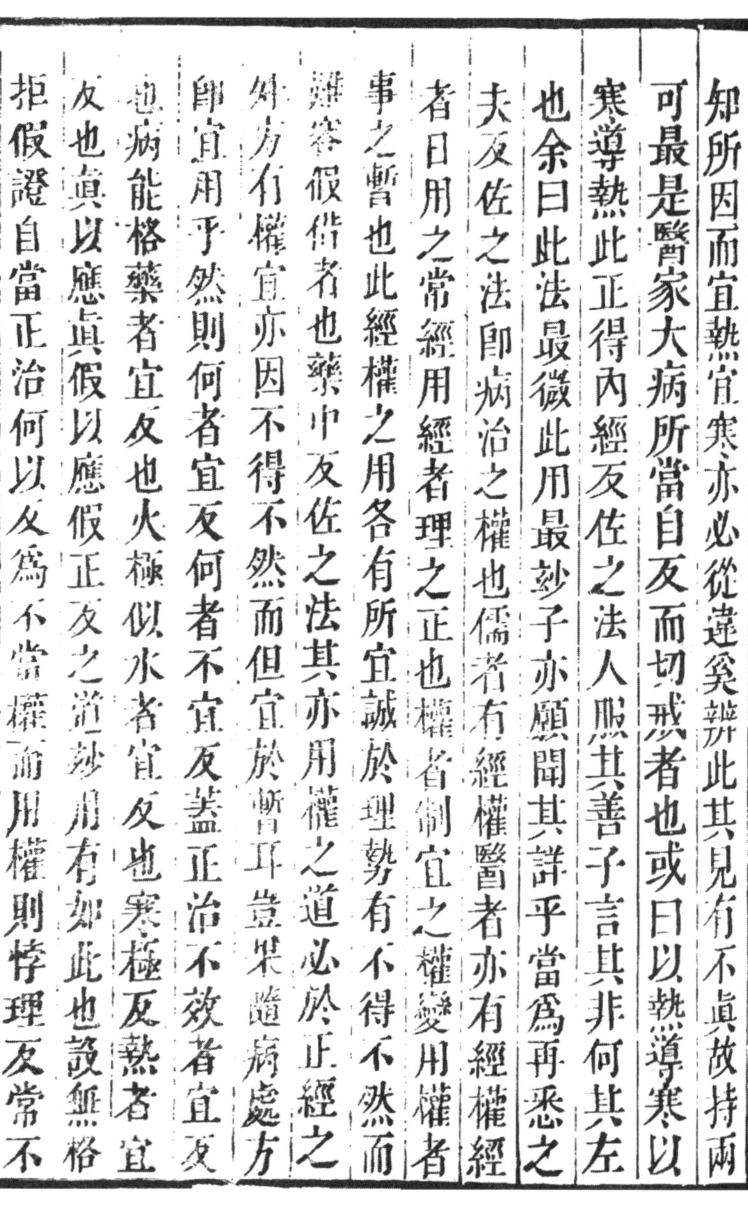

知所因而宜熱宜寒亦必從違奚辨此其見有不真故持兩可最是醫家大病所當自反而切戒者也或曰以熱導寒以寒導熱此正得內經反佐之法人服其善予言其非何其左也余曰此法最微此用最妙予亦願聞其詳乎當爲再悉之夫反佐之法即病治之權也儒者有經權醫者亦有經權經者日用之常經用經者理之正也權者制宜之權變用權者事之暫也此經權之用各有所宜誠於理勢有不得不然而難容假借者也藥中反佐之法其亦用權之道必於正經之外方有權宜亦因不得不然而但宜於暫耳豈果隨病處方即宜用乎然則何者宜反何者不宜反蓋正治不效者宜反也病能格藥者宜反也火極似水者宜反也寒極反熱者宜反也真以應真假以應假正反之道妙用有如此也設無格拒假證自當正治何以反爲不當權而用權則悖理反常不

當反而佐反則致邪失正是烏可以混用耶常觀軒岐之反佐爲⑳朔經權之道也後世之攻補從闢雜亂之門也至其變也則涇渭不分者以之模糊疑似者以之寒熱並用者以之攻補兼施者以之甚至廣絡妄投十寒一暴無所不謬皆相藉口此而不辨醫乎難矣於戲斯道失真其來已久安得願聞精一者與談求本之道哉是不能無望於後人也因筆識其愚昧○以上仲景治法載傷寒論○薛立齋治韓州同按在虛損門○余治王蓬雀按在喉痺門

升陽散火辨二十二

凡治火之法有曰升陽散火者有曰滋陰降火者夫火一也而曰升曰降皆堪治火然升則從陽降則從陰而升降混用能無謬乎抑何者宜升何者宜降而用有辨乎此千古之疑竇亦千古之兩端而未聞有達之者夫火之爲病有發於陰者

有發於陽者發於陰者火自內生者也發於陽者火自外致者也自內生者爲五內之火宜清宜降者也自外致者爲風熱之火宜散宜升者也今人凡見火證無分表裡必曰水火同氣動輒稱爲風熱多用升陽散火之法嗚呼此似近理孰得非之而不知至理所在無容混也夫風熱之義其說有二有因風而生熱者有因熱而生風者因風生熱者以風寒外閉而火鬱於中此外感陽分之火風爲本而火爲標也因熱生風者以熱極傷陰而火達於外此內傷陰分之火火爲本而風爲標也經曰治病必求其本可見外感之火當先治風風散而火自息宜升散不宜清降內生之火當先治火火滅而風自清宜清降不宜升散若反而爲之則外感之邪得清降而閉固愈甚內生之火得升散而燔燎何當此其內因外因自有脉證可詳辨也余閱方書所見頭目口齒咽喉臟腑

陰火等證悉云風熱多以升降並用從逆兼施獨不慮升者礙降降者礙升乎從者忌逆逆者忌從乎經曰高者抑之下者舉之寒者熱之熱者寒之又曰病生於內者先治其陰後治其陽反者益甚病生於陽者先治其外後治其內反者益甚此自不易之正理故余之立方處治宜抑者則直從乎降宜舉者則直從乎升所以見效速而絕無躭延之患亦不過見之真而取之捷耳若今人之輕病致重重病致危而經年累月日深日甚以致不救者謂非兩端之誤之也乎明者於此最當辨也

夏月伏陰續論二十三

夏月伏陰在內此本天地間陰陽消長之正理顧丹溪特為此論而反乖其義因以致疑於人其謂何也觀其所論曰人與天地同一橐籥子月一陽生陽初動也寅月三陽生陽初出

於地也此氣之升也巳月六陽生陽盡出於上矣此氣之浮也人之腹屬地氣於此時浮於肌表散於皮毛腹中虛矣世言夏月伏陰在內此陰字有虛之義若作陰涼看其誤甚矣且其時陽浮地上燔灼焚燎流金爍石何陰冷之有若於夏月火令之時妄投溫熱寧免實實虛虛之患乎此丹溪之言虛是固然矣若以陰冷二字爲誤而夏月禁用溫熱此則余所不服也何以見之夫天地之道惟此陰陽陰陽之變惟此消長故一來則一往一升則一降而造化之机正五臟爲用者也經曰陰主寒陽主熱又曰氣實者熱也氣虛者寒也此本陰陽之常性也今既云夏月之陽盡浮於外則陰伏於內矣陰盛則陽衰也非寒而何陽浮於外則氣虛於中矣氣虛即陽虛也非寒而何此固不易之理也然而尤有顯然者則在井泉之水當三冬之寒冽而井泉則溫盛夏之炎蒸而泉

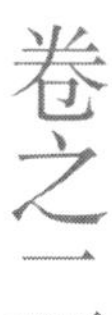

源則冷此非外寒內熱外熱內寒之明驗乎此又歲歲皆然主氣之常候也至若主氣之外又有客氣而天以五周地以六備寒暄遞遷氣更應異如伏明之紀寒清數舉卑監之紀風寒並興堅成之紀陽氣隨陰治化流衍之紀寒司物化天地嚴凝太陽司天寒㉑氣下臨寒清時舉太陰司天地迺藏陰太寒且至等義是無論冬夏皆有非時之氣以動為民病者也又豈因夏月之火令遂可謂之無寒而禁用溫熱乎且伏陰之義本以陰陽對待寒熱為言若但以陰字為虛則夏月伏陰宜多虛證冬月伏陽即無虛矣豈其然乎又若夏月宜禁溫熱則冬月宜禁寒涼無待言也今見四時之病盛夏每多吐瀉深冬偏見瘡疹諸如此類豈非冬多內熱夏多中寒乎總之夏有熱證亦有寒證冬有實證亦有虛證雖從時從證貴乎因病制宜然夏月伏陰之義此實天人之同氣疾病適

之玄机有必不可不察而忽之者也今若丹溪之論則於理反誖而何切於用即無此論亦何不可近見徐東皋亦述丹溪之說云夏月無寒世人不察而用溫熱爲世通弊若謂夏月伏陰宜服溫熱則冬月伏陽宜服寒涼然則孟子冬日飲湯夏日飲水亦不足信歟噫此公都子之言也不過借喻內外原非用析陰陽而徐氏曲引爲證獨不思經文易義儻相背乎內經曰陰中有陽陽中有陰曰寒極生熱熱極生寒曰重陰必陽重陽必陰曰相火之下水氣承之君火之下陰精承之曰此皆陰陽表裏內外雌雄相輸應也故以應天之陰陽也又如周易之兩儀有陰必有陽也兩儀而四象陰陽之中復有陰陽也在泰之義則曰內陽而外陰君子道長小人道消也在否之義則曰內陰而外陽小人道長君子道消也由此觀之則丹溪之論東皋之引證皆吾之所不信也故復

爲此續論

陽不足再辨 二十四

原天地陰陽之化生實生民性命之根本善把握補救之妙用誠吾道代天之大權使我於此而見理不真則加水用湯反成戕賊害有不可勝言者予自初年嘗讀朱丹溪陽有餘陰不足論未嘗不服其高見自吾漸立以來則疑信相半矣又自不惑以來則始知其大謬矣故予於類經求正錄中附有大寶論一篇正所以救其謬也然常恐見淺言偏遺誤後世毎懷疑懼而望正高明者久矣不意付梓數載斧削無聞兄信明賢廢寢自慰茲於丙子之夏始得神交一友傳訓數言詢其姓氏則知爲三吳之李氏也詢其指南則曰陽常有餘陰常不足此自丹溪之確論而茲張子乃反謂陽常不足陰常有餘何至相反若此而自是其是豈矯强以自衒歟抑別

有所本歟？姑無勞口吻，以辨其孰是孰非，第以人事証之，則是非立見矣。如人自有生以來，男必十六而精始通，女必十四而經始至，及其衰也，男精竭於八八，女血淨於七七，凡精血既去，而人猶賴以不死者，惟此氣耳。夫氣爲陽，精血陰也。精血之來既遲在氣後，精血之去又早在氣先，可見精已無而氣猶在，此非陰常不足、陽常有餘之明驗乎？以是知先賢之論有本，非謬，而後學之輕妄，何容易也。予聞此說，益增悲嘆。悲之者，悲此言之易動人聽，而無不擊節稱善也。紫可亂朱，莫此爲甚，使不辨明，將令人長夢不惺，而性命所係非渺小，是可悲也。悲已而喜，喜之者，喜至道之精微，不經駁正，終不昭明，幸因其說，得啟此端，而得解此惑，是可喜也。今即李子之言以辨之，如其以精爲陰，以氣爲陽，本非誣也，第其所覷在眉睫，則未免錯認面目，而呼張作李矣。不知精即水也，水即陽也若以水火言則水誠陰也火誠陽也若以化生言則萬物之生其初皆水先天後天皆本於是而水即陽之化也何以見之如水在五行則生於一天水在六氣則屬乎太陽此水則爲陰否又若精在人身精盛則陽強精衰則陽痿此精之爲陰否再若養生家所重者惟曰純陽純陽之陽以精言也精若滲漏何陽之有此又精之爲陰否又丹書云分陽未盡則不死分陰未盡則不仙亦言仙必純陽也若據李子之說則但盡泄其精便成純陽學仙之法豈不易乎誠可哂也蓋李子之見但見陰陽之一竅未見陰陽之全體夫陰陽之道以綱言之則位育天地以目言之則纖析秋毫至大至小無往而非其化也若以清濁對待言則氣爲陽精爲陰此亦陰陽之一目也若以死生聚散言則凡精血之生皆爲陽氣得陽則生失陽則死此實性命之化源陰陽之大綱也

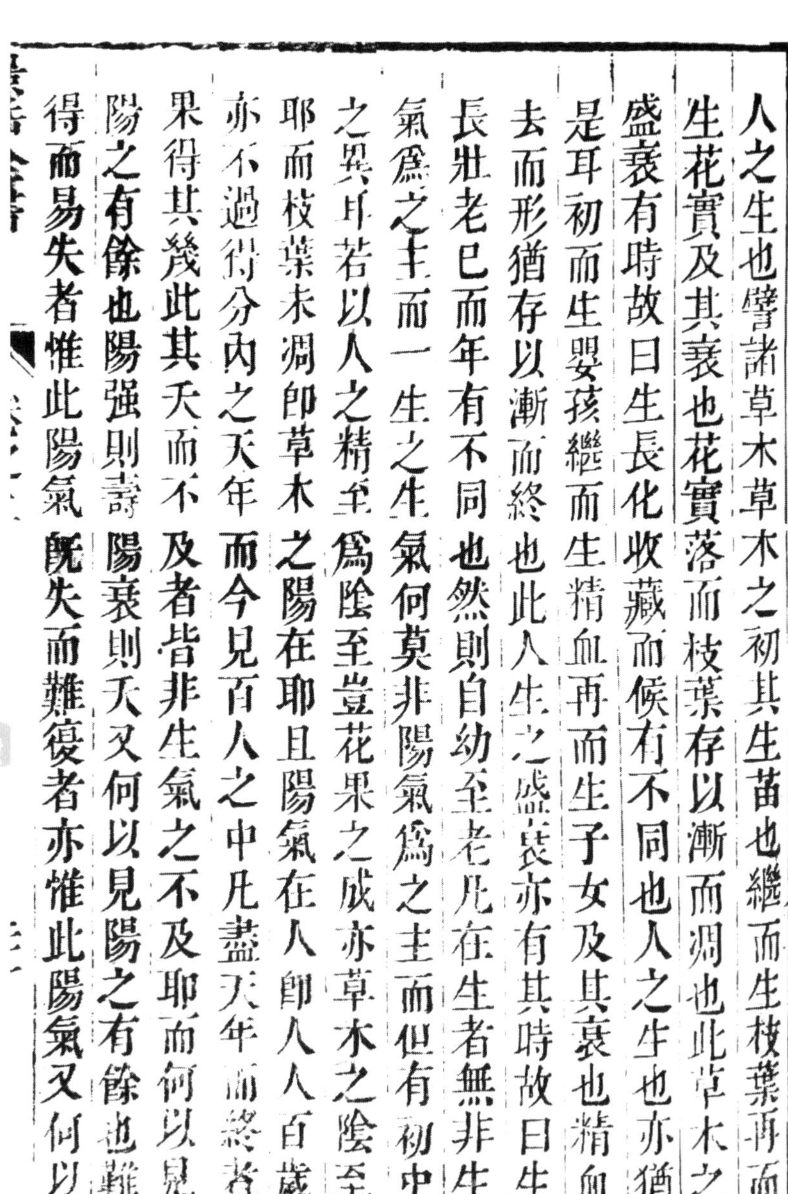

人之生也譬諸草木草木之初其生苗也繼而生枝葉再而生花實及其衰也花實落而枝葉存以漸而凋也此草木之盛衰有時故曰生長化收藏而候有不同也人之生也亦猶是耳初而生嬰孩繼而生精血再而生子女及其衰也精血去而形猶存以漸而終也此人生之盛衰亦有其時故曰生長壯老已而年有不同也然則自幼至老凡在生者無非生氣爲之主而一生之生氣何莫非陽氣爲之主而但有初中之異耳若以人之精至爲陰至豈花果之成亦草木之陰至耶而枝葉未凋即草木之陽在耶且陽氣在人即人人百歲亦不過得分内之天年而今見百人之中凡盡天年而終者果得其幾此其夭而不及者皆非生氣之不及耶而何以見陽之有餘也陽强則壽陽衰則夭又何以見陽之有餘也難得而易失者惟此陽氣既失而難復者亦惟此陽氣又何以

見陽之有餘也觀天年篇曰人生百歲五臟皆虛神氣皆去形骸獨居而終矣夫形陰也神氣陽也神氣去而形猶存此正陽常不足之結局也而可謂陽常有餘乎至若精氣之陰陽有可分言者有不可分言者可分者如前云清濁對待之謂也不可分者如修煉家以精氣神爲三寶蓋先天之氣由神以化氣化精後天之氣由精以化氣化神是三者之化生互以爲根本同一氣此所以爲不可分也故有善治精者能使精中生氣善治氣者能使氣中生精此自有可分不可分之妙用也再若寒熱之陰陽則不可不分蓋寒性如冰熱性如炭冰炭不謀奚堪妄用予故曰精氣之陰陽有不可離寒熱之陰陽有不可混此醫家最切之法言也且精血之陰陽言禀賦之元氣也寒熱之陰陽言病治之藥餌也今欲以不足之元陽認作有餘而云火則相習以苦寒之劣物用爲補

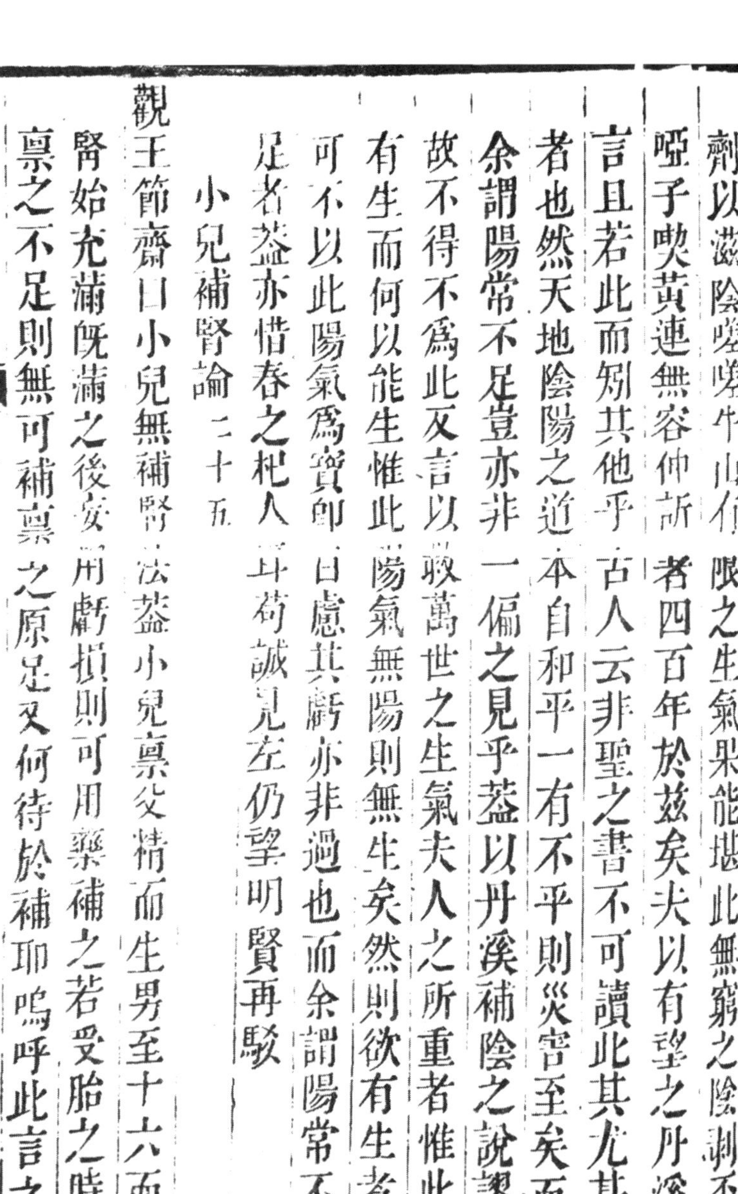

劑以滋陰嗟嗟牛山有限之生氣果能堪此無窮之陰剥否啞子喫黄連無容伸訴者四百年於兹矣夫以有望之丹溪言且若此而矧其他乎古人云非聖之書不可讀此其尤甚者也然天地陰陽之道本自和平一有不平則災害至矣而余謂陽常不足豈亦非一偏之見乎蓋以丹溪補陰之説謬故不得不爲此反言以救萬世之生氣夫人之所重者惟此有生而何以能生惟此陽氣無陽則無生矣然則欲有生者可不以此陽氣爲寶即日慮其虧亦非過也而余謂陽常不足者蓋亦惜春之杞人耳苟誠見左仍望明賢再駁

小兒補腎論二十五

觀王節齋曰小兒無補腎法蓋小兒稟父精而生男至十六而腎始充滿既滿之後妄用虧損則可用藥補之若受胎之時稟之不足則無可補稟之原足又何待於補耶嗚呼此言之

謬謬亦甚矣夫二五之精妙合而凝精合而形始成此形即精也精即形也治精之所以治形治形即所以治精也第時有初中則精有衰盛故小兒於初生之時形體雖成而精氣未裕所以女必十四男必十六而後天癸至天癸既至精之將盛也天癸未至精之未盛也茲以其未盛而遽謂其無精也可乎且精以至陰之液本於十二臟之生化不過藏之於腎原非獨出於腎也觀上古天真論曰腎者主水受五臟六腑之精而藏之此精之所源其不止於腎也可知矣王節齋止知在腎而不知在五臟若謂腎精未泄不必補腎則五臟之精其有稟賦之薄人事之竭者豈因其未泄而總皆不必補耶夫小兒之精氣未盛後天之陰不足也父母之多慾水虧先天之陰不足也陰虛不知治本又何藉於人為以調其元贊其化乎此本原之理有當深察者如此所以小兒之病

氣論之兆小兒之病最多者惟驚風之屬而驚風之作則必見反張戴眼斜視抽搐等證此其爲故總由筋急而然蓋血不養筋所以筋急眞陰虧損所以血虛此非水衰之明驗乎夫腎主五液而謂血不屬腎吾不信也肝腎之病同一治今筋病如此而欲舍腎水以滋肝木吾亦不信也且太陽少陰相爲表裏其經行於脊背而爲目之上綱今以反折戴眼之證不多見於小兒而謂非水臟陰虛之病吾更不信也矧以陽邪亢極陰竭則危臟氣受傷腎竭則死此天根生息之基尤於小兒爲最切然則小兒之病其所關於腎氣者非渺而顧可謂小兒無補腎法耶決不信決不信

校注

①鎡（zī）基：基业，家业。
②斵（zhuó）削：摧残。"斵"，"斫"的异体字。
③耆艾：尊长、师长，亦泛指老年人，这里指长寿。
④兜挐：包围捉拿。"兜"，"兜"的异体字。"挐"，"拿"的异体字。
⑤橐籥（tuó yuè）：为古代的一种鼓风吹火器，此处喻动力。
⑥畀：同"畀"，给予。
⑦薦：屡次，接连。
⑧百六：指厄运。
⑨唆剥：四库本作"朘剥"，据文义当从。"朘剥"，剥削之意。
⑩祟：四库本作"祟"，据文义当从。
⑪塩車：运载盐的车子，比喻屈才。
⑫日中則昃月盈則無：四库本作"日中则昃月盈则蚀"，当是。
⑬遒（qiú）人之鐸：行令官为吸引注意而摇的铃。"遒人"，行令官；"鐸"，大铃。
⑭徙薪牖户：防患于未然之意。"徙薪"，将柴草搬离烟囱以防火灾。"牖户"，趁天未下雨，把窗门修好。
⑮慼："戚"的异体字，忧愁。
⑯惟微惟危：即道心惟微，人心惟危。

⑰卷卷：通『拳拳』，诚恳貌。
⑱平：四库本作『乎』，当从。
⑲倍：通『背』，违背。
⑳刱：『创』的异体字。
㉑□□□：藜照楼本此处模糊，四库本作『司天寒』，可从。
㉒水：四库本作『冰』，当从。
㉓眇：『眇』的异体字。细小，微小。

會稽 張介賓 會卿著
會稽 魯 超 謙菴訂

傳忠錄 下

命門餘義 二十六 共六條

命門之義，內經本無，惟越人云腎有兩者，非皆腎也，左者爲腎，右者爲命門。命門者，諸神精之所舍，原氣之所繫，男子以藏精，女子以繫胞也。余以其義有未盡，且有可疑，故著有三焦胞絡命門辨，附梓類經之末，似已盡其槩矣，然而猶有未盡者，恐不足以醒悟後人，茲因再悉其蘊，條列于左。

一 命門爲精血之海，脾胃爲水穀之海，均爲五藏六腑之本，然命門爲元氣之根，爲水火之宅，五藏之陰氣非此不能滋，五臟之陽氣非此不能發而脾胃以中州之土非火不能生然必春氣始於下則三陽從地起而後萬物得以化生豈非命門之陽氣在下正爲脾胃之母乎吾故曰脾胃爲灌注之本得後天之氣也命門爲化生之源得先天之氣也此其中固有本末之先後觀東垣曰補腎不若補脾許知可曰補脾不若補腎此二子之說亦各有所謂固不待辨而可明矣

一命門有火候即元陽之謂也即生物之火也然禀賦有强弱則元陽有盛衰陰陽有勝負則病治有微甚此火候之所以宜辨也茲姑以大綱言之則一陽之元氣必自下而升而三焦之普濩①乃各見其候蓋下焦之候如地土化生之本也中焦之候如竈釜水穀之爐也上焦之候如太虛神明之宇也下焦如地土者地土有肥瘠而出產異山川有厚薄而藏蓄異聚散操權總由陽氣人於此也得一分即有一分之用火

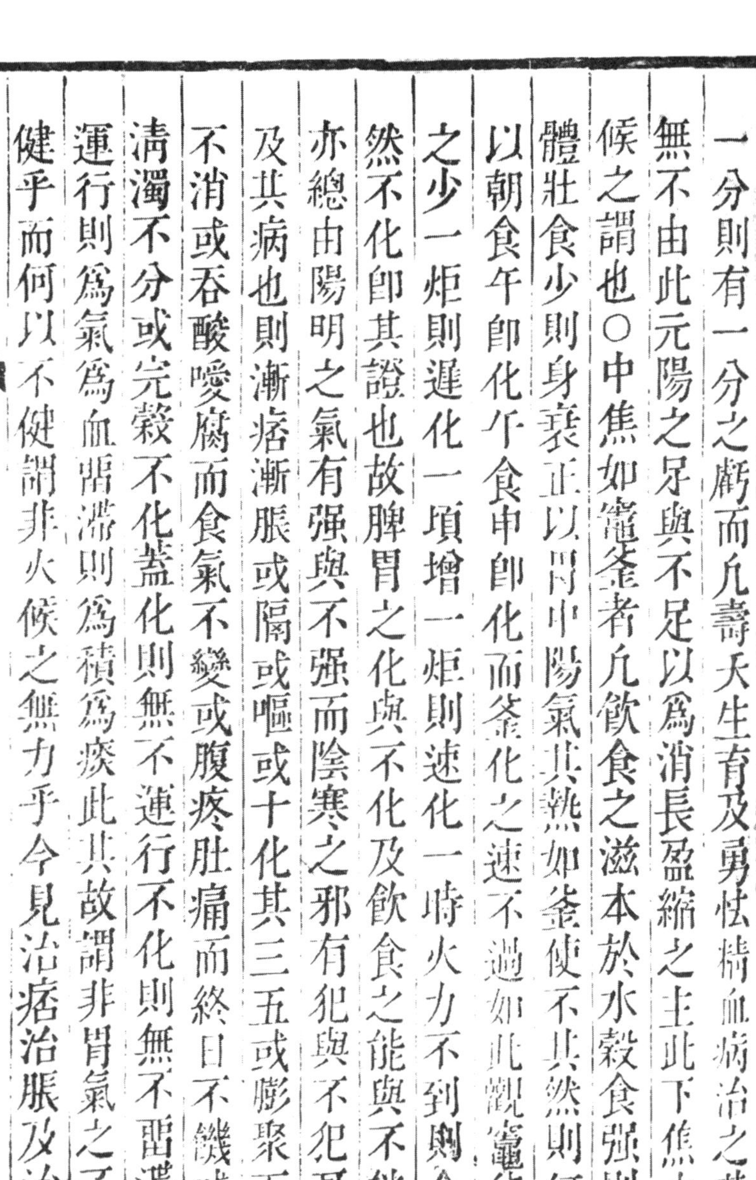

一分則有一分之虧而凡壽夭生育及勇怯精血病治之基無不由此元陽之牙與不足以爲消長盈縮之主此下焦火候之謂也○中焦如竈釜者凡飲食之滋本於水穀食強則體壯食少則身衰正以胃中陽氣其熱如釜使不其然則何以朝食午即化午食申即化而釜化之速不過如此觀竈釜之少一炬則遲化一頃增一炬則速化一時火力不到則全然不化即其證也故脾胃之化與不化及飲食之能與不能亦總由陽明之氣有強與不強而陰寒之邪有犯與不犯耳及其病也則漸痞漸脹或隔或嘔或十化其三五或膨聚而不消或吞酸噯腐而食氣不變或腹疼肚痛而終日不饑或清濁不分或完穀不化蓋化則無不運行不化則無不留滯運行則爲氣爲血留滯則爲積爲痰此其故謂非胃氣之不健乎而何以不健謂非火候之無力乎今見治痞治脹及治

吞酸噯腐等症無論是熱非熱動輒呼爲胃火餘燼其幾尚能堪否此中焦火候之謂也○上焦如太虛者凡變化必著於神明而神明必根於陽氣蓋此火生氣則無氣不至此火化神則無神不靈陽之在下則溫煖故曰相火以位陽之在上則昭明故曰君火以明是以陽長則陰消而離照當空故五官治而萬類盛陽衰則陰勝而陽爲陰抑故聰明奪而神氣滅而凡人之聲色動定及智愚賢不肖之有不齊者何非陽德爲之用此上焦火候之謂也○此以三焦論火候則各有所司而何以皆歸之命門不知水中之火乃先天眞一之氣藏於坎中此氣自下而上與後天胃氣相接而化此實生生之本也是以花蕚之榮在根柢竈釜之用在柴薪使眞陽不發於淵源則總屬無根之火矣火而無根卽病氣也非元氣也故易以雷在地下而爲復可見火之標在上而火之本

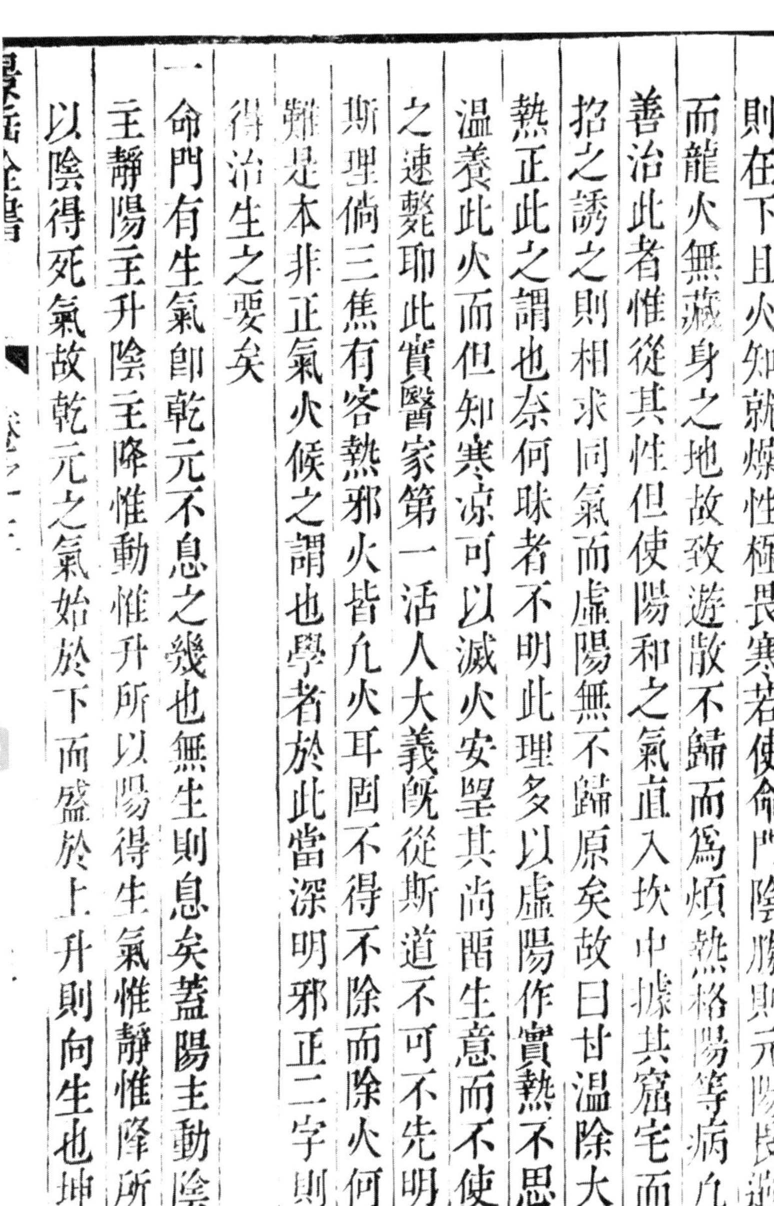

則在下且火知就燥性極畏寒若使命門陰勝則元陽畏避而龍火無藏身之地故致游散不歸而爲煩熱格陽等病凡善治此者惟從其性但使陽和之氣直入坎中據其窟宅而招之誘之則相求同氣而虚陽無不歸原矣故曰甘温除大熱正此之謂也奈何昧者不明此理多以虚陽作實熱不思温養此火而但知寒凉可以滅火安望其尚留生意而不使之速斃耶此實醫家第一活人大義既從斯道不可不先明斯理倘三焦有客熱邪火皆凡火耳固不得不除而除火何難是本非正氣火候之謂也學者於此當深明邪正二字則得治生之要矣

一命門有生氣即乾元不息之幾也無生則息矣蓋陽主動陰主静陽主升陰主降惟動惟升所以陽得生氣惟静惟降所以陰得死氣故乾元之氣始於下而盛於上升則向生也坤

元之氣始於上而盛於下降則向死也故陽生子中而前升後降陰生午中而前降後升此陰陽之岐相間不過如毛髮及其竟也則謬以千里而死生之柄實惟此毫釐升降之機耳又如水煖則化氣化氣則升無不生也水寒則成冰成冰則降無不死也故腎氣獨沉則奉生者少即此生氣之理也至若人之生氣則無所不在亦無所不當察如臟腑有生氣顏色有生氣聲音有生氣脉息有生氣七竅有生氣四肢有生氣二便有生氣生氣即神氣神自形生何不可辨衰者速培猶恐不生尚堪伐乎而況其甚者乎故明師察此必知孰者已虧孰者猶可孰者能益生氣孰者能損生氣孰者宜先攻病氣以保生氣孰者宜先固生氣以禦病氣務思病氣雖如此生氣將如何見在雖如此日後將如何使不有原始要終之明則皆寸光之流耳雖然此徒以斯道爲言也而斯道

之外猶有説焉夫生氣者少陽之氣也少陽之氣有進無退之氣也此氣何來無非來自根本此氣何用此中尤有玄真蓋人生所貴惟斯氣耳而出入之權在呼吸斯氣數之寶藏也河車之濟在轆轤實轉運之神機也其進其退其得其失總在生息之間而彭殤之途於斯判矣經曰得神者昌失神者亡卽此生氣之謂也予見遺剰於是者不可勝紀故特明其義於此

一命門有門戶爲一身鞏固之關也經曰倉廩不藏者是門戶不要也水泉不止者是膀胱不藏也得守者生失守者死又曰腎者胃之關也關門不利故聚水而從其類也又曰北方黑色入通於腎開竅於二陰是可見北門之主總在乎腎而腎之政令則總在乎命門蓋命門爲北辰之樞司陰陽之柄陰陽和則出入有常陰陽病則啓閉無序故有爲癃閉不通

者以陰竭水枯乾涸之不行也有爲滑泄不禁者以陽虛火敗收攝之無主也陰精既竭非壯水則必不能行陽氣既虛非益火則必不能固此固其法也然精無氣不行氣無水不化此其中又有可分不可分之妙用亦在乎慧者之神悟有非可以筆楮②盡言者

一命門有陰虛以邪火之偏勝也邪火之偏勝緣眞水之不足也故其爲病則或爲煩渴或爲骨蒸或爲欬血吐血或爲淋濁遺泄此雖明是火證而本非邪熱實熱之比蓋實熱之火其來暴而必有感觸之故虛熱之火其來徐而必有積損之因此虛火實火之大有不同也凡治火者實熱之火可以寒勝可以水折所爲熱者寒之也虛熱之火不可以寒勝所謂勞者溫之也何也蓋虛火因其無水只當補水以配火則陰陽得平而病自可愈若欲去火以復水則既虧之水未必可

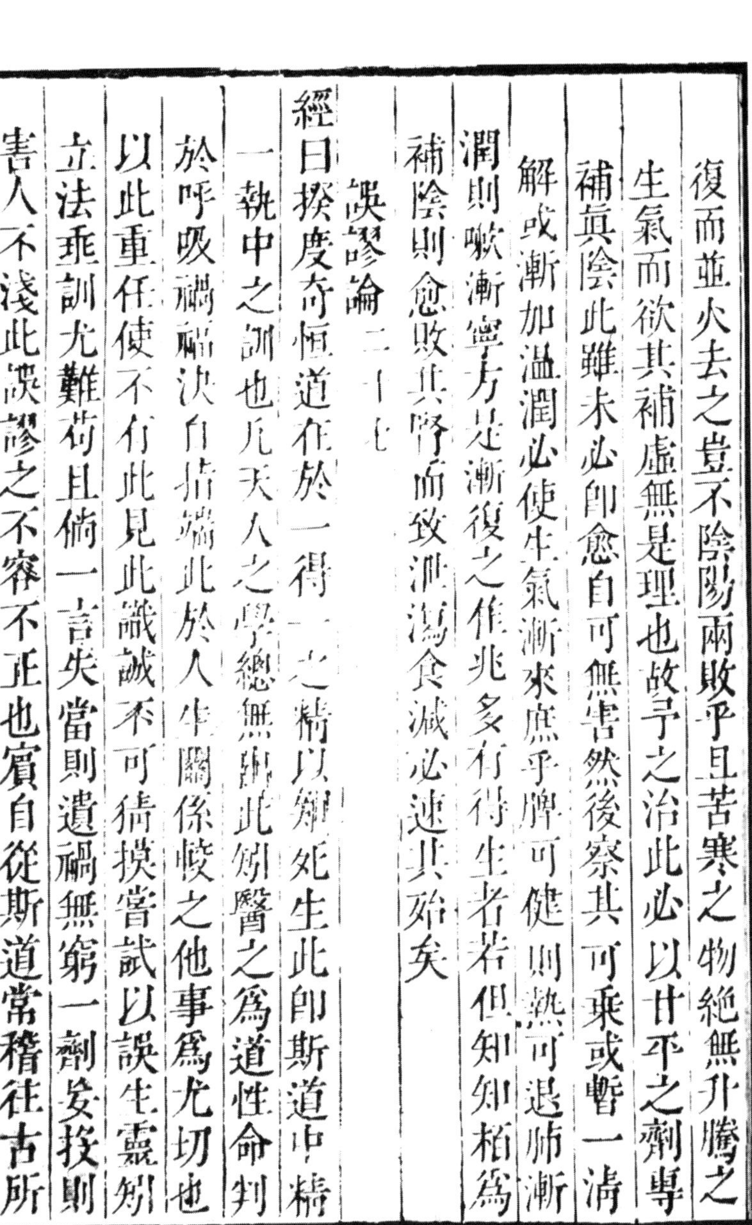

復而並火去之豈不陰陽兩敗乎且苦寒之物絕無升騰之生氣而欲其補虛無是理也故予之治此必以甘平之劑專補真陰此雖未必即愈自可無害然後察其可乘或暫一清解或漸加滋潤必使生氣漸來庶乎脾可健則熱可退肺漸潤則嗽漸寧方是漸復之佳兆多有得生者若但知知柏爲補陰則愈敗其腎而致泄瀉食減必速其殆矣

誤謬論二十七

經曰揆度奇恒道在於一得一之精以知死生此即斯道中精一執中之訓也凡天人之學總無外此矧醫之爲道性命判於呼吸禍福決自指端此於人生關係較之他事爲尤切也以此重任使不有此見此識誠不可猜摸嘗試以誤生靈矧立法垂訓尤難苟且倘一言失當則遺禍無窮一劑妄投則害人不淺此誤謬之不容不正也賓自從斯道常稽往古所

見軒岐之下凡明良繼出何代無之然必欲求其得中者則舍靈素之外似亦不多其人蓋竊見相傳方論每多失經意背經旨斷章取義假借數語以飾一偏之詭說者比比其然此總爲意見有不到至理有未明故各逞胸臆用示已長致令斯道失中大道精一之義此則醫之於人亦何賴焉是豈知道本一源理無二致自一源而萬變則萬變仍歸於一自二致而錯亂則錯亂遂其爲兩故言外有理理外亦有言如理有在而言不能達者此言外之理也有可以言而不可以行者此理外之言也然理外豈別有言乎第以疑似之間加之便佞則真爲僞奪而道傷之築從來有矣如古之楊墨異端今之傳奇小說謂皆非理外之言乎言可假借則是非亂而强辯出由是賢者固執愚者亦固執如擇善固執則精一之謂君子時中③則執中之謂此賢者之固執也其有言僞而

辯行僻而堅必不知反必不可移者此惡者之固執也執中者見事之舛則不得不言以利害所關不容已也邪僻者見人之長則反詆其短以鄙陋不伸不肯已也千古來是非邪正每爲此害矧以惟類知類而當局者亦難其人耳然此輩雖云偏拘④猶知傷⑤理自非曳白⑥者所能其奈此中尚有全不知脉絡而止識皮毛者亦且囂囂偏能宜俗是不過見熱則用寒見寒則用熱見外感則云發散見脹滿則云消導若然者誰不得而知之故醫止於是則賤子庸夫皆堪師範又何明哲之足貴乎嗟嗟朱紫難辨類多如此予因遡源稽古即自金元以來爲當世之所宗範者無如河間丹溪矣而且各執偏見左說盛行遂致醫道失中者迄今四百餘年矣每一經目殊深扼腕使不速爲救正其流弊將無窮也兹姑撮其數條以見倍理之談其有不可信者類如此庶乎使人警悟

易轍無難倘得少補於將來則避諱之罪亦甘為後人而受之矣

辨河間二十八 共九條

劉河間原病式所列病機原出自內經至眞要大論蓋本論詳言五運六氣盛衰勝復之理而以病機一十九條總於篇末且曰有者求之無者求之盛者寫之虛者補之令其調達而致和平是可見所言病機亦不過舉運氣之大綱而此中有無之求虛實之異最當深察總惟以和平為貴也故五常政大論又詳言五運三氣之辨則火之平氣曰升明火之太過曰赫曦火之不及曰伏明此虛火實火之辨則有而[7]冰炭之異而內經不偏不倚之道固已詳明若是奈河間不能通察本經全旨遂單採十九條中一百七十六字演為二百七十七字不辨虛實不察盛衰悉以實火言病著為原病式以訖

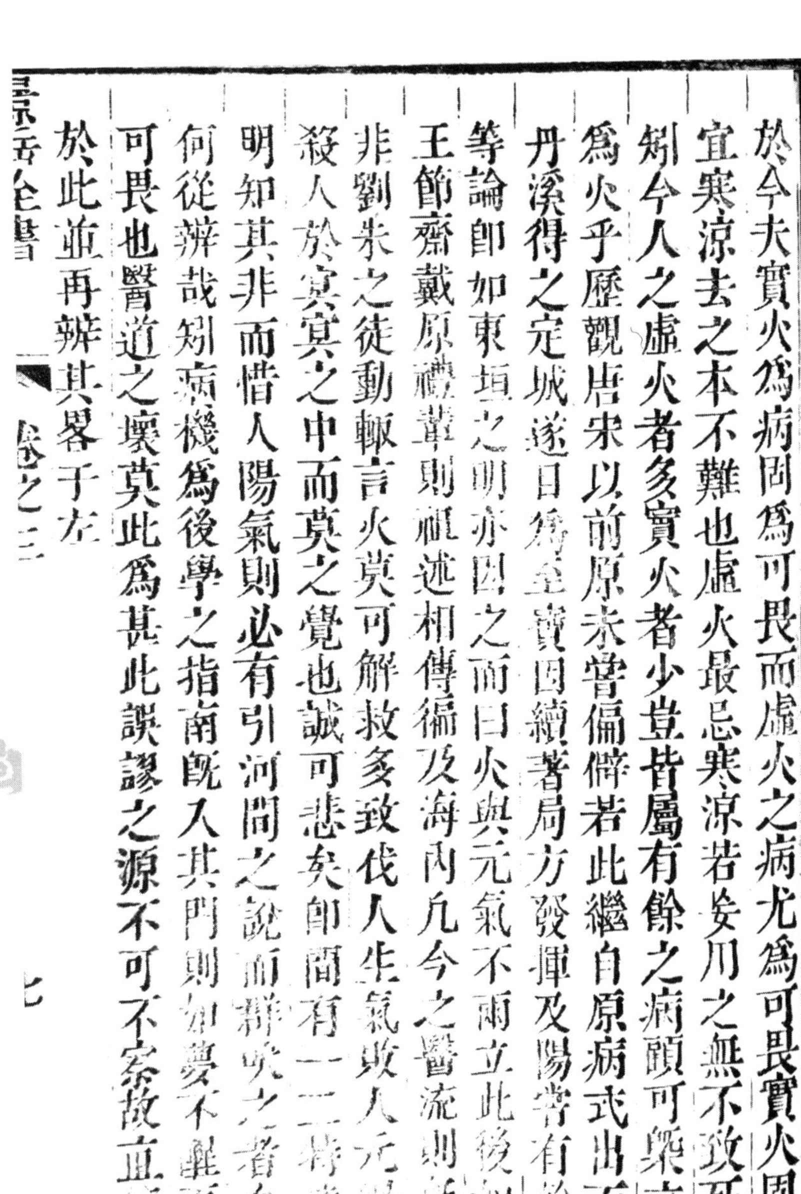

於今夫實火爲病固爲可畏而虛火之病尤爲可畏實火固宜寒涼去之本不難也虛火最忌寒涼若妄用之無不致死矧今人之虛火者多實火者少豈皆屬有餘之病顧可槩言爲火乎歷觀唐宋以前原未嘗偏僻若此繼自原病式出而丹溪得之定城遂日爲金寶因續著局方發揮及陽常有餘等論即如東垣之明亦因之而曰火與元氣不兩立此後如王節齋戴原禮輩則祖述相傳徧及海內凡今之醫流則無非劉朱之徒動輒言火莫可解救多致伐人生氣敗人元陽殺人於冥冥之中而莫之覺也誠可悲矣即間有一二特達明知其非而惜人陽氣則必有引河間之說而非之者矣何從辨哉矧病機爲後學之指南既入其門則如夢不醒更可畏也醫道之壞莫此爲甚此誤謬之源不可不察故直筆於此並再辨其畧于左

一河間論吐酸曰酸者肝木之味也由火盛制金不能平木則肝木自甚故爲酸也而俗醫主於溫和脾胃豈知經言人之傷於寒也則爲病熱云云

實謂吐酸吞酸等證總由停積不化而然而停積不化又總由脾胃不健而然脾土既不能化非溫脾健胃不可也而尚可認爲火盛耶且妄引經文爲證其謬孰甚本證別有詳辨具載吞酸門所當互閱

一河間論瀉痢曰瀉白爲寒青紅黃赤黑皆爲熱也大法瀉利小便清白不濇爲寒赤色者爲熱又完穀不化而色不變吐利腥穢澄澈清冷小便清白不濇身涼不渴脉遲細而微者寒證也穀雖不化而色變非白煩渴小便赤黃而或濇者熱證也凡穀消化者無問色及他證便爲熱也寒瀉而穀消化者未之有也或火主疾速而熱甚則傳化失常穀不能化而

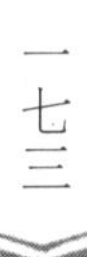

飧泄者亦有之矣○又曰痢爲濕熱甚於腸胃怫熱鬱結而成或言下痢白爲寒者誤也若果爲寒則不能消穀何由反化爲膿也如世之穀肉果菜濕熱甚則自然腐爛化爲濁水故食於腹中感人濕熱邪氣則自然潰發化爲膿血也

據河間此說似是而非誤人不淺夫瀉白爲寒人皆知也而青挾肝邪脾虛者有之豈熱證乎紅因損臟陰絡傷者有之豈盡熱乎正黃色淺食半化者有之豈熱證乎黑爲水色元陽衰者有之豈熱證乎若此者皆謂之熱大不通矣且凡瀉痢者水走大腸小水多濇水枯液涸便尿多黃此黃濇之證未必皆由熱也亡液者渴亡陰者煩此煩渴之證未必盡爲熱也至如完穀不化澄澈清冷誠大寒矣然人有偶以寒邪傷臟或偶以生冷犯脾稍失溫和即病瀉痢者此本受寒然未必即大寒證也且凡脾胃初傷陽氣猶在何能卒至清冷

遂成完穀不化若必待清冷不化始云爲寒則陽已大敗又豈無漸寒而遽至若是哉夫漸寒者即寒證也此等證候犯者極多若作熱治必用寒涼夫既以生冷傷於前復以寒涼敗於後乃至冰堅於霜而遭其厄者皆此論之殺之也再觀其前條則猶云瀉白爲寒也觀其後條則又云或言下痢白爲寒者誤也然則凡治此者舍清涼之外則必無寒證矣謬甚謬甚○又若寒則不能消穀及穀化爲膿之說則尤爲不妥夫飲食有時本當速化此自胃氣之常人皆賴之以爲生也若化覺稍遲便是陽虛之病又何待不能消穀而始爲寒乎矧以所下膿垢原非穀之所化蓋飲食入胃凡其神化而歸於營衛者乃爲膏血其不能化而留於腸胃者惟糟粕耳此其爲精爲穢本自殊途是以糟粕不能化膿從可知矣且垢亦非膿而實腸臟之脂膏也何以知之近有偶病而服硝

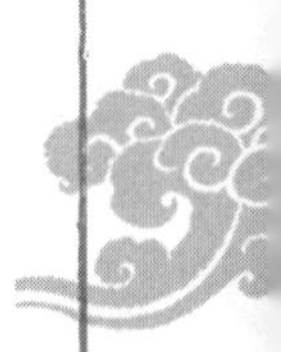

黄等藥者隨瀉而下必有如膿之垢又或偶患泄瀉者於一二日間即有此垢豈熱化之膿其速有如此乎又如久痢不已或經年累月不能痊可而每日所下皆有膿垢者豈熱化之膿可以久延如此乎此其非膿也明矣既知非膿安得皆云爲熱此蓋以腸臟受傷而致膏脂不固隨剥隨下所以如此若不爲之安養臟氣而再用寒涼以治其熱則未有不臟氣日敗而必至於死故今之治痢多危者率受此害最當察也

一河間曰假如下痢赤白俗言寒熱相兼其說尤誤豈知水火陰陽寒熱者猶權衡也一高必一下一盛必一衰豈能寒熱俱甚於腸胃而同爲痢乎如熱生瘡瘍而出白膿者豈可以白爲寒歟由其在皮膚之分屬肺金故色白也在血脈之分屬心火故爲血癤也在肌肉屬脾土故作黄膿在筋部屬肝

本故膿色帶蒼深至骨屬腎水故紫黑血出也各隨五臟之部而見五色是謂標也本則一出於熱但分深淺而以大法下迫窘痛後重裏急小便赤濇皆屬燥熱而下痢白者必多有之然則爲熱明矣

據此說以五色分五臟其理頗通若謂本則一出於熱則大不通矣且五臟之分五色之證則猶有精義余因其說並爲悉之夫瀉出於臟無不本於脾胃脾胃之傷以五氣皆能犯之故凡其兼赤者則脾心證也兼青者脾肝證也兼白者脾肺證也兼黑者脾腎證也正黃者本臟證也若以脾兼心火乘土也其土多熱言火可也以脾兼肝土受尅也其土多敗非火也以脾兼腎水反尅也其土多寒非火也以脾兼肺母氣泄也其土多虛非火也本臟自病脾受傷也其土多濕非火也此兼證之盛衰其逆順有如此且凡脾腎之强者有實

熱脾腎之弱者皆虛寒此臟氣之可辨也矧火本熱而尚有虛火實火之異風本陽也而亦有風熱風寒之異土本乎中氣也而亦有濕熱寒濕之異至於金之寒水之冷同歸西北之化則其寒多熱少理所必致豈可謂五臟之痢本則一出於熱乎因致寒證之含冤者此言之不得辭其責也○又赤白義詳後丹溪條中

一河間曰夫治諸痢者莫若於辛苦寒藥治之或微加辛熱佐之則可蓋辛熱能發散開通鬱結苦能燥濕寒能勝熱使氣宣平而已如錢氏香連丸之類是也故治諸痢者黄連黄栢爲君以至苦大寒正主濕熱之病

據河間此說最爲治痢之害又觀其所著藥性則曰諸苦寒藥多泄惟黄連黄栢性冷而燥故自丹溪而後相傳至今凡治痢者舉世悉用寒凉皆此說之誤之也毋論其他姑以苦

能燥濕一言辨之則河間之見大矣夫五味之理悉出內經內經有曰以苦燥之者蓋言苦之燥者也河間不能詳察便謂是苦皆燥而不知內經之言苦者其性有二其用有六如曰火生苦曰其類火其味苦曰少陽在泉爲苦化少陰在泉爲苦化曰濕淫於內治以苦熱燥淫於內治以苦溫是皆言苦之陽也曰酸苦涌泄爲陰曰濕司於地熱反勝之治以苦冷曰濕化於天熱反勝之治以苦寒是皆言苦之陰也此其言性之二也又曰以苦發之以苦燥之以苦溫之以苦堅之以苦泄之以苦下之此其言用之六也蓋苦之發者麻黃白芷升麻柴胡之屬也苦之燥者蒼朮白朮木香補骨脂之屬也苦之溫者人參附子乾薑肉桂吳茱萸肉豆蔻秦椒之屬也苦之堅者續斷地榆五味訶子之屬也苦之泄者梔栢芩連木通膽草之屬也苦之下者大黃芒硝之屬也夫氣化

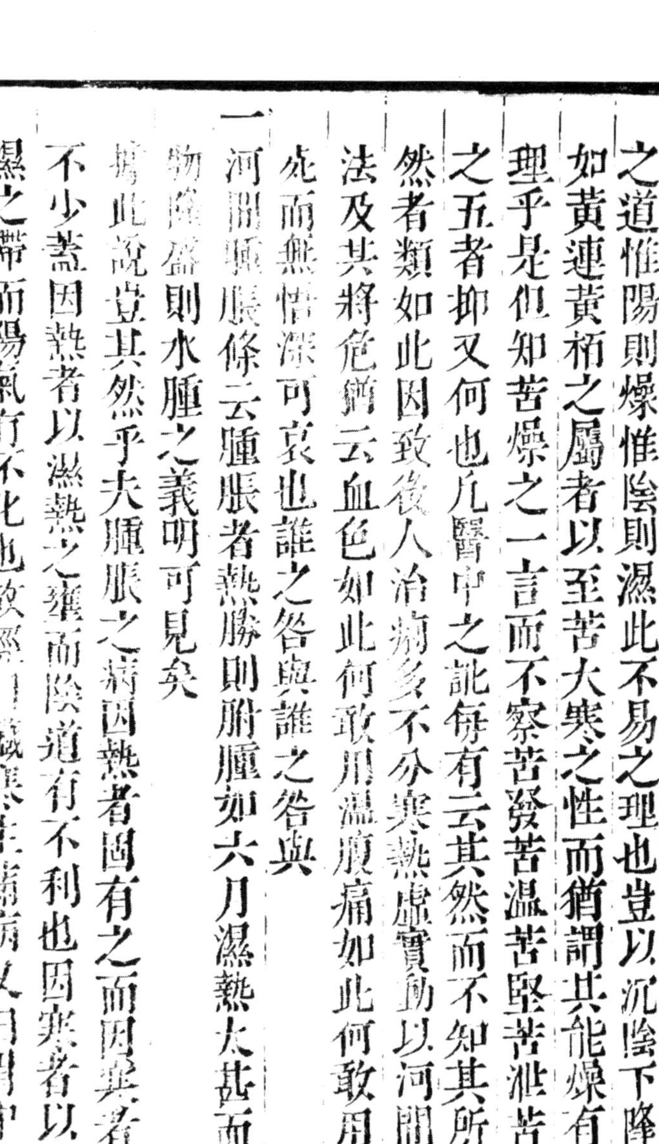
之道惟陽則燥惟陰則濕此不易之理也豈以沉陰下降有如黃連黃柏之屬者以至苦大寒之性而猶謂其能燥有是理乎是但知苦燥之一言而不察苦發苦溫苦堅苦泄苦下之五者抑又何也凡醫中之訛每有云其然而不知其所以然者類如此此因致後人治病多不分寒熱虛實動以河間之法及其將危猶云血色如此此何敢用溫腹痛如此何敢用補死而無悟深可哀也誰之咎與誰之咎與

一河間腫脹條云腫脹者熱勝則胕腫如六月濕熱太甚而庶物隆盛則水腫之義明可見矣

據此說豈其然乎夫腫脹之病因熱者固有之而因寒者尤不少蓋因熱者以濕熱之壅而陰道有不利也因寒者以寒濕之滯而陽氣有不化也故經曰臟寒生滿病又曰胃中寒則脹滿是皆軒岐之言也由此觀之豈以脹皆熱病耶且庶物

隆盛乃太和之陽化以此擬形質之强壯則可以此擬胕腫之病象擬亦左矣

一河間曰戰慄動揺火之象也慄寒慄也或言寒戰爲脾寒者未明變化之道也此由心火熱甚亢極而戰反兼水化制之故寒慄也然寒慄者由火甚似水實非兼有寒氣也

據此説則凡見寒戰皆爲火證而何以經曰陰勝則爲寒又曰陽虚畏外寒又曰陽虚而陰盛外無氣故先寒慄也又曰陽明虚則寒慄鼓頷也凡此者皆屬經言而河間悉言爲火其然否可知也

一河間曰驚者心卒動而不寧也所謂恐則喜驚者恐則傷腎而水衰心火自甚故喜驚也

據此所云恐則喜驚恐則傷腎然經曰肝氣虚則恐又曰恐則氣下驚則氣亂夫肝氣既虚腎氣既傷而復見氣下氣亂

無非陽氣受傷之病陽氣旣傷則何由心火遽甚而驚則皆由火也即曰恐則傷腎不能滋養肝木而肝虛則驚又何不可且腎水獨衰者有之豈必水衰即火盛也今常見驚恐之人必陽痿遺溺其虛可知然因火入心而驚者固亦有之未有因恐而驚者皆可指爲火證則倍理甚矣

一河間曰虛妄者以心火熱甚則腎水衰而志不精一故神志失常如見鬼神或以鬼神爲陰而見之則爲陰極脫陽而無陽氣者此妄意之言也

據此一說則凡以神魂失守而妄見妄言者俱是火證亦不然也夫邪火盛而陽狂見鬼者固然有之又豈無陽氣大虛而陰邪爲鬼者乎難經曰脫陰者目盲脫陽者見鬼華元化曰得其陽者生得其陰者死豈皆妄意之言乎何自信之如此也

辨丹溪二十九 共九條

嘗見朱丹溪陽常有餘陰常不足論謂人生之氣常有餘血常不足而專以抑火爲言且妄引內經陽道實陰道虛及至陰虛天氣絕至陽盛地氣不足等文強以爲證此誠大倍經旨大伐生機之謬談也何也蓋人得天地之氣以有生而有生之氣即陽氣也無陽則無生矣故凡自生而長自長而壯無非陽氣爲之主而精血皆其化生也是以陽盛則精血盛生氣盛也陽衰則精血衰生氣衰也故經曰中焦受氣取汁變化而赤是謂血是豈非血生於氣乎丹溪但知精血皆屬陰故曰陰常不足而不知所以生精血者先由此陽氣倘精血之不足又安能陽氣之有餘由此慮之何不曰難成易虧之陽氣而反曰難成易虧之陰氣是何異但知有母而不知有父者乎故其所立補陰等方謂其能補陰也然知檗止堪降

火安能補陰若任用之則戕伐生氣而陰以愈亡以此補陰謬亦甚矣及察其引證經文則何其謬誕若經曰陽者天氣也主外陰者地氣也主內故陽道實陰道虛此太陰陽明論言脾之與胃生病有異以陽明主表太陰主裏凡犯賊風虛邪者陽受之陽受之則入六府而外邪在表邪必有餘故曰陽道實也食飲不節起居不時者陰受之陰受之則入五臟而內傷臟氣臟必受傷故曰陰道虛也此本經以陽主外陰主內而言陽病多實陰病多虛有如此豈以天地和平之陰陽而謂其陽常有餘陰常不足乎勉强引證此一謬也又經曰至陰虛天氣絶至陽盛地氣不足此方盛衰論言陰陽否隔之爲病謂陰虛於下則不升下不升則上亦不降是至陰虛天氣絶也陽亢於上則不降上不降則下亦不升是至陽盛地氣不足也此本以上下不交者爲言亦非陽常有餘陰

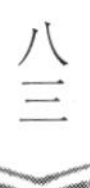

常不足之謂也且下二句猶或似之而上二句云至陰虛天氣絶則何以爲解此更謬也以丹溪之通博而胡爲妄引若此抑爲偏執所囿而忘其矯强乎余陋不自覺而念切在道故不能爲丹溪諱而摘正於此猶俟高明之評教

一丹溪相火論曰五行各一其性惟火有二曰君火人火也曰相火天火也火内陰而外陽主乎動者也故凡動皆屬火天主生物故恒於動人有此生亦恒於動其所以恒於動者皆相火之所爲也故人自有知之後五志之火爲物所感不能不動爲之動者即内經五火也相火易起五性厥陽之火相扇而妄動矣火起於妄變化莫測無時不有煎熬眞陰陰虛則病陰絶則死

據丹溪此論則無非闡揚火病而崇其補陰之說也弟於此而淺覌之則若或近理故易動人於此而深味之則意識皆

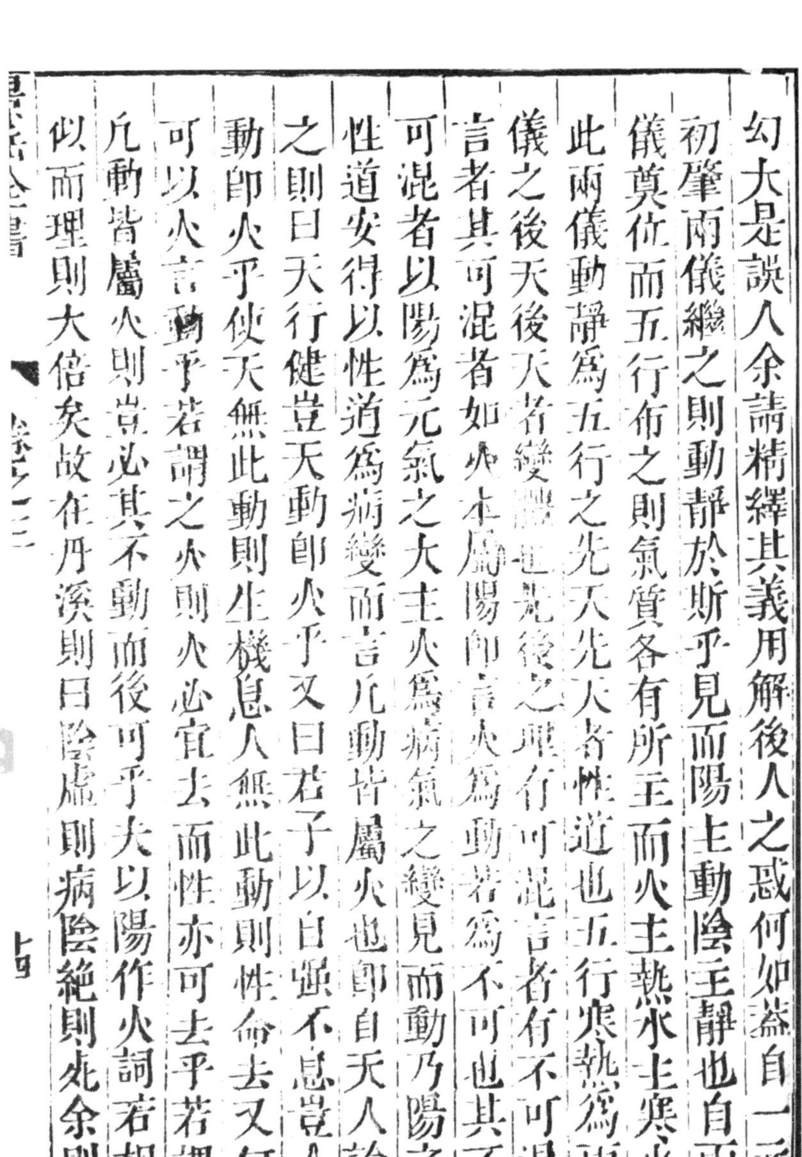

幻大是誤人余請精繹其義用解後人之惑何如蓋自一元初肇兩儀繼之則動靜於斯乎見而陽主動陰主靜也自兩儀奠位而五行布之則氣質各有所主而火主熱水主寒也此兩儀動靜爲五行之先天先天者性道也五行寒熱爲兩儀之後天後天者變體也先後之理有可混言者有不可混言者其可混者如火本屬陽即言火爲動者爲不可也其不可混者以陽爲元氣之大主火爲病氣之變見而動乃陽之性道安得以性道爲病變而言凡動皆屬火也即自天人論之則曰天行健豈天動即火乎又曰君子以自强不息豈人動即火乎使天無此動則生機息人無此動則性命去又何可以火言動乎若謂之火則火必宜去而性亦可去乎若謂凡動皆屬火則豈必其不動而後可乎夫以陽作火詞若相似而理則大倍矣故在丹溪則曰陰虚則病陰絶則死余則

曰陽虛則病陽脫則死此機微疑似中有差釐千里之異臨岐者不可不詳察也或曰子言雖是第未達丹溪之意耳如曰五臟各有火五志激之其火隨起以致真陰受傷陰絕則死者豈非因動生火乎予曰此或因情慾之思動火者止有一證如慾念不遂或縱慾太過致動相火而爲勞爲瘵者誠有之也此外而五志之動皆能生火則不然也夫所謂五志者喜怒思憂恐也經曰喜傷心怒傷肝思傷脾憂傷肺恐傷腎五臟既受此傷則五火何由而起又曰喜則氣散怒則氣逆憂則氣閉思則氣結恐則氣下此五者之性爲物所感不能不動動則耗傷元氣元氣既耗如此則火又何由而起故經曰五臟者主藏精者也不可傷傷則失守而陰虛陰虛則無氣無氣則死矣是可見臟不可傷氣亦不可傷未聞傷即爲火也即云爲火必有火證使無火證而但以動字敷衍其

說是何異捉影爲形而天下事又何不可馬鹿其間乎且常見五志所傷之人傷極必生戰慄是蓋以元陽不固神氣失守而然倘遇河間爲之和則又必爲戰慄皆生於火矣孰是孰非其幾如此能不爲生民病哉

一丹溪局方方揮曰相火之外又有臟腑厥陽之火五志之動各有火起相火者此經所謂一水不勝二火之火出於天造厥陽者此經所謂一水不勝五火之火出於人欲氣之升也隨火炎上升而不降孰能禦之

原經文五火之說乃解精微論中言厥病之目無所見也謂其陽并於上陰并於下陰陽不交所以爲厥厥者逆也由其陽逆於上則火不降陰逆於下則水不升水既不升火又不降而目以一陰之微精不勝五臟之陽逆此與言厥逆之爲病也如此豈言火有五而水止一乎又按二火之說乃逆調

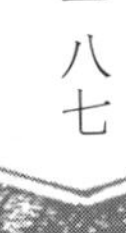

論言人有身寒之甚而反不戰慄者名爲骨痺謂其人腎氣素勝以水爲事則腎脂枯而髓不能滿故寒甚至骨也又以肝爲一陽心爲二陽一藏皆有伏火則一水不勝二火所以身雖寒而不凍慄此單言骨痺之爲病也如此又豈陽常有餘之謂乎若以五火二火盡可引爲火證則如示從容論中有云二火不勝三水者又將何以解之而何獨不引爲言耶誠以此問丹溪其將何以答乎

一丹溪曰氣有餘便是火又曰五臟各有火五志激之其火隨起若諸寒爲病必須身犯寒氣口得寒物乃爲病寒非若諸火病自內作所以氣之病寒者十無一二

予味丹溪此言不能不掩卷嘆息豈必氣之病寒者十無一二耶夫氣本屬陽陽實者固能熱陽虛者獨不能寒乎故經曰氣實者熱也氣虛者寒也又經曰血氣者喜溫而惡寒寒

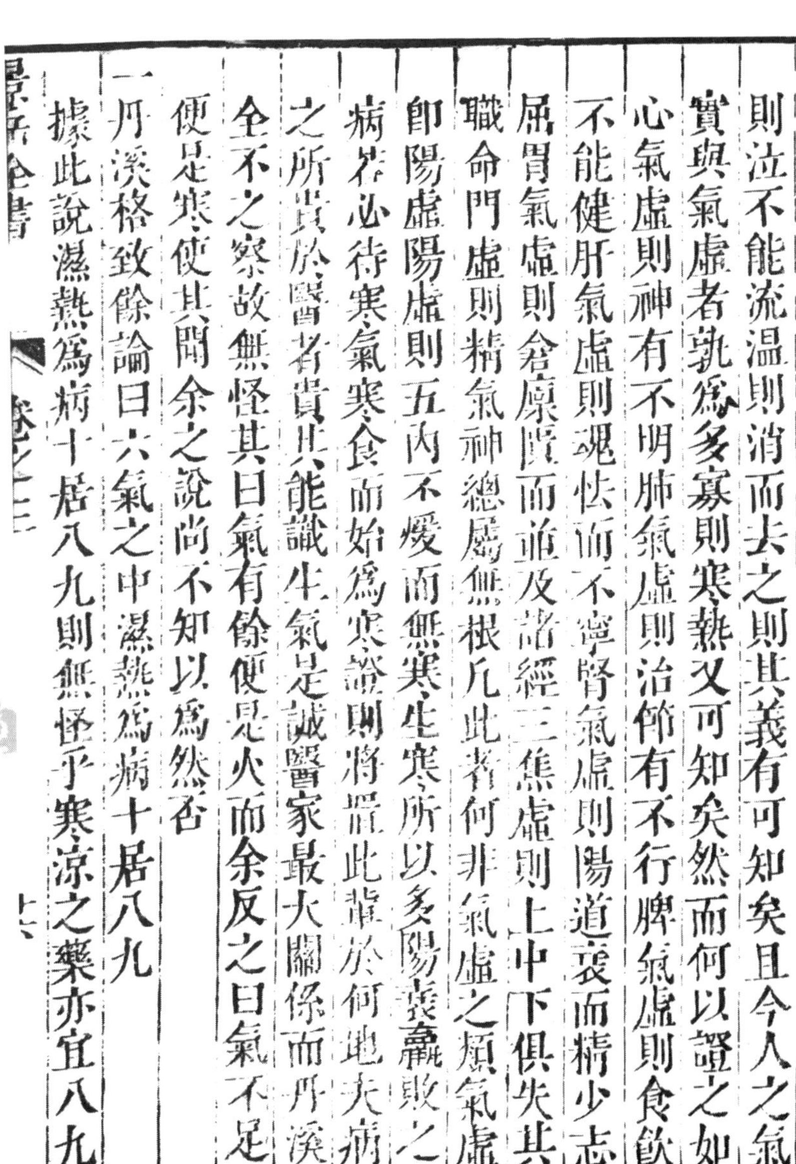
則泣不能流温則消而去之則其義有可知矣且今人之氣實與氣虛者孰爲多寡則寒熱又可知矣然而何以證之如心氣虛則神有不明肺氣虛則治節有不行脾氣虛則食飲不能健肝氣虛則魂怯而不寧腎氣虛則陽道衰而精少志屈胃氣虛則倉廩匱而並及諸經三焦虛則上中下俱失其職命門虛則精氣神總屬無根凡此者何非氣虛之類氣虛即陽虛陽虛則五內不暖而無寒生寒所以多陽衰羸敗之病若必待寒氣寒食而始爲寒證則將置此輩於何地夫病之所貴於醫者貴其能識生氣是誠醫家最大關係而丹溪全不之察故無怪其曰氣有餘便是火而余反之曰氣不足便是寒使其聞余之說尚不知以爲然否

一丹溪格致餘論曰六氣之中濕熱爲病十居八九

據此說濕熱爲病十居八九則無怪乎寒涼之藥亦宜八九

矣此亦大謬之言也夫陰陽之道本若權衡寒往暑來無勝不復若偏熱如此則氣候亂而天道乖矣故軒轅帝曰其德化政令之動靜損益皆何如岐伯曰夫德化政令災變不能相加也勝復盛衰不能相多也往來大小不能相過也用之升降不能相無也各從其動而復之耳此氣交變大論之文豈亦其不足信乎

一丹溪夏月伏陰論曰若於夏月火令之時妄投溫熱寧免實實虛虛之患乎或曰巳月純陽於理或通五月一陰六月二陰非陰冷而何答曰此陰之初動於地下也四陽浮於地上燔灼焚燎⑨流⑩今爍石何陰冷之有

據此一說則夏月止宜寒涼矣而何以帝曰服寒而反熱服熱而反寒其故何也岐伯曰治其王氣是以反也然則丹溪止知治王氣而王氣有不可治者何以不知也觀春夏之溫

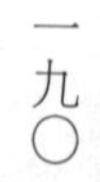

熱秋冬之寒涼此四時之主氣也而風寒暑濕火燥此六周之客氣也故春夏有陰寒之令秋冬有溫熱之時所謂主氣不足客氣勝也所謂必先歲氣無伐天和亦此謂也豈丹溪止知有主氣而客氣之循環勝復又何以不知也然此猶以氣令言也至若人之血氣陰陽本自不同⑪病之表裏寒熱豈皆如一設以夏月得陰證而忌用溫熱冬月得陽證而忌用寒涼則其人能生乎是丹溪止知時熱宜涼而舍時從證又何以不知也觀其所論止言夏月忌溫熱不言冬月忌寒涼何其偎火之見主火之言一至於此

一丹溪局方發揮曰經云暴注下迫皆屬於熱又曰暴注屬於火又曰下痢清白屬於寒夫熱爲君火之氣火爲相火之氣寒爲寒水之氣屬火熱者二屬水寒者一故瀉痢一證似乎屬熱者多屬寒者少詳玩局方專以熱濇爲用若用於下痢

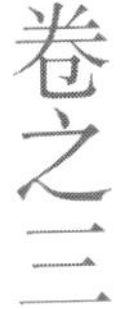

清白而屬寒者斯可矣經所謂下迫者卽裏急後重之謂也其病屬火相火所爲其毒甚於熱也⑫投於喬熱非殺之而何據此說以二火一水言瀉痢之由殊未當也夫經言暴注下迫皆屬於熱者謂暴瀉如注之下迫非腸澼下痢之謂也觀太陰陽明論曰陰受之則入五臟下爲飧泄久爲腸澼然腸澼言久豈固暴注而皆爲熱乎且內經所言瀉痢之證寒者極多今於泄瀉門詳列可考何丹溪俱不引證而獨引二火之說亦勉強矣及徧考內經則止有暴注下迫皆屬於熱一句並無暴注屬於火之文卽或以屬火之年有言暴注者然木金土水之年皆有此證又何以獨言火也蓋其意專在火故借引經文以證其說而不知經言二火者本言六氣之理也豈以瀉痢一證爲二火乎觀之經曰長夏善病洞泄寒中何不曰洞泄熱中則其義可知而丹溪何不察也夫以瀉痢

爲火者本出河間而丹溪宗之故變爲此說戴原禮又宗丹溪故云痢雖有赤白二色終無寒熱之分通作濕熱治自此說相傳遂致諸家方論無不皆言濕熱而不知復有寒濕矣其害孰甚○至若局方一書雖云多用熱澁然於實熱新邪豈云皆用此法觀其所載太平丸戊己丸香連丸薷苓湯之類豈非以寒治熱者耶又若眞人養臟湯大巳寒丸胡椒理中湯之類皆有可用之法其中隨證酌宜顧在用之者何如耳豈局方專以熱澁爲用而可斥其非耶且是書之行乃宋神宗詔天下高醫各以效方奏進而成者此其中或過於粉飾者料不能無而眞效之方必亦不少菲在丹溪之言火多者謂熱藥能殺人而余察其爲寒多者則但見寒藥之殺人耳明者其深察之

一丹溪曰痢赤屬血自小腸來白屬氣自大腸來皆濕熱爲本

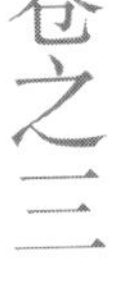

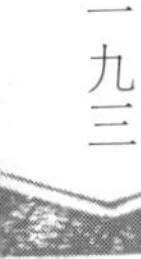

初得一二日間元氣未虛必推蕩之此通因通用之法大承氣湯調胃承氣湯下後看其氣病血病而用藥氣用參朮血用四物痢五日後不可下脾胃氣虛故也非實者亦可下據此說以赤白言血氣而分屬大腸小腸其於五行之說則然而於病情之真則繆矣蓋小腸為心之腑宜其主血大腸為肺之腑宜其主氣然水穀氣化於小腸豈小腸之非氣乎或於糞前而見血豈大腸之無血乎觀之經曰血者神氣也此非赤化於氣乎又曰白血出者死此非白亦為血乎蓋白者赤者無不關乎血氣但其來淺者白而來深者則赤也故經曰陽絡傷則血外溢血外溢則衄血陰絡傷則血內溢血內溢則後血此自至理何其明顯而顧可以小腸大腸分血氣哉然此猶無碍亦不必深為之辨也至若初得一二日間元氣未虛必推蕩之為通因通用法則此說不可槩言矣蓋

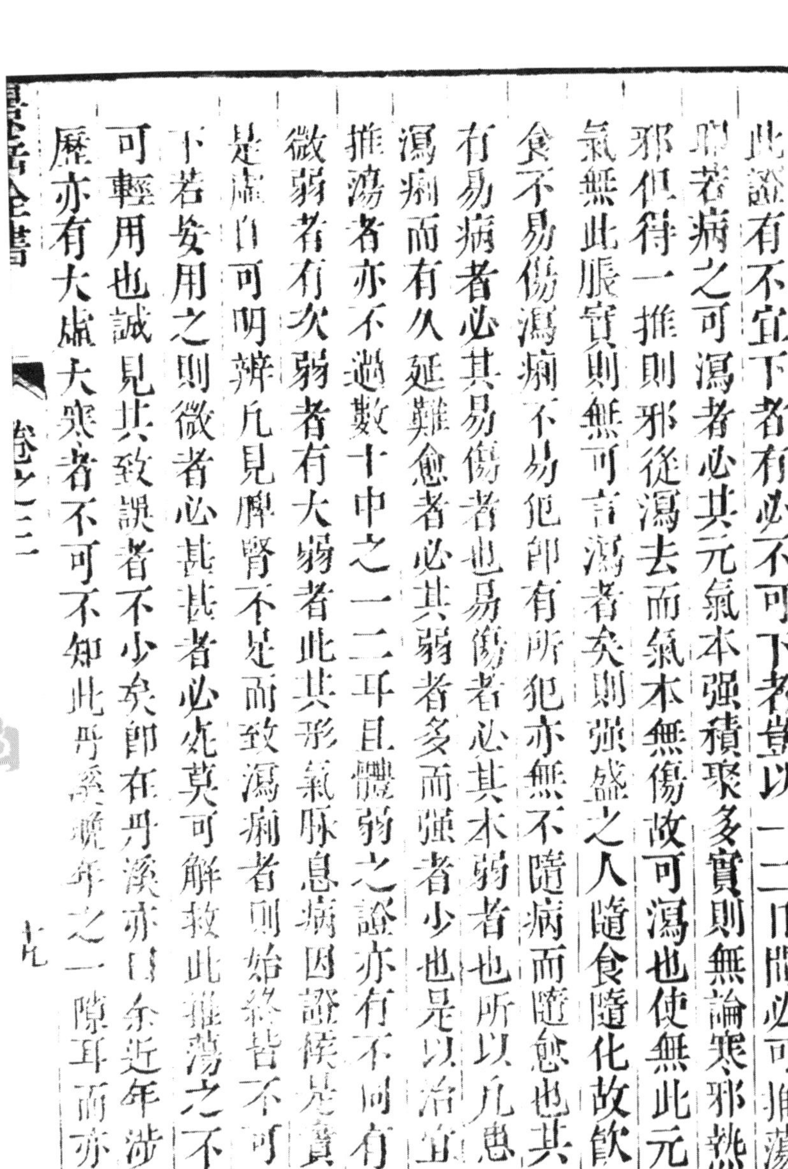
此證有不宜下者有必不可下者豈以一二日間必可推蕩耶若痢之可瀉者必其元氣本强積聚多實則無論寒邪熱邪但得一推則邪從瀉去而氣本無傷故可瀉也使無此元氣無此脹實則無可言瀉者矣則强盛之人隨食隨化故飲食不易傷瀉痢不易犯即有所犯亦無不隨病而隨愈也其有易病者必其易傷者也易傷者必其本弱者也所以凡患瀉痢而有久延難愈者必其弱者多而强者少也是以治宜推蕩者亦不過數十中之一二耳且體弱之證亦有不同有微弱者有次弱者有大弱者此其形氣脉息病因證候是實是虛自可明辨凡見脾腎不足而致瀉痢者則始終皆不可下若妄用之則微者必甚甚者必死莫可解救此推蕩之不可輕用也誠見其致誤者不少矣即在丹溪亦曰余近年涉歷亦有大虛大寒者不可不知此丹溪晚年之一隙耳而亦

知前言之過否

一丹溪痢疾門附錄曰諸有積者以肚熱纏痛推之諸有氣者以肚如蟹渤驗之窄其受痢之源決之對病之劑大要以散風邪行滯氣開胃脘為先不可遽用肉豆蔻訶子白术輩以補住寒邪不可投米殼⑬龍骨輩以閉澁腸胃邪得補而愈盛故變證作所以日夕淹延而不已也

據此散風邪行滯氣開胃脘三法亦不過言其大槩固未盡也至若補住寒邪之說則大有不通而且最易惑人為害不淺夫既受寒邪即當辨其虛實然實者必有實證本不宜補不宜補而補之則隨補隨甚即顯見也又何待乎變證若因臟氣受傷者則無非虛證即宜溫補蓋溫可以逐寒邪補可以健脾腎脾腎既健寒邪既去則無不速愈何反有補住之理又何有變證之說且溫補之法原不在米殼龍骨之屬又

豈止豆蔻白术而已乎若執補住之說而禁用之則必致虛者日虛而變證百出矣余所見者惟寒涼變證之害不可勝紀或近則旬日遠則累月經年終於殞命而後已未聞有以溫補變證而日夕淹延不已者茲余年出古稀涉歷不少凡遇人言率多不分虛實無不曰補住寒邪無不曰邪得補而愈盛正以信之者多所以害之者甚因致抱疾之輩寧受寒涼而死不願溫補而生究其所由實由乎此嗟嗟一言關係有如是乎余切悲之今但反其說曰以寒遇寒則留住寒邪邪得寒而愈甚理所必然遭此害者多矣因特表其義謹以告諸惑者

又總原劉朱二家之說無非偏執言火故但見經文有火字則必引以為證凡如前列諸條果亦有一言合經意者否彼二子者既曰讀經何以不顧上下文而單扯一句便可著書

妄言豈謂後世之人都無目耶抑舉世可欺耶抑性體之有未明耶謬已甚矣吾不得爲之解也自二子之說行而軒岐之受誣亦久矣何也以後人之遭毒於亢陽者必謂軒岐之誨之也使軒岐再起而見之能無背裂而髮豎乎此時醫受病之源實河間創之而丹溪成之予爲此論蓋一則爲後人保生命一則爲軒岐正道統一則爲後生淺學知識未廣凡初見彼書者無不信爲經訓多致終身受誤害可勝言欲清其流必澄其源故單採二家之略辨正於此而有餘未盡誠難悉也

論時醫三十　共三十一條

一時醫治病但知察標不知察本且常以標本藉口曰急則治其標緩則治其本是豈知內經必求其本之意故但見其所急在病而全不知所急在命此其孰可緩也孰當急也孰爲

今日之當急孰爲明日之更當急也緩急既不知則每致彼此誤認尚何標本爲言乎

一中風證悉由內傷本無外感既無外感必不可散若過用治風等藥則輕者必重重者必速死

一傷寒關係全在虛實二字實者易治虛者難治以其元氣本虛故邪不易解若治挾虛傷寒不知托散而但知攻邪愈攻則愈虛愈虛則無無有不死○若甚虛者即微補且無益而但以治標爲主者必死

一傷寒陽經與陽證不同陽經者邪在表也陽證者熱在裏也若內無實熱脈候而以陽經作陽證妄用寒涼治其火因致外內合邪而不可解者必死

一痢疾之作惟脾腎薄弱之人極易犯之夫因熱貪涼致傷臟氣此人事之病非天時之病也今之治痢者止知治天時之

熱不知治人事之寒何也矧痢證多在秋深斯時也炎暑既消固不可執言熱毒秋涼日至又何堪妄用寒涼凡若此者既不知人事又不知天時失之遠矣害莫甚矣當因予言而熟思之矣

一小兒血氣未充亦如萌蘗之柔嫩一或傷殘無不凋謝故平時最宜培植不可妄行消導其或果有食滯脹痛則宜暫消果有風寒發熱則宜暫散果有實熱痰火則宜暫清此不得不治其標也舍此之外如無暴急標病而時見青黃羸瘦或腹膨微熱溏泄困倦等證則悉由脾腎不足血氣薄弱而然而時醫見此無非曰食積痰火而但知消導清涼日消日剝則元氣日損再逢他疾則無能支矣此小兒時俗之大病有不可不察者也

一小兒痘疹發熱此其正候蓋不熱則毒不能透凡其蒸熱之

力即元氣之力，故自起至化，自收至靨，無不賴此熱力爲之主，是誠痘疹之用神，必不可少，亦不必疑者也。惟是熱甚而毒甚者，則不得不清火以解其毒，然必有內熱真火脈證，方可治以清涼，此不過數十中之一二耳。如無內熱而但有外熱，此自痘家正候，必不可攻熱以拔元氣之力，以傷脾腎之源。奈近代痘科全不知此，但見發熱則無論虛實，開口止知解毒，動手止知寒涼，多致傷脾而飲食日減，及靨時泄瀉而斃者，皆其類也。此誤最多，不可不察。

一痘瘡不起，如毒盛而不可起者，此自不救之證，不必治也。若別無危證而痘不起者，總由元氣無力，但培氣血則無有不起。近見痘科凡逢此證，則多用毒藥，如桑蚕、川山甲之類逼而出之，見者以爲奇效，而不知起發非由根本，元氣爲毒所殘，發泄太過，內必匱竭，以此誤人，所當切省。

一婦人經脉滯逆或過期不至總由衝任不足而然若不培養血氣而止知通經逐瘀則血以日涸而崩漏血枯等證無所不至矣

一凡情慾致傷多爲吐血失血及或時發熱此真陰受傷之病若但知治火而不知治陰則陰日消亡而勞瘵成矣

一痰證必有所因是痰本不能生病而皆因病生痰也若止知治痰而不知所以生痰則痰必愈甚未有可消而去者也

一膨滿總由脾胃脾胃雖虛未必⑭即脹若但知消導則中氣愈虛而脹必日甚矣

一氣滯隔塞總屬脾虛不運故爲留滯若不養脾而但知破氣則氣道日虧而漸成噎隔等病

一小水短赤惟勞倦氣虛及陰虛之人多有之若以此類逆作火治而專用寒涼則變病有不可測矣

一脉虚證熱本非真火若作熱治而肆用寒涼則輕者必重重者必死

一病本大虛而治以微補藥不及病本無濟益若疑爲誤而改用消伐則死

一病有緩急效有遲速若以遲病而求速效則未免易醫易醫多則高明本少庸淺極多少不勝多事必敗矣

一任醫須擇賢者而於危急之際尤不可苟若彼狹小之輩惟妄衒已長好翻人按不幸遇之多致淆亂是非生命所係不淺

一經曰人迎盛堅者傷於寒氣口堅盛者傷於食此本以陽明太陰之脉分言表裏而王叔和以左爲人迎右爲氣口因致後人竟以左脉辨外感右脉辨內傷豈左無內傷而右無外感乎謬甚謬甚

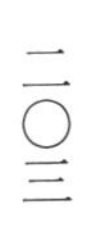
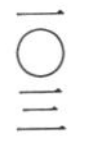

一經曰病生於內者先治其陰後治其陽反者益甚病生於陽者先治其外後治其內反者益甚

一病人善服藥者聞其氣嘗其味便可覺宜否之優劣固無待入腹而始知也獨憫乎無識無知者但知見藥服藥而不知藥之爲藥但知見醫求醫而不知醫之爲醫亦可悲矣

京師水火說 二十

水火者養生之本日用之物用水火而不察其利病則適足以傷人而實人所不知也疑水品分差等火性言優劣固非欺我者也姑無論其他誠以燕京之水火言之凡水之佳者得陽之氣流清而源遠氣香而味甘水之劣者得陰之性源近而流濁氣穢而味苦而京師之水則有兩種曰甜水曰苦水是也即其甜者亦未甚佳而其苦者乃爲最劣蓋水之味苦者以其多鹻⑮試取墻壁間白霜火之皆燃亦中所有即此物也即樸硝也其

性則五金八石皆能消化因而命名曰硝故善於推蕩積滯攻破癥堅凡脾弱之人服之多泄是所驗也使無其實而朝夕用之以養生吾恐人⑯之臟腑有更非五金八石之可比其爲潛消暗耗剥人元氣於罔覺之中大有可畏者或曰未必然果若所云則吾未見斯地之之人亦未見斯地之皆病何予之過慮也予曰噫此正所謂罔覺也請以壽夭而紀其驗則水土清甘之處人必多壽⑰而黄髮兒齒者比比皆然水土苦劣之鄉暗折夭年而耄耋期頤者目不多見雖曰壽鄉未必全壽夭鄉未必皆夭若以強者而滋養得宜豈不更壽弱者而飲食不佳豈不更夭遠者不能鑿知姑以京師較之吾鄉則其壽夭之殊不無大有徑庭矣識此之由謂非水土之使然與又若火之良否原自不同故先王取用四時有異惟是京師用煤必不可易雖用煤之處頗多而惟京師之煤氣性尤烈故每爇人至死歲歲有之

而人不能避者無他亦以[18]用之不得其法耳夫京師地寒房室用紙密糊人睡火坑煤多熱於室內惟其房之最小而最密者最善害人其故何也蓋以水性流下下而不泄則自下蒲而上火性炎上上而不泄則自上蒲而下故凡煤毒中人者多在夜半之後其氣漸蒲下及人鼻則閉絕呼吸昧然長逝良可慨惘凡欲避其毒者惟看房室最密之所極爲可慮但于頂槅開留一竅或於窗紙揭開數楞則其氣自透去不能下蒲乃可無慮矣然總之窗隙不如頂槅爲其透氣之速也設有中其毒者必氣閉聲挣不能自醒速當呼之飲以涼水立可解救或速令仆地使其鼻吸地氣亦可解救然待其急而救療恐有遲悞而無濟於事孰若預有以防之爲愈也此京師水火之害舉京師而言則他處可以類推矣凡宦遊京國及客處異地者不可不知此二說以爲自珍之本

醫非小道記　三十二

予出中年，嘗遊東藩之野，遇異人焉，偶相問曰：子亦學醫道耶？醫道難矣，子其慎之。予曰：醫雖小道，而性命是關，敢不知慎！敬當聞命。異人怒而叱曰：子非知醫者也。既稱性命是關，醫豈小道云哉？夫性命之道，本乎太極，散于萬殊，有性命然後三教立，有性命然後五倫生，故造化者性命之爐冶也，道學者性命之繩墨也，醫藥者性命之贊育也。然而其義深，其旨博，故不有出人之智，不足以造達微妙；不有執中之明，不足以辨正毫釐。使能明醫理之綱目，則治平之道如斯而已；能明醫理之得失，則興亡之機如斯而已；能明醫理之緩急，則戰守之法如斯而已；能明醫理之趨舍，則出處之義如斯而已。洞理氣於胸中，則變化可以指計；運陰陽於掌上，則隔垣可以目窺。修身心於至誠，實儒家之自治；洗業障于持戒，誠釋道之自醫。身心人已，理通於一明於此者必明於彼善乎彼者必善於斯故曰必有真人而後有真知必有真知而後有真醫醫之為道豈易言哉若夫尋方逐跡齷齪⑳庸庸椒硫殺疥葱薤散風謂曰非醫也而緇衣黃冠㉑總稱釋道矯言偽行何匪儒流是泰山之與丘垤㉒河海之與行潦固不可以同日語矣又若陰陽不識虛實誤攻心粗膽大執拗偏庸非徒無益而反害之之徒殆又椒硫葱薤之不若小道之稱且不可當又烏足與言醫道哉醫道難矣醫道大矣是誠神聖之首傳民命之先務矣吾子其毋以草木相渺必期進於精神相貫之區玄冥相通之際照終始之後先會結果之根蒂斯於斯道也其庶㉓乎為有得矣子其勉之予聞是教慚悚應諾退而皇皇者數月恐失其訓因筆記焉

病家兩要說　一忌浮言　二知真醫

醫不貴于能愈病而貴于能愈難病病不貴於能延醫而貴于

能延真醫夫天下事我能之人亦能之非難事也天下病我能愈之人亦能愈之非難病也惟其事之難也斯非常人之可知病之難也斯非常醫所能療故必有非常之人而後可爲非常之事必有非常之醫而後可療非常之病第以醫之高下殊有相懸譬之升高者上一層有一層之見而下一層者不得而知之行遠者進一步有一步之聞而近一步者不得而知之是以錯節盤根必求利器陽春白雪和者爲誰夫如是是醫之于醫尚不能知而矧夫非醫者昧真中之有假執似是而實非鼓事外之口吻發言非難撓反掌之安危惑亂最易使其言而是則智者所見略同精切者已算無遺策固無待其言矣言而非則㉔大隳任事之心見幾者寧袖手自珍其爲害豈小哉斯時也使主者不有定見能無不被其惑而致悮事者鮮矣此浮言之當忌也又若病家之要雖在擇醫然而擇醫非難也而難於任醫

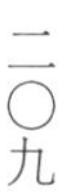

任醫非難也而難於臨事不惑確有主持而不致朱紫混淆者之爲更難也倘不知此而偏聽浮議廣集羣醫則騏驥不多得何非冀北駑羣[25]帷幄有神籌幾見圯橋傑豎[26]危急之際奚堪庸妄之悞投疑似之秋豈可紛紜之錯亂一着之謬此生付之矣以故議多者無成醫多者必敗多何以敗也君子不多也欲辨此多誠非易也然而尤有不易者則正任知醫一節耳夫任醫如任將皆安危之所關察之之方豈無其道第欲以慎重與否觀其仁而怯懦者實似之穎悟與否觀其智而狡詐者實似之果敢與否觀其勇而猛浪者實似之淺深與否觀其博而強辯者實似之執拗者若有定見誇大者若有奇謀熟讀幾篇便見滔滔不竭道聞數語謂非鑿鑿有憑不反者臨涯已晚自是者到老無能執兩端者冀自然之天功廢四診者猶瞑行之瞎馬得穩當之名者有躭閣之悞昧經權之妙者無格致之明有曰

專門決非通達不明理性何物聖神又若以巳之心度人之心者誠接物之要道其於醫也則不可謂人巳氣血之難符三人有疑從其二同者爲決斷之妙方其於醫也亦不可謂愚智寡多之非類凡此之法何非徵醫之道而徵醫之難于斯益見然必也小大方圓全其才仁聖工巧全其用能會精神於相與之際燭幽隱于玄冥之間者斯足謂之眞醫而可以當性命之任矣惟是皮質之難窺心口之難辨守中者無言懷玉者不衒此知醫之所以爲難也故非熟察於平時不足以識其蘊蓄不傾信于臨事不足以盡其所長使必待渴而穿井鬭而鑄兵則倉卒之間何所趨賴一旦有急不得巳而付之庸劣之手最非計之得者子之所慎齋戰疾凡吾儕同有性命之慮者其毋忽于是焉噫惟是伯牙常有也而鍾期不常有夷吾常有也而鮑叔不常有此所以相知之難自古苦之誠不足爲今日怪倘亦有

因予言而畱意于未然者又孰非不治已病治未病不治已亂治未亂之明哲乎惟好生者畧察之

保天吟 三十四

一炁先天名太極太極生生是爲易易中造化分陰陽分出陰陽運不息剛柔相濟立乾坤剝復夬姤羣生植禀得先天成後天氣血原來是眞的陰陽炁固可長生龍虎飛騰失家宅造化鍾人果幾多誰道些須亦當惜顧惜天眞有兩端人已機關宜辨格自治但存毋勉强莊生最樂無心得爲人須慎保天和岐伯深明無伐尅伐尅從來性命讐勉强分明元炁賊肯切根源未燎然養氣修眞亦何益漫將斯語等浮雲道在路傍人不識余今著此保天吟㉗願效癡㉘東奉佳客

全書卷三終

校注

①濩（hù）：散布。

②筆楮（chǔ）：指纸笔。『楮』，落叶乔木，树皮是造纸原料。

③時中：立身行事，合乎时宜，无过与不及。

④抝：四库本作『拗』，可从。

⑤徬：同『傍』。

⑥曳白：考试交白卷。

⑦而：四库本作『如』，据文义当从。

⑧几（fán）：『凡』的异体字。

⑨潦：通『燎』。

⑩今：通『金』。四库本作『金』。

⑪問：四库本作『同』，据文义当从。

⑫□：此处底本模糊，四库本作『投』，可从。

⑬米殼：罂粟壳。

⑭□：藜照楼本此处污损，四库本作『即』，可从。

⑮鹻：『碱』的异体字。

⑯冈：『罔』的异体字。

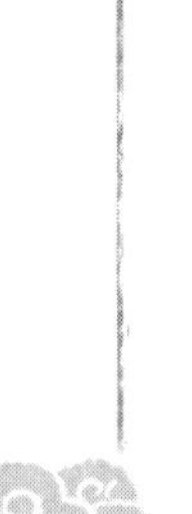

⑰期頤：一百岁。
⑱爇（ruò）：烧。
⑲出處：行进和静止。
⑳齪齪：局促、拘谨的样子。
㉑緇衣黄冠：『緇衣』借指僧人，『黄冠』借指道士。
㉒垤（dié）：小土丘。
㉓庻：『庶』的异体字。
㉔隳（huī）：毁坏，崩毁。
㉕冀北駑羣：借指庸医。
㉖圯橋傑豎：原指汉之张良，此借指良医。
㉗□：底本模糊，四库本作『吟』，当从。
㉘癡東：殷勤的主人。『癡』，『痴』的异体字。『東』，主人。

景岳全書脈神章目錄道集

卷之四　脈上

內經脈義

卷之五　脈中

通一子脈義

卷之六　脈下

難經脈義

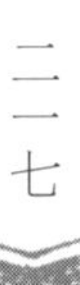

景岳全書卷之四道集

脈神章上

會稽 張介賓 會卿著
會稽 魯 超 謙菴訂

內經脈義

部位一 部位解見後章

脈要精微論曰：尺內兩傍，則季脇也。尺外以候腎，尺裏以候腹中。附上，左外以候肝，內以候鬲；右外以候胃，內以候脾。上附上，右外以候肺，內以候胸中；左外以候心，內以候亶中。前以候前，後以候後。上竟上者，胸喉中事也；下竟下者，少腹腰股膝脛中事也。

脈度二

五十營篇曰天周二十八宿人經二十八脉周身十六丈二尺以應二十八宿漏水下百刻以分晝夜故人一呼脉再動氣行三寸一吸脉亦再動氣行三寸呼吸定息氣行六寸十息氣行六尺二百七十息氣行十六丈二尺一周於身五百四十息氣行再周於身二千七百息氣行十周於身一萬三千五百息氣行五十周於身水下百刻日行二十八宿漏水皆盡脉終矣故五十營備得盡天地之壽凡行八百一十丈也

三部九候三

三部九候論帝曰願聞天地之至數合於人形血氣通決死生爲之奈何岐伯曰天地之至數始於一終於九焉一者天二者地三者人因而三之三三爲九以應九野故人有三部部有三候以決死生以處百病以調虛實而除邪疾帝曰何謂三部曰有下部有中部有上部部各有三候三候者有天有

地有人也上部天兩額之動脈上部地兩頰之動脈上部人耳前之動脈中部天手太陰也中部地手陽明也中部人手少陰也下部天足厥陰也下部地足少陰也下部人足太陰也故下部之候天以候肝地以候腎人以候脾胃之氣中部之候天以候肺地以候胸中之氣人以候心上部之候天以候頭角之氣地以候口齒之氣人以候耳目之氣帝曰以候奈何岐伯曰必先度其形之肥瘦以調其氣之虛實實則瀉之虛則補之

按寸口脈亦有三部九候三部者寸關尺也九候者三部中各有浮中沉也察三部可知病之高下如寸爲陽爲上部主頭項以至心胸之分也關爲陰陽之中爲中部主臍腹胠脇之分也尺爲陰爲下部主腰足脛股之分也三部中各有三候三而三之是爲九候如浮主皮膚候表及腑中主肌肉以

候胃氣沉主筋骨候裏及臟此皆診家之樞要當與本篇互相求察也

七診 四

三部九候論帝曰何以知病之所在岐伯曰察九候獨小者病獨大者病獨疾者病獨遲者病獨熱者病獨寒者病獨陷下者病

詳此獨字即醫中精一之義診家綱領莫切於此今見諸家言脉悉以六部浮沉鑿分虛實顧不知病本何在既無獨見焉得確真故寳命全形論曰衆脉不見衆凶弗聞外内相得無以形先是誠察病之秘旨必知此義方可言診外有獨論在後中卷當參閱之

六經脉體 五

平人氣象論曰太陽脉至洪大以長少陽脉至乍疏乍數乍短

乍長陽明脉至浮大而短

至眞要大論曰厥陰之至其脉弦少陰之至其脉鉤太陰之至其脉沉少陽之至大而浮陽明之至短而濇太陽之至大而長

按此二篇之論蓋前言陰陽之盛衰後分六氣之專主辭若稍異義實相符詳具類經脉色類第十四篇所當兼閱

四時脉體 六

玉機眞藏論岐伯曰春脉如弦春脉者肝也東方木也萬物之所以始生也故其氣來耎弱輕虛而滑端直以長故曰弦反此者病帝曰何如而反岐伯曰其氣來實而强此謂太過病在外其氣來不實而微此謂不及病在中○夏脉如鉤夏脉者心也南方火也萬物之所以盛長也故其氣來盛去衰故曰鉤反此者病何如而反曰其氣來盛去亦盛此謂太過病

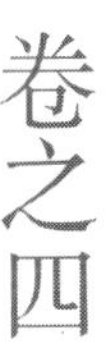

在外其氣來不盛去反盛此謂不及病在中〇秋脉如浮秋脉者肺也西方金也萬物之所以收成也故其氣來輕虛以浮來急去散故曰浮反此者病何如而反曰其氣來毛而中央堅兩傍虛此謂太過病在外其氣來毛而微此謂不及病在中〇冬脉如營冬脉者腎也北方水也萬物之所以合藏也故其氣來沉以搏故曰營反此者病何如而反曰其氣來如彈石者此謂太過病在外其去如數者此謂不及病在中〇帝曰四時之序脾脉獨何主岐伯曰脾脉者土也孤藏以灌四傍者也帝曰脾之善惡可得見乎曰善者不可得見惡者可見其來如水之流者此謂太過病在外如烏之喙者此謂不及病在中

按本篇中外二字乃指邪正爲言也蓋邪氣來於外元氣見於中邪氣之故皆有餘故太過則病在外元氣之傷惟不足

故下氣則病在中也又凡脾家有病必有形見故惡者可見若其無病則陰行灌濡五臟攸賴而莫知其然故善者不可得見是卽所謂胃氣也

玉機眞臟論曰所謂逆四時者春得肺脈夏得腎脈秋得心脈冬得脾脈其至皆懸絶沉濇者命曰逆四時未有臟形於春夏而脈沉濇秋冬而脈浮大名曰逆四時也

宣明五氣篇曰春得秋脈夏得冬脈長夏得春脈秋得夏脈冬得長夏脈是謂五邪皆同命死不治

胃氣七　又胃氣解見後章

玉機眞臟論曰脈弱以滑是以胃氣命曰易治○終始篇曰邪氣來也緊而疾穀氣來也徐而和

平人氣象論曰平人之常氣稟於胃胃者平人之常氣也人無胃氣曰逆逆者死○春胃微弦曰平弦多胃少曰肝病但弦

無胃曰死胃而有毛曰秋病毛甚曰今病臟眞散於肝肝臟筋膜之氣也○夏胃微鉤曰平鉤多胃少曰心病但鉤無胃曰死胃而有石曰冬病石甚曰今病臟眞通於心心臟血脉之氣也○長夏胃微耎弱曰平弱多胃少曰脾病但代無胃曰死耎弱有石曰冬病弱甚曰今病臟眞濡於脾脾臟肌肉之氣也○秋胃微毛曰平毛多胃少曰肺病但毛無胃曰死毛而有弦曰春病弦甚曰今病臟眞高於肺以行營衛陰陽也○冬胃微石曰平石多胃少曰腎病但石無胃曰死石而有鉤曰夏病鉤甚曰今病臟眞下於腎腎臟骨髓之氣也○胃之大絡名曰虛里貫鬲絡肺出於左乳下其動應衣脉宗氣也盛喘數絶者則病在中結而横有積矣絶不至曰死乳之下其動應衣宗氣泄也

詳代脉之義本以更代爲言如宣明五氣篇曰脾脉代者謂

胃氣隨時而更此四時之代也根結篇曰五十動而不一代者謂五臟受氣之盛衰此至數之代也本篇曰但代無胃曰死者謂代無真臟不死也由此觀之則凡見忽大忽小乍遲乍數倏而更變不常者均謂之代自王叔和云代脉來數中止不能自還脉代者死自後以此相傳遂失代之真義

平人氣象論曰人以水穀為本故人絕水穀則死脉無胃氣亦死所謂無胃氣者但得真臟脉不得胃氣也所謂脉不得胃氣者肝不弦腎不石也

凡肝脉但弦腎脉但石名為真臟者以其無胃氣也若肝當弦而不弦腎當石而不石總由穀氣不至亦以其無胃氣也此舉肝腎而言則五臟皆然

六變　八

邪氣臟腑病形篇曰諸急者多寒緩者多熱大者多氣少血小

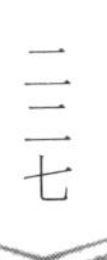

者氣血皆少滑者陽氣盛微有熱濇者少血少氣微有寒○諸小者陰陽形氣俱不足勿取以鍼而調以甘藥也

按本篇正文曰濇者多血少氣微有寒多血二字乃傳寫之誤也觀本篇下文曰刺濇者無令其血出其爲少血可知仲景曰濇者營氣不足是亦少血之謂

內外上下　九

脉要精微論曰推而外之內而不外有心腹積也推而內之外而不內身有熱也推而上之上而不下腰足清也推而下之下而不上頭項痛也

脉色　十

邪氣臟腑病形篇曰見其色知其病命曰明按其脉知其病命曰神問其病知其處命曰工夫色脉與尺之相應也如桴鼓影響之不得相失也此亦本末根葉之出候也根死則葉枯

矣故知一則爲工知二則爲神知三則神且明矣○色青者其脉弦也赤者其脉鉤也黄者其脉代也白者其脉毛黑者其脉石見其色而不得其脉反得其相勝之脉則死矣得其相生之脉則病已矣

人迎氣口十一

五色篇雷公曰病之益甚與其方衰如何黄帝曰外内皆在焉切其脉口滑小緊以沉者病益甚在中人迎氣大緊以浮者其病益甚在外其脉口浮滑者病日進人迎沉而滑者病日損其脉口滑以沉者病日進在内其人迎脉滑盛以浮者其病日進在外○人迎盛堅者傷於寒氣口盛堅者傷於食

詳人迎本足陽明之經脉在結喉兩傍氣口乃手太陰之經脉在兩手寸口人迎爲腑脉所以候表氣口爲臟脉所以候裏故曰氣口獨爲五臟主此内經之旨也所以後世但診氣

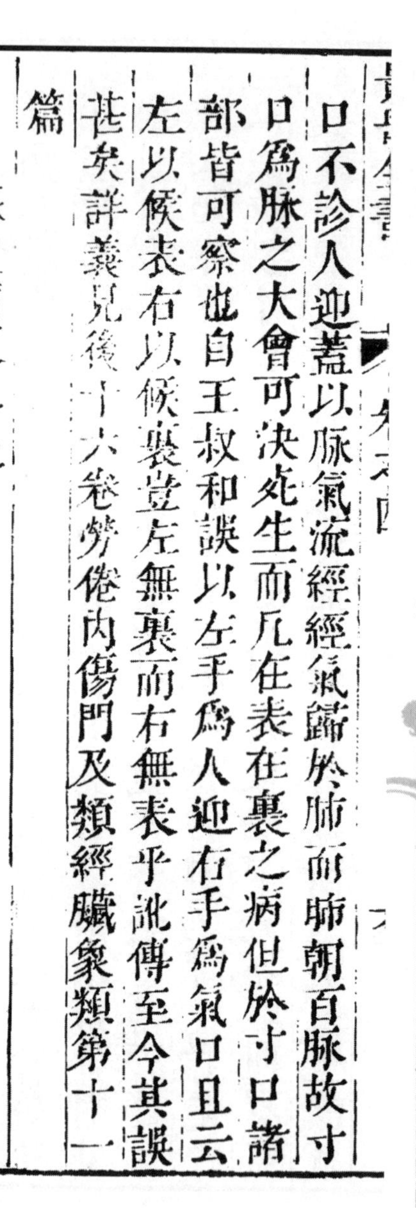

口不診人迎蓋以脈氣流經經氣歸於肺而肺朝百脈故寸口爲脈之大會可決死生而凡在表在裏之病但於寸口諸部皆可察也自王叔和誤以左手爲人迎右手爲氣口且云左以候表右以候裏豈左無裏而右無表乎訛傳至今其誤甚矣詳義見後十六卷勞倦內傷門及類經臟象類第十一篇

脈從病反 十二

至眞要大論帝曰脈從而病反者其診何如岐伯曰脈至而從按之不鼓諸陽皆然帝曰諸陰之反其脈何如曰脈至而從按之鼓甚而盛也

脈至而從者如陽證見陽脈陰證見陰脈是皆謂之從也若陽證雖見陽脈但按之不鼓而指下無力則脈雖浮大便非眞陽之候不可誤認爲陽證凡諸脈之似陽非陽者皆然也

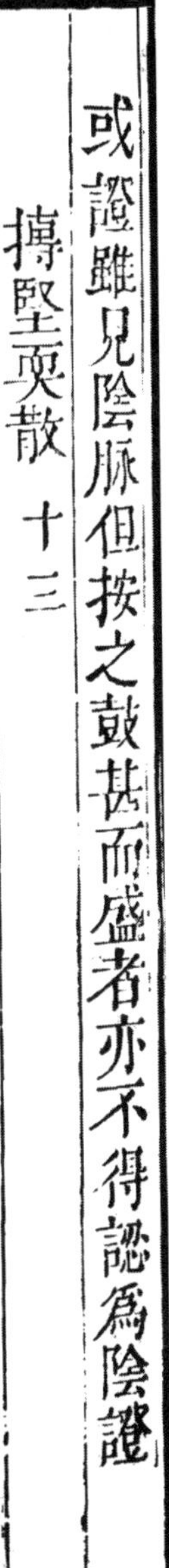

或證雖見陰脈但按之鼓甚而盛者亦不得認爲陰證

搏堅耎散 十三

脈要精微論曰心脈搏堅而長當病舌卷不能言其耎而散者當消環自已○肺脈搏堅而長色不青當病墜若搏因血在脇下令人喘逆其耎而散色澤者當病溢飲溢飲者渴暴多飲而易入肌皮腸胃之外也○胃脈搏堅而長其色赤當病折髀其耎而散者當病食痺○脾脈搏堅而長其色黄當病少氣其耎而散色不澤者當病足胻腫若水狀也○腎脈搏堅而長其色黄而赤者當病折腰其耎而散者當病少血至令不復也○帝曰診得心脈而急此爲何病岐伯曰病名心疝少腹當有形也○帝曰診得胃脈何如曰胃脈實則脹虛則泄

寸口諸脈 十四

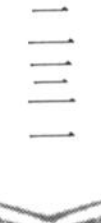

平人氣象論曰寸口之脉中手短者曰頭痛○寸口脉中手長者曰足脛痛○寸口脉中手促上擊者曰肩背痛○寸口脉沉而堅者曰病在中○寸口脉浮而盛者曰病在外○寸口脉沉而弱曰寒熱及疝瘕少腹痛○寸口脉沉而横曰脇下有積腹中有横積痛○寸口脉沉而喘曰寒熱○脉盛滑堅者病在外○脉小實而堅者病在内○脉小弱以濇謂之久病○脉滑浮而疾者謂之新病○脉急者曰疝瘕少腹痛○脉滑曰風○脉濇曰痹○緩而滑曰熱中○盛而緊曰脹○臂多青脉曰脫血○尺脉緩濇謂之解㑊○安卧脉盛謂之脫血○尺濇脉滑謂之多汗○尺寒脉細謂之後泄○脉尺麤常熱者謂之熱中

諸脉證十五

脉要精微論曰夫脉者血之府也長則氣治短則氣病數則煩

心大則病進上盛則氣高下盛則氣脹代則氣衰細則氣少濇則心痛渾渾革至如涌泉病進而色弊綿綿其去如弦絶者死○麤大者陰不足陽有餘爲熱中也○來疾去徐上實下虚爲厥巔疾來徐去疾上虚下實爲惡風也故中惡風者陽受氣也○有脉俱沉細數者少陰厥也沉細數散者寒熱也浮而散者爲眴仆○諸浮不躁者皆在陽則爲熱其有躁者在手諸細而沉者皆在陰則爲骨痛其有靜者在足○數動一代者病在陽之脉也洩及便膿血○濇者陽氣有餘也滑者陰氣有餘也陽氣有餘爲身熱無汗陰氣有餘爲多汗身寒陰陽有餘則無汗而寒○按之至骨脉氣少者腰脊痛而身有痺也

陰陽別論曰陰陽虚腸辟死陽加於陰謂之汗陰虚陽搏謂之崩

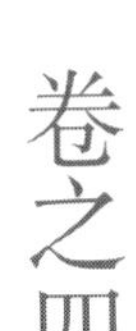

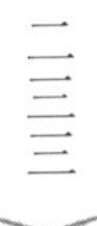

病治易難　十六

平人氣象論曰風熱而脉靜泄而脫血脉實病在中脉虛病在外脉濇堅者皆難治命曰反四時也

玉機眞藏論曰凡治病察其形氣色澤脉之盛衰病之新故乃治之無後其時形氣相得謂之可治色澤以浮謂之易已脉從四時謂之可治脉弱以滑是有胃氣命曰易治形氣相失謂之難治色夭不澤謂之難已脉實以堅謂之益甚脉逆四時爲不可治必察四難而明告之○病熱脉靜泄而脉大脫血而脉實病在中脉實堅病在外脉不實堅者皆難治

按此二篇之義如前篇言病在中脉虛者爲難治後篇言病在中脉實堅者爲難治前言病在外脉濇堅者爲難治後言病在外脉不實堅者爲難治前後若乎相反何也蓋實邪在中者脉不宜虛虛邪在中者脉不宜實也陽邪在表者宜滑

而耎不宜澁而堅外邪方盛者宜實而大不宜虛而小也此中各有精義或者以其爲誤是不達耳

眞藏脉十七

陰陽别論曰脉有陰陽知陽者知陰知陰者知陽凡陽有五五五二十五陽所謂陰者眞藏也見則爲敗敗必死也所謂陽者胃脘之陽也别於陽者知病處也别於陰者知死生之期

玉機眞藏論曰眞肝脉至中外堅如循刀刃責責然如按琴瑟弦色青白不澤毛折乃死○眞心脉至堅而搏如循薏苡子累累然色赤黑不澤毛折乃死○眞肺脉至大而虛如以毛羽中人膚色白赤不澤毛折乃死○眞腎脉至搏而絶如指彈石辟辟然色黑黄不澤毛折乃死○眞脾脉至弱而乍數乍疏色黄青不澤毛折乃死諸眞臟脉見者皆死不治也○黄帝問曰見眞臟者死何也岐伯曰五臟者皆禀氣於胃胃

者五臟之本也臟氣者不能自致於手太陰必因於胃氣乃至於手太陰也故邪氣勝者精氣衰也病甚者胃氣不能與之俱至於手太陰故眞臟之氣獨見獨見者病勝臟也故曰死○按此胃氣即人之陽氣陽氣衰則胃氣弱陽氣敗則胃氣絶矣此即死生之大本也所謂凡陽有五者即五臟之陽也凡五臟之氣必互相灌濡故五臟之中必各兼五氣此所謂二十五陽也是可見無往而非陽氣亦無往而非胃氣無胃氣即眞臟獨見也故曰死

關格 十八

六節藏象論曰人迎一盛病在少陽二盛病在太陽三盛病在陽明四盛已上爲格陽○寸口一盛病在厥陰二盛病在少陰三盛病在太陰四盛已上爲關陰○人迎與寸口俱盛四倍已上爲關格關格之脉羸不能極於天地之精氣則死矣

○本篇脉證具載關格門當詳察之

孕脉十九

平人氣象論曰婦人手少陰脉動甚者任子也①

陰陽别論曰陰摶陽别謂之有子

腹中論帝曰何以知懷子之且生也岐伯曰身有病而無邪脉也○本篇詳義具詳婦人門胎孕條中

乳子脉二十

通評虚實論帝曰乳子而病熱脉懸小者何如岐伯曰手足温則生寒則死○帝曰乳子中風熱喘鳴肩息者脉何如曰喘鳴肩息者脉實大也緩則生急則死○此條詳義具載小兒本門

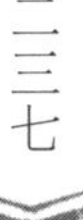

校注

①任：通「妊」。

會稽　張介賓　會卿著
會稽　魯　超　謙菴訂

脉神章　中

通一子脉義

脉神　一

脉者血氣之神，邪正之鑑也。有諸中必形諸外，故血氣盛者脉必盛，血氣衰者脉必衰，無病者脉必正，有病者脉必乖。矧人之疾病無過表裏寒熱虛實，只此六字業已盡之。然六者之中，又惟虛實二字爲最要。蓋凡以表證、裏證、寒證、熱證，無不皆有虛實，既能知表裏寒熱，而復能①以虛實二字決之，則千病萬病可以一貫矣。且治病之法無踰攻補，用攻用補無踰虛實欲察虛實無踰脉息雖脉有二十四名主病各異然一脉能兼諸病一病亦能兼諸脉其中隱微大有玄秘正以諸脉中亦皆有虛實之變耳言脉至此有神存矣倘不知要而泛焉求跡則毫釐千里必多迷誤故予特表此義有如洪濤巨浪中則在乎牢執柁艕②而病值危難處則在乎專辨虛實虛實得真則標本陰陽萬無一失其或脉有疑似又必兼證兼理以察其孰客孰主孰緩孰急能知本末先後是即神之至也矣

部位解　二

左寸　心部也其候在心與心包絡○得南方君火之氣脾土受生肺金受制其主神明清濁

右寸　肺部也其候在肺與膻中○得西方燥金之氣腎水受生肝木受制其主情志善惡

右二部所謂上以候上也　故凡頭面咽喉口齒頸項肩背之疾皆候於此

左關　肝部也其候在肝膽　○得東方風木之氣心火受生脾土受制其主官祿貴賤

右關　脾部也其候在脾胃　○得中央濕土之氣肺金受生腎水受制其主財帛厚薄

右二部居中所以候中焦也故凡於脇肋腹背之疾皆候於此

左尺　腎部也其候在腎與膀胱大腸　○得北方寒水之氣肝木受生心火受制其主陰氣之壽元

右尺　三焦部也其候在腎與三焦命門小腸　○得北方天一相火之氣脾土受生肺金受制其主陽氣之壽元

右二部所謂下以候下也　故凡於腰腹陰道及脚膝之病皆

候於此〇按本經曰上竟上者胸喉中事下竟下者少腹腰股膝脛中事所以脉之形見上者候上下者候下此自然之理也自王叔和云心與小腸合於左寸肺與大腸合於右寸以至後人遂有左心小腸右肺大腸之說其謬甚矣夫小腸大腸皆下部之腑自當應於兩尺然脉之兩尺左爲水位乃眞陰之舍也右爲火位乃元陽之本也小腸屬火而火居火位故當配於下之右大腸屬金而金水相從故當配於下之左此亦其當然也但二腸連胃氣本一貫故在内經亦不言其定處而但曰大腸小腸皆屬於胃是又於胃氣中總可察二腸之氣也然凡在下焦臟腑無不各具陰陽若欲察下部之陽者當總在右尺察下部之陰者當總在左尺則盡其要矣或問曰何以右尺爲陽而屬火曰尺爲蛇③武之鄉而地之剛居西北所以手足之右强於左是即左陰右陽之義也此

篇尚有詳論具載類經求正錄中所當參閱

正脈十六部 三 虛實 浮沉遲數洪微滑澁弦芤緊緩結伏

浮脈　舉之有餘按之不足浮脈爲陽凡洪大芤革之屬皆其類也爲中氣虛爲陰不足爲風爲暑爲脹滿爲不食爲表熱爲喘急浮大爲傷風浮緊爲傷寒浮滑爲宿食浮緩爲濕滯浮芤爲失血浮數爲風熱浮洪爲狂躁（）雖曰浮爲在表然眞正風寒外感者脈反不浮但其緊數而略兼浮者便是表邪其證必發熱無汗或身有疼痛是其候也若浮而兼緩則非表邪矣大都浮而有力有神者爲陽有餘陽有餘則火必隨之或痰見於中或氣壅於上可類推也若浮而無力空豁者爲陰不足陰不足則水虧之候或血不營心或精不化氣中虛可知也若以此等爲表證則害莫大矣其有浮大弦鞭之極甚至四倍以上者內經謂之關格此非有神之謂乃眞

陰虛極而陽亢無根大凶之兆也凡脈見何部當隨其部而察其證諸脈皆然

沉脈　輕手不見重取乃得沉脈爲陰凡細小隱伏反關之屬皆其類也爲陽鬱之候爲寒爲水爲氣爲鬱爲停飲爲癥瘕爲脹實爲厥逆爲洞泄沉細爲少氣爲寒飲爲胃中冷爲腰脚痛爲痃癖沉遲爲痼冷爲精寒沉滑爲宿食爲伏痰沉伏爲霍亂爲胸腹痛沉數爲內熱沉弦沉緊爲心腹小腸疼痛○沉雖屬裏然必察其有力無力以辨虛實沉而實者多滯多氣故曰下手脈沉便知是氣氣停積滯者宜消宜攻沉而虛者因陽不達因氣不舒陽虛氣陷者宜溫宜補其有寒邪外感陽爲陰蔽脈見沉緊而數及有頭疼身熱等證者正屬邪表不得以沉爲裏也

遲脈　不及四至者皆是也遲爲陰脈凡代緩結澁之屬皆其

相類乃陰盛陽虧之候爲寒爲虚滑而遲者内氣虚沉而遲者表氣虚遲在上則氣不化精遲在下則精不化氣氣寒則不行血寒則凝滯若遲兼滑大者多風痰頑痺之候遲兼細小者必真陽虧弱而然或陰寒留蓄於中則爲泄爲痛或元氣不榮於表則寒慄拘攣大都脉來遲慢者總由元氣不克不可妄施攻擊

數脉　五至六至以上凡急疾緊促之屬皆其類也爲寒熱爲虚勞爲外邪爲癰瘍滑數洪數者多熱澁數細數者多寒暴數者多外邪久數者必虚損○數脉有陰有陽今後世相傳皆以數爲熱脉及詳考内經則但曰諸急者多寒緩者多熱滑者陽氣盛微有熱曰麤大者陰不足陽有餘爲熱中也曰緩而滑者曰熱中舍此之外則並無以數言熱者而遲冷數熱之説乃始自難經云數則爲熱遲則爲寒今舉世所宗皆

此說也不知數熱之說大有謬悞何以見之蓋自余歷驗以來凡見內熱伏火等證脉反不數而惟洪滑有力如經文所言者是也至如數脉之辨大約有七此義失眞以至相傳遺害者弗勝紀矣茲列其要者如左諸所未盡可以類推〇一外邪有數脉凡寒邪外感脉必暴見緊數然初感便數者原未傳經熱自何來所以只宜溫散即或傳經日久但其數而滑實方可言熱若數而無力者到底仍是陰證只宜溫中此外感之數不可盡以爲熱也若槩用寒涼無不殺人〇一虛損有數脉凡患陽虛而數者脉必數而無力或兼細小而證見虛寒此則溫之且不暇尚堪作熱治乎又有陰虛之數者脉必數而絃滑雖有煩熱諸證亦宜慎用寒涼若但清火必至脾泄而敗且凡患虛損者脉無不數數脉之病惟損最多愈虛則愈數愈數則愈危豈數皆熱病乎若以虛數作熱數

則萬無不敗者矣○一瘧疾有數脉凡瘧作之時脉必緊數瘧止之時脉必和緩豈作即有火而止則無火乎且火在人身無則無矣有則無止時也能作能止者惟寒邪之進退耳眞火眞熱則不然也此瘧疾之數故不可盡以爲熱○一痢疾有數脉凡痢疾之作率由寒濕内傷脾腎俱損所以脉數但兼弦濇細弱者總皆虚數非熱數也悉宜溫補命門百不失一其有形證多火年力强壯者方可以熱數論治然必見洪滑實數之脉方是其證○一癰瘍有數脉凡脉數身無熱而反惡寒飲食如常者或身有熱而得汗不解者即癰疽之候也然瘡瘍之發有陰有陽可攻可補亦不得盡以脉數者爲熱證○一痘疹有數脉以邪毒未達也達則不數矣此當以虚實大小分陰陽亦不得以數爲熱脉○一癥癖有數脉凡脇腹之下有塊如盤者以積滯不行脉必見數若積久成

痏陽明壅滯而致口臭牙痏發熱等證者乃宜淸胃淸火如無火證而脉見細數者亦不得認以爲熱○一胎孕有數脉以衝任氣阻所以脉數本非火也此當以强弱分寒熱不可因其脉數而執以黃芩爲聖藥○按以上數脉諸證凡邪盛者多數脉虛甚者尤多數脉則其是熱非熱從可知矣

洪脉　大而實也舉按皆有餘洪脉爲陽凡浮芤實大之屬皆其類也爲血氣燔灼大熱之候浮洪爲表熱沉洪爲裏熱爲脹滿爲煩渴爲狂躁爲斑疹爲頭疼面熱爲咽乾喉痛爲口瘡癰腫爲大小便不通爲動血此陽實陰虛氣實血虛之候若洪大至極甚至四倍以上者是卽陰陽離絶關格之脉也不可治

微脉　纖細無神柔弱之極是爲陰脉凡細小虛濡之屬皆其類也乃血氣俱虛之候爲畏寒爲恐懼爲怯弱爲少氣爲中

寒爲脹滿爲嘔噦爲泄瀉爲虛汗爲食不化爲腰腹疼痛爲傷精失血爲眩運厥逆此雖氣血俱虛而尤爲元陽虧損最是陰寒之候

滑脉　往來流利如盤走珠凡洪大芤實之屬皆其類也乃氣實血壅之候爲痰逆爲食滯爲嘔吐爲滿悶滑大滑數爲內熱上爲心肺頭目咽喉之熱下爲小腸膀胱二便之熱婦人脉滑數而經斷者爲有孕若平人脉滑而和緩此自營衛充實之佳兆若過於滑大則爲邪熱之病又凡病虛損者多有弦滑之脉此陰虛然也瀉痢者亦多弦滑之脉此脾腎受傷也不得通以火論

澁脉　往來艱澁動不流利如雨霑沙如刀刮竹言其象也澁爲陰脉凡虛細微遲之屬皆其類也爲血氣俱虛之候爲少氣爲憂煩爲痺痛爲拘攣爲麻木爲無汗爲脚寒少食爲胃

寒多嘔爲二便違和爲四肢厥冷男子爲傷精女子爲失血爲不孕爲經脉不調凡脉見澁滯者多由七情不遂營衛耗傷血無以充氣無以暢其在上則有上焦之不舒在下則有下焦之不運在表則有筋骨之疲勞在裏則有精神之短少凡此總屬陽虛諸家言氣多血少豈以脉之不利猶有氣多者乎

弦脉　按之不移輭如弓弦凡滑大堅搏之屬皆其類也爲陽中伏陰爲血氣不和爲氣逆爲邪勝爲脇强爲脚弱爲寒熱爲痰飲爲宿食爲積聚爲脹滿爲虛勞爲疼痛爲拘急爲瘧痢爲疝痺爲胸脇痛○瘡疽論曰弦洪相搏外緊內熱欲發瘡疽也○弦從木化氣通乎肝可以陰亦可以陽但其弦大兼滑者便是陽邪弦緊兼細者便是陰邪凡臟腑間胃氣所及則五臟俱安肝邪所侵則五臟俱病何也蓋木之滋生在

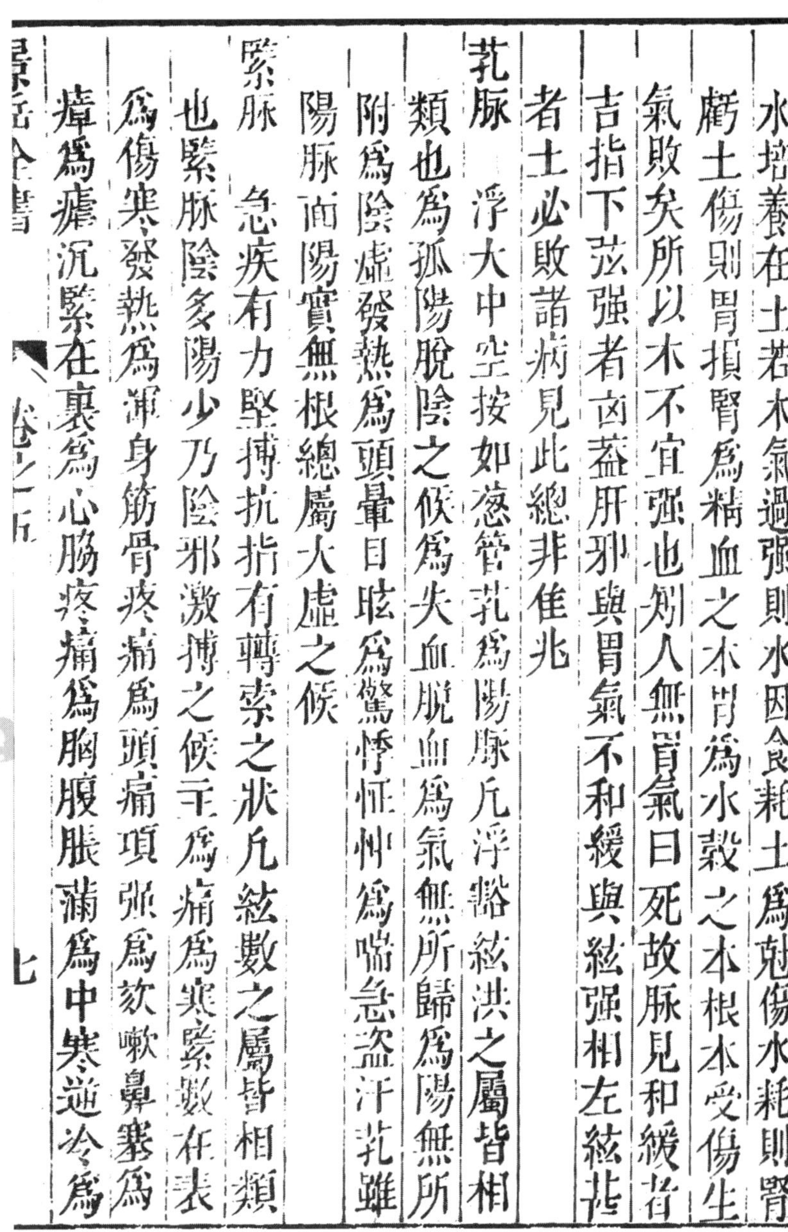

水培養在土若木氣過强則水因食耗土爲剋傷水耗則腎虧土傷則胃損腎爲精血之本胃爲水穀之本根本受傷生氣敗矣所以木不宜强也經曰人無胃氣曰死故脈見和緩者吉指下弦强者凶蓋肝邪與胃氣不和緩與弦强相左弦甚者土必敗諸病見此總非佳兆

芤脈　浮大中空按如葱管芤爲陽脈凡浮豁弦洪之屬皆相類也爲孤陽脫陰之候爲失血脫血爲氣無所歸爲陽無所附爲陰虛發熱爲頭暈目眩爲驚悸怔忡爲喘急盜汗芤雖陽脈而陽實無根總屬大虛之候

緊脈　急疾有力堅搏抗指有轉索之狀凡弦數之屬皆相類也緊脈陰多陽少乃陰邪激搏之候主爲痛爲寒緊數在表爲傷寒發熱爲渾身筋骨疼痛爲頭痛項强爲欬嗽鼻塞爲瘴爲瘧沉緊在裏爲心脇疼痛爲胸腹脹滿爲中寒逆冷爲

吐逆出食爲風癇反張爲痰癖爲瀉痢爲陰疝在婦人爲氣逆經滯在小兒爲驚風抽搐

緩脉　和緩不緊也緩脉有陰有陽其義有三凡從容和緩浮沉得中者此自平人之正脉若緩而滑大者多實熱如内經所言者是也緩而遲細者多虛寒即諸家所言者是也然實熱者必緩大有力多爲煩熱爲口臭爲腹滿爲癰瘍爲二便不利或傷寒温瘧初愈而餘熱未清者多有此脉若虛寒者必緩而遲細爲陽虛爲畏寒爲氣怯爲疼痛爲眩暈爲痺弱爲痿厥爲怔忡健忘爲食飲不化爲鶩溏飧泄爲精寒腎冷爲小便頻數女人爲經遲血少爲失血下血凡諸瘡毒外證及中風産後但得脉緩者皆易愈

結脉　脉來忽止止而復起總謂之結傳以數來一止爲促促者爲熱爲陽極緩來一止爲結結者爲寒爲陰極通謂其爲

氣爲血爲食爲痰爲積聚爲癥瘕爲七情鬱結浮結爲寒邪在經沉結爲積聚在內此固結促之舊說矣然以予之驗則促類數也未必熱結類緩也未必寒但見中止者總是結脉多由血氣漸衰精力不繼所以斷而復續續而復斷常見久病者多有之虚勞者多有之或誤用攻擊消伐者亦有之但緩而結者爲陽虚數而結者爲陰虚緩者猶可數者更劇此可以結之微甚察元氣之消長最顯最切者也至如留滯鬱結等病本亦此脉之證應然必其形强氣實而舉按有力此多因鬱滯者也又有無病而一生脉結者此其素禀之異常無足怪也舍此之外凡病有不退而漸見脉結者此必氣血衰殘首尾不繼之候速宜培本不得妄認爲留滯

伏脉　如有如無附骨乃見此陰陽潛伏阻隔閉塞之候或火閉而伏或寒閉而伏或氣閉而伏爲痛極爲霍亂爲疝瘕爲

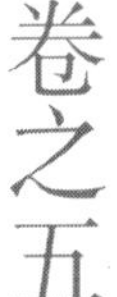

閉結為氣逆為食滯為忿怒為厥逆水氣

凡伏脉之見雖與沉微細脫者相類而實有不同也蓋脉之伏者以其本有如無而一時隱蔽不見耳此有胸腹痛劇而伏者有氣逆於經脉道不通而伏者有偶因氣脫不相接續而伏者然此必暴病暴逆者乃有之調其氣而脉自復矣若此數種之外其有積困延綿脉本細微而漸至隱伏者此自殘燼將絕之兆安得尚有所伏常見庸人診此無論久暫虛實動稱伏脉而破氣導痰等劑猶然任意此恐其就道稽遲而復行催牒耳聞見略具諒不至此

虛脉　正氣虛也無力也無神也有陰有陽浮而無力為血虛沉而無力為氣虛數而無力為陰虛遲而無力為陽虛雖曰微濡遲澁之屬皆為虛類然而無論諸脉但見指下無神者總是虛脉內經曰按之不鼓諸陽皆然即此謂也故凡洪大

無神者即陰虛也細小無神者即陽虛也陰虛則金水虧殘龍雷易熾而五液神魂之病生焉或盜汗遺精或上下失血或驚忡不寧或欬喘勞熱陽虛則火土受傷眞氣日損而君相化源之病生焉或頭目昏眩或膈塞脹滿或嘔惡亡陽或瀉痢疼痛救陰者壯水之主救陽者益火之源漸長則生漸消則死虛而不補元氣將何以復此實死生之關也醫不識此尚何望其他哉

實脉　邪氣實也舉按皆强鼓動有力實脉有陰有陽凡弦洪緊滑之屬皆相類也爲三焦壅滯之候表邪實者浮大有力以風寒暑濕外感於經爲傷寒瘴瘧爲發熱頭痛鼻塞頭腫爲筋骨肢體痠疼癰毒等證裏邪實者沉實有力因飲食七情內傷於臟爲脹滿爲閉結爲癥瘕爲瘀血爲痰飲爲腹痛爲喘嘔欬逆等證火邪實者洪滑有力爲諸實熱等證寒邪

實者沉弦有力爲諸痛滯等證凡其在氣在血脉有兼見者當以類求然實脉有真假真實者易知假實者易誤故必問其所因而兼察形證必得其神方是高手

常變四

持脉之道須明常變凡衆人之脉有素大素小素陰素陽者此其賦自先天各成一局也邪變之脉有倏緩倏疾乍進乍退者此其病之驟至脉隨氣見也故凡診脉者必須先識臟脉而後可以察病脉先識常脉而後可以察變脉於常脉中可察人之器局壽夭於變脉中可察人之疾病吉凶診家大要當先識此

四診五

凡診病之法固莫妙於脉然有病脉相符者有脉病相左者此中大有玄理故凡值疑似難明處必須用四診之法詳問其

病由兼辨其聲色但於本末先後中正之以理斯得其真若不察此而但謂一診可憑信乎亂治亦豈知脉證最多真假見有不確安能無誤且常診者知之猶易初診者决之甚難此四診之所以不可忽也故難經以切居四診之末其意深矣陶節菴亦曰問病以知其外察脉以知其內全在活法二字乃臨證切脉之要訣也此義惟汪石山言之最詳並附於後卷

獨論 六

脉義之見於諸家者六經有序也臟像有位也三部九候有則也昭然若此非不既詳且備矣及臨證用之則猶如望洋莫測其孰爲要津孰爲彼岸④予於初年亦嘗爲此所迷者蓋屢屢矣今而熟察其故乃知臨岐忘羊患在不得其獨耳茲姑以部位言之則無不曰心肝腎居左之三部肺脾命居右之三部而按

部以索臟，按臟以索病，咸謂病無遁情矣。故索部位者，審之寸則似乎病在心肺也，審之關則似乎病在肝脾也，審之尺又似乎病在兩腎也。旣無無脉之部，又無無病之脉，而病果安在哉？孰是孰非，此難言也。再察其病情，則有如頭痛者，一證耳，病本在上，兩寸其應也。若以經臟言之，則少陽陽明之痛不應在兩關乎？太陽之痛不應在左尺乎？上下無分，此難言也。又如淋遺一證耳，病本在下，尺中所主也。若氣有不攝，病在右寸矣；神有不固，病在左寸矣。源流無辨，此難言也。諸如此類，百病皆然。使必欲以部位言，則上下相關，有不可泥也；使必欲以經臟言，則承制相移，有不可執也。言難盡意，繪難盡神，無非然矣。是可見諸家之所臚列者，亦不過捕摸影響，言此失彼，而十不得一。弟覺其愈多愈繁，愈繁愈失，而迷津愈甚矣。故善為脉者，貴在察神，不在察形。察形者，形千形萬，不得其要；察神者，惟一惟精，獨見其眞也獨之爲義有部位之獨也有藏氣之獨也有脉體之獨也部位之獨者謂諸部無恙惟此稍乖乖處藏奸此其獨也藏氣之獨者不得以部位爲拘也如諸見洪者皆是心脉諸見弦者皆是肝脉肺之浮脾之緩腎之石五臟之中各有五脉五脉互見獨乖者病乖而强者即本藏之有餘乖而弱者即本藏之不足此藏氣之獨也脉體之獨者如經所云獨小者病獨大者病獨疾者病獨遲者病獨熱者病獨寒者病獨陷下者病此脉體之獨也總此三者獨義見矣夫旣謂之獨何以有三而不知三者之獨亦總歸於獨小獨大獨疾獨遲之類但得其一而即見病之本矣故經曰得一之精以知死生又曰知其要者一言而終不知其要則流散無窮正此之謂也雖然然獨不易言也亦不難言也獨之爲德爲羣疑之主也爲萬象之源也其體至圓其用至活也欲得之者猶縱目於泰山之頂則顯者顯隱

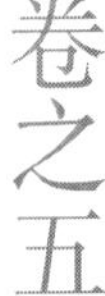

者隱固若易中有難也猶認針於滄海之中則左之左右之右還覺難中有易也然不有無岐之目無二之心誠不足以因波之獨而成我之獨也故曰獨不難知也而惟恐知獨者之難其人也獨自有眞也而又恐僞辯者假借以文其僻也眞獨者兼善成於獨善僞獨者毒已由於獨人獨之與毒音雖若同而利害則天淵矣故並及之以識防於此

上下來去至止　又六

上下來去至止此六字者深得診家之要乃滑伯仁所創言者第滑氏之說未盡其蘊此中猶有精義余並續而悉之蓋此六字之中具有三候之法如初診之先卽當詳審上下上下之義有升降焉有陰陽焉有臟像焉有補瀉焉上下昭然則證治條分而經濟自見此初候之不可不明也及診治之後卽當詳察來去來去之義或指下之和氣未來形證之乖氣未去此進退

可別矣或何者爲邪氣漸去何者爲生氣漸來此消長有微矣來去若明則吉凶可辨而權衡在我此中候之不可不察也再統初中之全局猶當詳見至止至止之義即凡一舉一動當料其勢所必至一間一見當思其何所底止知始知終庶乎近神矣此末候之不可不察也凡此六字之義其眞診家之綱領乎故余續之如此並附滑氏原論於後○滑氏曰察脈須識上下來去至止六字不明此六字則陰陽虛實不別也上者爲陽來者爲陽至者爲陽下者爲陰去者爲陰止者爲陰也上者自尺部上於寸口陽生於陰也下者自寸口下於尺部陰生於陽也來者自骨肉之分而出於皮膚之際氣之升也去者自皮膚之際而還於骨肉之分氣之降也應曰至息曰止也

胃氣解 七

凡診脈須知胃氣如經曰人以水穀爲本故人絶水穀則死脈

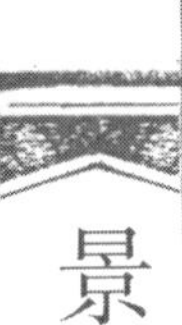

無胃氣亦死又曰脉弱以滑是有胃氣又曰邪氣來也緊而疾穀氣來也徐而和又曰五味入口藏於胃以養五臟氣是以五臟六腑之氣味皆出於胃而變見於氣口是可見穀氣卽胃氣胃氣卽元氣也夫元氣之來力和而緩邪氣之至力强而峻高陽生曰阿⑤阿軟若春楊柳此是脾家脉四季卽胃氣之謂也故凡診脉者無論浮沉遲數雖值諸病疊見而但於邪脉中得兼耎滑徐和之象者便是五臟中俱有胃氣病必無害也何也蓋胃氣者正氣也病氣者邪氣也夫邪正不兩立一勝則一負凡邪氣勝則正氣敗正氣至則邪氣退矣若欲察病之進退吉凶者但當以胃氣爲主察之之法如今日尚和緩明日更弦急知邪氣之愈進邪愈進則病愈甚矣今日甚弦急明日稍和緩知胃氣之漸至胃氣至則病漸輕矣卽如頃刻之間初急後緩者胃氣之來也初緩後急者胃

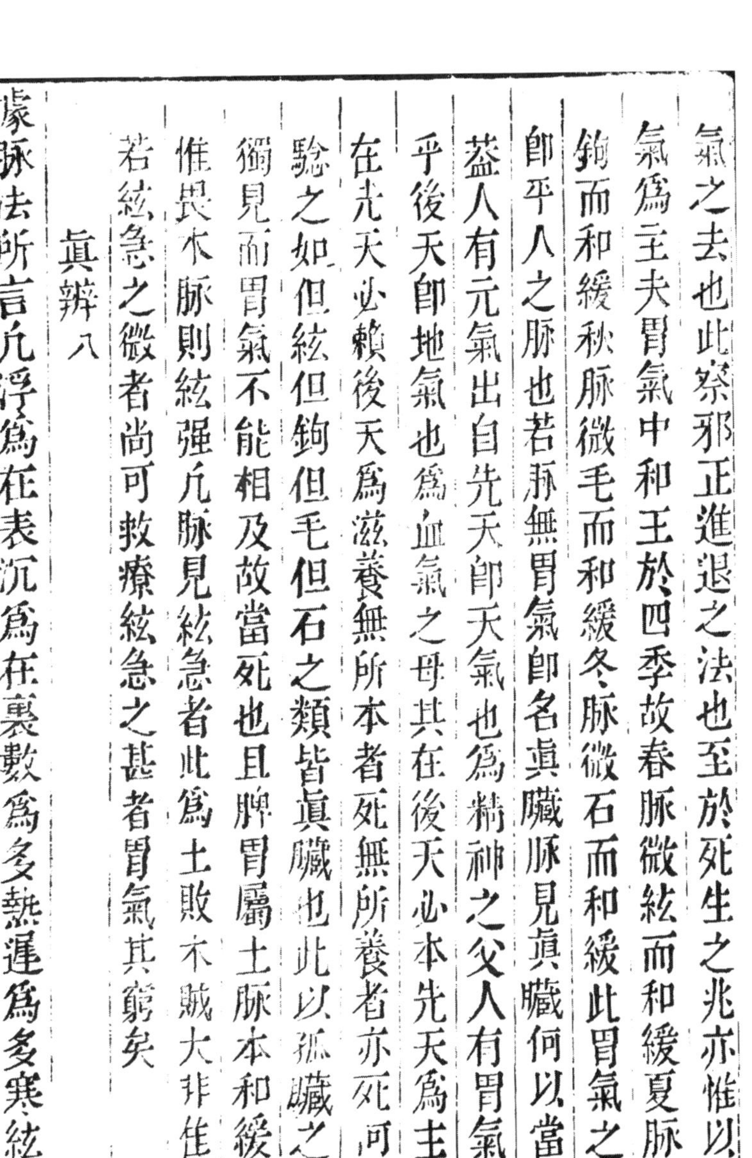

氣之去也此察邪正進退之法也至於死生之兆亦惟以胃氣爲主夫胃氣中和王於四季故春脈微弦而和緩夏脈微鉤而和緩秋脈微毛而和緩冬脈微石而和緩此胃氣之常即平人之脈也若脈無胃氣即名眞臟脈見眞臟何以當死葢人有元氣出自先天即天氣也爲精神之父人有胃氣出乎後天即地氣也爲血氣之母其在後天必本先天爲主持在先天必賴後天爲滋養無所本者死無所養者亦死何從驗之如但弦但鉤但毛但石之類皆眞臟也此以孤臟之氣獨見而胃氣不能相及故當死也且脾胃屬土脈本和緩土惟畏木脈則弦強凡脈見弦急者此爲土敗木賊大非佳兆若弦急之微者尚可救療弦急之甚者胃氣其窮矣

眞辨八

據脈法所言凡浮爲在表沉爲在裏數爲多熱遲爲多寒弦強

爲實微細爲虛是固然矣然疑似中尤有眞辨此其關係非小不可不察也如浮雖屬表而凡陰虛血少中氣虧損者必浮而無力是浮不可以槩言表沉雖屬裏而凡表邪初感之深者寒束皮毛脉不能達其必沉緊是沉不可以槩言裏數爲熱而眞熱者未必數凡虛損之證陰陽俱困氣血張皇虛甚者數必甚是數不可以槩言熱遲雖爲寒凡傷寒初退餘熱未清脉多遲滑是遲不可以槩言寒弦强類實而眞陰胃氣大虧及陰陽關格等證脉必豁大而弦健是强不可以槩言實微細類虛而凡痛極氣閉營衛壅滯不通者脉必伏匿是伏不可以槩言虛由此推之則不止是也凡諸脉中皆有疑似皆有眞辨診能及此其必得鳶⑥魚之學者乎不易言也

不易言也

從舍辨九　共三條

凡治病之法，有當舍證從脉者，有當舍脉從證者，何也？蓋證有真假，脉亦有真假，凡見脉證有不相合者，則必有一真一假隱乎其中矣。故有以陽證見陰脉者，有以陰證見陽脉者，有以虚證見實脉者，有以實證見虚脉者，此陰彼陽，此虚彼實，將何從乎？病而遇此，最難下手，最易差錯，不有真見，必致殺人。矧今人只知見在，不識隱微，凡遇證之實而脉之虚者，必直攻其證而忘其脉之真虚也；或遇脉之弦大而證之虚者，亦必直攻其脉而忘其證之無實也。此其故正以似虚似實，疑本難明，當舍當從，孰知其要？醫有迷途，莫此爲甚。余嘗熟察之矣，大都證實脉虚者，必其證爲假實也；脉實證虚者，必其脉爲假實也。何以見之？如外雖煩熱而脉見微弱者，必火虚也；腹雖脹滿而脉見微弱者，必胃虚也。虚火虚脹，其堪攻乎？此宜從脉之虚，不從證之實也。其有本無煩熱而脉見洪數若非火邪也本無脹滯而脉見紘强者非內實也無熱無脹其甚瀉乎此宜從證之虛不從脉之實也凡此之類但言假實不言假虛果何意也蓋實有假實虛無假虛假實者病多變幻此其所以有假也假虛者虧損旣露此其所以無假也大凡脉證不合者中必有奸必先察其虛以求根本庶乎無誤此誠不易之要法也

一眞實假虛之候非曰必無如寒邪內傷或食停氣滯而心腹急痛以致脉道沉伏或促或結一證此以邪閉經絡而然脉雖若虛而必有痛脹等證可據者是誠假虛之脉本非虛也又若四肢厥逆或惡風怯寒而脉見滑數一證此由熱極生寒外雖若虛而內有煩熱便結等證可據者是誠假虛之病本非虛也大抵假虛之證只此二條若有是實脉而無是實證即假實脉也有是實證而無是實脉即假實證也知假知

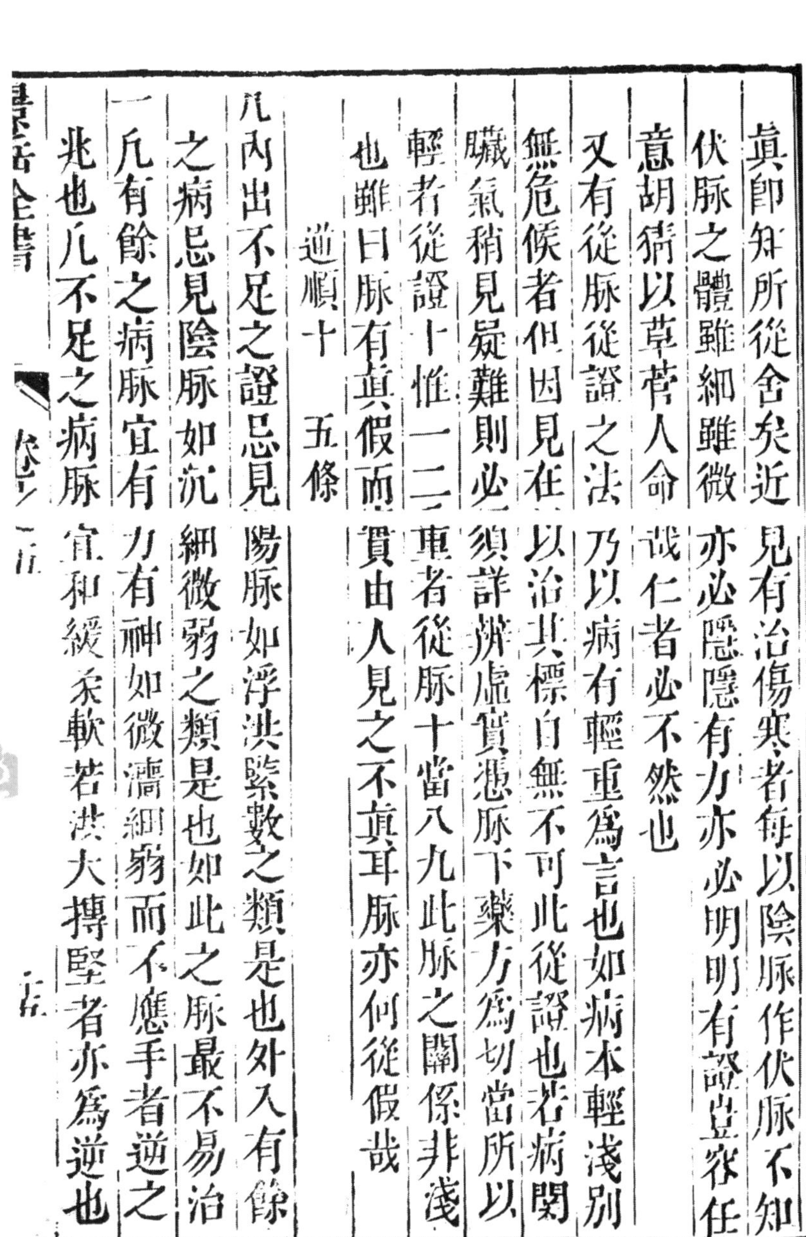

眞即知所從舍矣近見有治傷寒者每以陰脉作伏脉不知伏脉之體雖細雖微亦必隱隱有力亦必明明有證豈容任意胡猜以草菅人命哉仁者必不然也

又有從脉從證之法乃以病有輕重爲言也如病本輕淺别無危候者但因見在以治其標自無不可此從證也若病關臟氣稍見疑難則必須詳辨虚實憑脉下藥方爲切當所以輕者從證十惟一二重者從脉十當八九此脉之關係非淺也雖曰脉有眞假而眞假由人見之不眞耳脉亦何從假哉

逆順十五條

凡内出不足之證忌見陽脉如浮洪緊數之類是也外入有餘之病忌見陰脉如沉細微弱之類是也如此之脉最不易治

凡有餘之病脉宜有力有神如微濇細弱而不應手者逆之兆也凡不足之病脉宜和緩柔軟若洪大搏堅者亦爲逆也

一凡暴病脉來浮洪數實者爲順久病脉來微緩軟弱者爲順若新病而沉微細弱久病而浮洪數實者皆爲逆也凡脉證貴乎相合設若證有餘而脉不足脉有餘而證不足輕者亦必延綿重者即危亡之兆

一經曰脉小以濇謂之久病脉浮而滑爲之新病故有餘之病忌見陰脉不足之病忌見陽脉久病忌見數脉新暴之病而見形脱脉脱者死

一凡元氣虚敗之證脉有微極欲絶者若用回陽救本等藥脉氣徐徐漸出漸復者乃爲佳兆若陡然暴出忽如復元者此假復也必於周日之後復脱如故是必不治之證若全無漸復生意者自不必治若各部皆脱而惟胃脉獨存者猶可冀其萬一

脉有三部部有三候逐部先尋次宜總究左寸心經火位脉宜
流利洪强左關肝膽弦而且長尺部膀胱沉静彌長右寸肺
金之主輕浮充暢爲宗脾胃居於關部和緩胃氣常充右尺
三焦連命沉滑而實則隆四時相代脉狀靡同秋微毛而冬
石春則弦而夏洪滑而微浮者肺恙弦中兼細者脾殃心病
則血衰脉小肝證則脉弦且長大而兼緊腎疾奚康○寸口
多弦頭面何曾舒泰關前若緊胸中定是癥殃急則風上攻
而頭痛緩則皮頑痺而不昌微是厥逆之陰數爲虧損之陽
滑則痰涎而胸膈氣壅澁緣血少而背膊疼傷沉是背心之
氣洪乃胸脇之妨○若夫關中緩則飲食必少滑實胃火煎
熬小弱胃寒逆冷細微食少膨脹衛之虚者澁候氣之滯者
沉當左關微澁兮血少右關弦急兮過勞洪實者血結之瘀
遲緊者脾冷之殃○至如尺内洪大則陰虚可憑或微或澁

便濁遺精。絃者腹痛。伏者食停。滑兮小腹急脹。婦則病在月經。澁兮嘔逆番胃。絃強陰疝血崩。緊兮小腹作痛。沉微必主腰疼。○緊促形於寸。此氣滿於心胸。緊絃見於關。斯痛攻乎腹脇。兩寸滑數兮。嘔逆上奔。兩關滑數兮。蛔蟲內齧。心胸畱飲。寸口沉潛。臍腹成癥。關中促結。左關絃緊兮。緣筋脉之拘攣。右關沉滑兮。因食積之作孽。

脉有浮沉遲數。診有提綱大端。浮而無力爲虛。有力爲邪所搏。浮大傷風兮。浮緊傷寒。浮數虛熱兮。浮緩風涎。沉緩滑大兮多熱。沉遲緊細兮多寒。沉健須知積滯。沉絃氣病淹淹。沉遲有力。疼痛使然。遲絃數絃兮。瘧寒瘧熱之辨。遲滑洪滑兮。胃冷胃溫之徵。數而有癰。恐發瘡瘍。若兼洪滑。熱甚狂譫。陰數陰虛。必發熱。陽數陽強。多汗黃。

脉有七情之傷。而爲九氣之别。怒傷於肝者。其脉促而氣上衝。

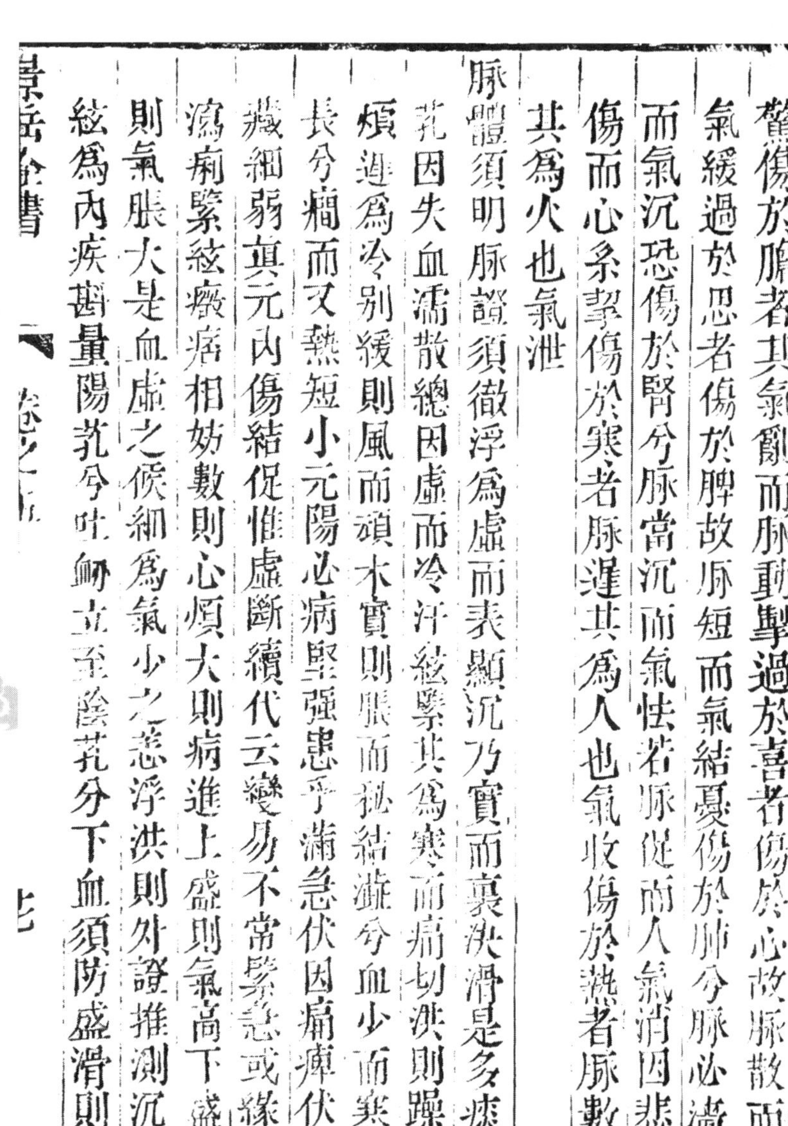

驚傷於膽者其氣亂而脈動掣過於喜者傷於心故脈散而氣緩過於思者傷於脾故脈短而氣結憂傷於肺兮脈必濇而氣沉恐傷於腎兮脈當沉而氣怯若脈促而人氣消因悲傷而心系急傷於寒者脈遲其爲人也氣收傷於熱者脈數其爲火也氣泄

脈體須明脈證須徹浮爲虛而表顯沉乃實而裏洪滑是多痰芤因失血濡散總因虛而冷汗絃緊其爲寒而痛切洪則躁煩遲爲冷別緩則風而頑木實則脹而祕結澁兮血少而寒長兮痼而又熱短小元陽必病堅强患乎滿急伏因痛痺伏藏細弱真元內傷結促惟虛斷續代云變易不常緊急或緣瀉痢緊絃癥瘕相妨數則心煩大則病進上盛則氣高下盛則氣脹大是血虛之候細爲氣少之慈浮洪則外證推測沉絃爲內疾斟量陽芤兮吐衄並至陰芤兮下血須防盛滑則

外疼可別實緊則內痛多傷弱小濇弦爲久病滑浮數疾是新瘀沉而弦緊痃癖內痛脉來緩滑胃熱宜涼長而滑大者酒病浮而緩黏者濕傷堅而疾者爲癲遲而伏者必厥洪大而疾則發狂緊滑而細爲嘔噦脉洪而疾兮因熱結以成癰脈微而濇兮必崩中而脫血陰陽皆濇數知洩尿之艱難尺寸俱虛微曉精血之耗竭

脉見危機者死只因指下無神不問何候有力爲神按之則隱可見無根蓋元氣之來力和而緩邪氣之至力强而峻彈石硬來即去解索散亂無緒屋漏半日而落雀啄三五而住魚翔似有如無蝦遊進退難過更有鬼賊雖如平類土敗於木真絃可畏是亦危機因無胃氣諸逢此者見幾當避

宜忌歌 十二

傷寒病熱兮洪大易治而沉細難醫傷風欬嗽兮浮濡可攻而

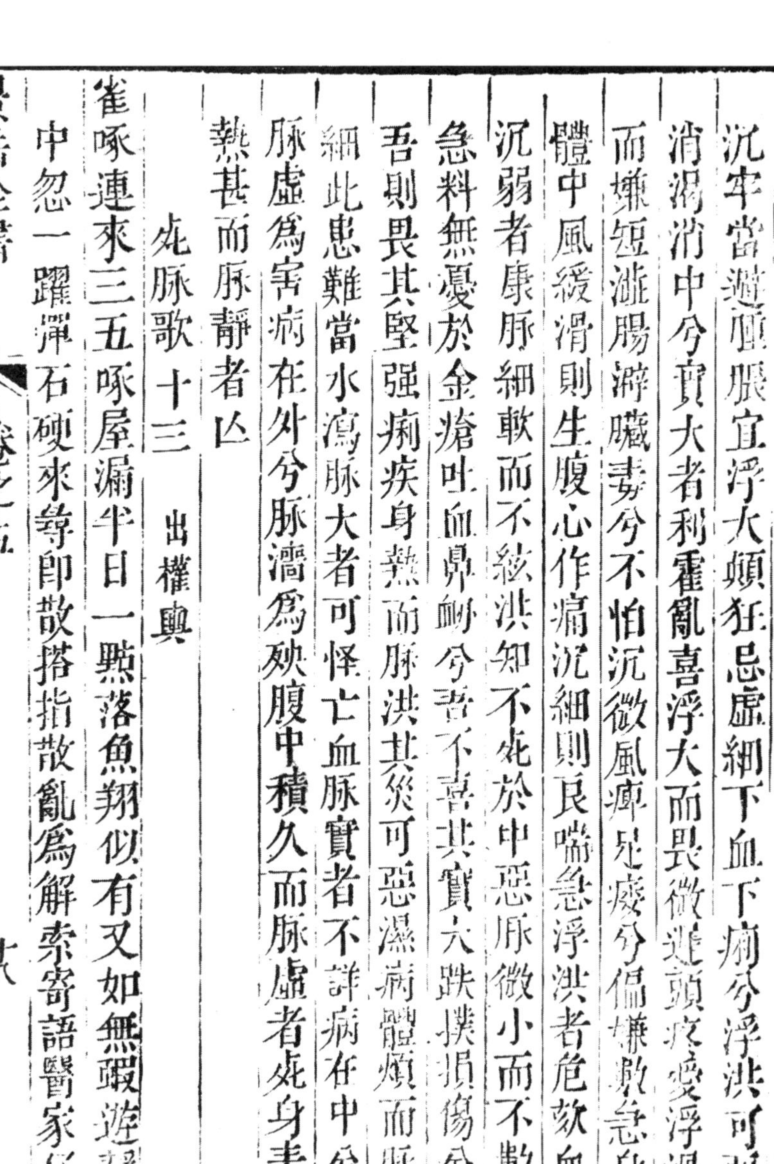

沉牢當避腫脹宜浮大顛狂忌虛細下血下痢兮浮洪可惡消渴消中兮實大者利霍亂喜浮大而畏微遲頭疼愛浮滑而嫌短澀腸澼臟毒兮不怕沉微風痹足痿兮偏嫌數急身體中風緩滑則生腹心作痛沉細則良喘急浮洪者危欬血沉弱者康脈細軟而不絃洪知不死於中惡脈微小而不數急料無憂於金瘡吐血鼻衄兮最不喜其實大跌撲損傷兮吾則畏其堅強痢疾身熱而脈洪其災可惡濕病體煩而脈細此患難當水瀉脈大者可怪亡血脈實者不詳病在中兮脈虛爲害病在外兮脈濇爲殃腹中積久而脈虛者死身表熱甚而脈靜者凶

死脈歌十三 出權輿

雀啄連來三五啄屋漏半日一點落魚翔似有又如無蝦遊靜中忽一躍彈石硬來尋即散搭指散亂爲解索寄語醫家仔

細看六脉一見休下藥

全書卷之五終

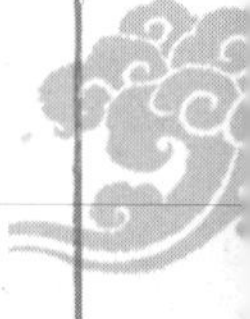

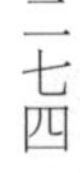

校注

①踰：『逾』的异体字。

②柁榦（gàn）：舵柄。『柁』同『舵』；『榦』，柄也。

③蛇武：即玄武，指北方。

④亾：同『忘』，『忘』通『亡』。

⑤阿阿：垂长柔美貌。

⑥鳶（yuān）魚：即鸢飞鱼跃，喻万物各得其所。

⑦番：翻，反。

景岳全書卷之六道集

會稽　張介賓　會卿著
會稽　魯　超　謙菴訂

脉神章下

難經脉義

獨取尺寸一

一難曰十二經皆有動脉獨取寸口以決五臟六腑死生吉凶之法何謂也然寸口者脉之大會手太陰之脉動也○二難曰脉有尺寸何謂也然尺寸者脉之大要會也從關至尺是尺內陰之所治也從關至魚際是寸口內陽之所治也故分寸爲尺分尺爲寸

脉有輕重二

五難曰脉有輕重何謂也然初持脉如三菽之重與皮毛相得

者肺部也如六菽之重與血脈相得者心部也如九菽之重與肌肉相得者脾部也如十二菽之重與筋平者肝部也按之至骨舉指來疾者腎部也故曰輕重也

陰陽呼吸三

四難曰脉有陰陽之法何謂也然呼出心與肺吸入腎與肝呼吸之間脾受穀味也其脉在中浮者陽也沉者陰也故曰陰陽也○心肺俱浮何以別之然浮而大散者心也浮而短濇者肺也腎肝俱沉何以別之然牢而長者肝也按之濡舉指來實者腎也脾者中州故其脉在中是陰陽之法也

陰陽虛實四

六難曰脉有陰盛陽虛陽盛陰虛何謂也然浮之損小沉之實大故曰陰盛陽虛沉之損小浮之實大故曰陽盛陰虛是陰陽虛實之意也

脉分臟腑五

九難曰：何以别知臟腑之病耶？然數者腑也，遲者臟也。數則爲熱，遲則爲寒。諸陽爲熱，諸陰爲寒，故以别知臟腑之病也。

根本枝葉六

十四難曰：上部有脉，下部無脉，其人當吐，不吐者死。上部無脉，下部有脉，雖困無能爲害。所以然者，人之有尺，譬如樹之有根，枝葉雖枯槁，根本將自生。脉有根本，人有元氣，故知不死。

仲景脉義

辨脉法七

問曰：脉有陰陽，何謂也？答曰：凡脉浮、大、數、動、滑，此名陽也；沉、濇、弱、弦、微，此名陰也。陰病見陽脉者生，陽病見陰脉者死。

寸口脉微，名曰陽不足，陰氣上入陽中，則灑淅惡寒也。尺脉弱，名曰陰不足，陽氣下陷入陰中，則發熱也。○陽脉浮，陰脉弱

者則血虚血虚則筋急也

其脉沉者榮氣之微也其脉浮而汗出如流珠者衛氣之衰也

寸口脉浮爲在表沉爲在裏數爲在腑遲爲在臟○若脉浮大者氣實血虚也

寸口脉浮而緊浮則爲風緊則爲寒風則傷衛寒則傷榮榮衛俱病骨節煩疼當發其汗也

夏月盛熱欲着複衣冬月盛寒欲裸其身所以然者陽微則惡寒陰弱則發熱

寸口脉浮大而醫反下之此爲大逆浮則無血大則爲寒寒氣相搏則爲腸鳴醫乃不知而反飲冷水冷汗大出水得寒氣冷必相搏其人即䭇①

諸脉浮數當發熱而反灑淅惡寒若有痛處飲食如常者當發其癰○脉數不時則生惡瘡也

平脉法 八

師曰：脉有三部，道之根源，榮衛流行，不失[2]衡銓[3]，腎沉心洪，肺浮肝絃，此自經常，不失銖分。出入升降，刻漏周旋，水下二刻，一周循環，當復寸口，虛實見焉。變化相乘，陰陽相干，風則浮虛，寒則牢堅，沉潛水滀[4]，支飲急絃，動則爲痛，數則熱煩。設有不應，知變所緣，三部不同，病各異端。太過可怪，不及亦然，邪不空見，中必有奸，審察表裏，三焦別焉。知其所舍，消息診看，料度臟腑，獨見若神。爲子條記，傳與賢人。

師曰：呼吸者，脉之頭也。初遲脉來疾去遲，此出疾入遲，名曰內虛外實也。初持脉來遲去疾，此出遲入疾，名曰內實外虛也。

師持脉，病人欠者，無病也。○脉之呻者，病也。○言遲者，風也。○搖頭言者，裏痛也。○行遲者，表强也。○坐而伏者，短氣也。○坐而下一脚者，腰痛也。○裏實護腹如懷卵物者，心痛也。

問曰人病恐怖者其脉何狀曰脉形如循絲纍纍然其面白脫色也○人愧者其脉何類曰脉浮而面色乍白乍赤也

問曰脉有殘賊何謂也曰脉有絃緊浮滑沉濇此六者名爲殘賊能爲諸脉作病也

問曰脉有災怪何謂也曰假令人病得太陽與形證相應因爲作湯比還服湯如食頃病人乃大吐若下痢腹中痛師曰我前來不見此證今乃變異是名災怪又問曰何緣作此吐痢答曰或有舊時服藥今乃發作故名災怪耳

肥人責浮瘦人責沉肥人當沉今反浮瘦人當浮今反沉故責之

寸脉下不至關爲陽絕尺脉上不至關爲陰絕此皆不治決死也若計其餘命死生之期期以月節尅之也

脉病人不病號曰行屍以無生氣卒眩仆不識人者短命則死

人病脉不病名曰内虚以無穀神雖困無苦
問曰緊脉從何而來曰假令亡汗若吐以肺裏寒故令脉緊也假令欬者坐飲冷水故令脉緊也假令下利以胃中虚冷故令脉緊也
寸口脉緩而遲緩則陽氣長其色鮮其顔光其聲商毛髮長遲則陰氣盛骨髓生血滿肌肉緊薄鮮鞕陰陽相抱營衛俱行剛柔相搏名曰强也
寸口脉浮而大浮爲虚大爲實在尺爲關在寸爲格關則不得小便格則吐逆
寸口脉弱而遲弱者衛氣微遲者營中寒營爲血血寒則發熱衛爲氣氣微者心内飢飢而虚滿不能食也
寸口脉弱而緩弱者陽氣不足緩者胃氣有餘噫而吞酸食卒不下氣填於膈上也

寸口脈微而澁微者衛氣不行澁者營氣不足營衛不能相將三焦無所仰身體痺不仁營氣不足則煩疼口難言衛氣虛則惡寒數欠三焦不歸其部上焦不歸者噫而酢吞中焦不歸者不能消穀引食下焦不歸者則遺溲酢古醋字

寸口脈微而澁微者衛氣衰澁者營氣不足衛氣衰面色黃榮氣不足面色青營爲根衛爲葉營衛俱微則根葉枯槁而寒慄欬逆吐腥吐涎沫也

寸口脈微尺脈緊其人虛損多汗知陰常在絶不見陽也

寸口諸微亾陽諸濡亾血諸弱發熱諸緊爲寒諸乘寒者則爲厥鬱冒不仁以胃無穀氣脾澁不通口急不能言戰而慄也

問曰何以知乘腑何以知乘臟曰諸陽浮數爲乘腑諸陰遲澁爲乘臟

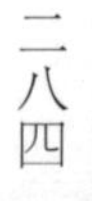

問曰寸口脉沉大而滑沉則爲實滑則爲氣實氣相搏氣血入臟即死入腑即愈此謂卒厥何謂也師曰唇口青身冷爲入臟即死身和汗自出爲入腑即愈

問曰脉脫入臟即死入腑即愈何謂也師曰非爲一病百病皆然譬如浸淫瘡從口起流向四肢者可治從四肢流來入口者不可治病在外者可治入裏者即死

五邪中人各有法度風中於前寒中於暮濕傷於下霧傷於上風令脉浮寒令脉急霧傷皮腠濕流關節食傷脾胃極寒傷經極熱傷絡

夫男子平人脉大爲勞極虛亦爲勞○男子脉浮弱而澀爲無子精氣清冷○脉得諸芤動微緊男子失精女子夢交

男子平人脉虛弱細微者喜盜汗也○脉沉小遲名脫氣其人疾行則喘喝手足逆寒腹滿甚則溏泄食不消化也○脉弦

而大絃則爲減大則爲芤減則爲寒芤則爲虚虚寒相搏此名爲革婦人則半産漏下男子則⑤亡血失精

滑氏脉義

持脉十

凡診脉先須識時脉胃脉與臓腑平脉然後及於病脉時脉謂春三月六部中俱帶弦夏三月俱帶洪秋三月俱帶浮冬三月俱帶沉胃脉謂中按得之脉見和緩凡人臓腑胃脉既平又應時脉乃無病者也反此爲病

持脉之要有三曰舉曰按曰尋輕手循之曰舉重手取之曰按不輕不重委曲求之曰尋初持脉輕手候之脉見皮膚之間者陽也腑也亦心肺之應也重手得之脉附於肉下者陰也臓也亦肝腎之應也不輕不重中而取之其脉應於血肉之間者陰陽相適中和之應脾胃之候也若委曲尋之而若隱

若見則陰陽伏匿之脉也

表裏虛實十一

明脉須辨表裏虛實四字表陽也腑也凡六淫之邪襲於經絡而未入胃腑及臟者皆屬於表也裏陰也臟也凡七情之氣鬱於心腹之内不能散越及飲食之傷留於腑臟之間不能通泄皆屬於裏也虛者元氣之自虛精神耗散氣力衰竭也實者邪氣之實由正氣之本虛邪得乘之非元氣之自實也故虛者補其正氣實者瀉其邪氣經曰邪氣盛則實精氣奪則虛此大法也

脉貴有神十二

東垣曰不病之脉不求其神而神無不在也有病之脉則當求其神之有無謂如六數七極熱也脉中有力即有神矣當泄其熱三遲二敗寒也脉中有力即有神矣當去其寒若數極

進敗中不復有力爲無神也將何所恃耶苟不知此而泄之去之神將何以依而爲主故經曰脉者血氣之先氣血者人之神也善夫

附諸家脉義

矯世惑脉辨十三　汪石山

夫脉者本乎營與衛也而營行脉之中衛行於脉之外苟臟腑和平營衛調暢則脉無形狀之可議矣或者六淫外襲七情內傷則臟腑不和營衛乖謬而二十四脉之名狀層出而疊見矣是故風寒暑濕燥火此六淫也外傷六淫之脉則浮爲風緊爲寒虚爲暑細爲濕數爲燥洪爲火此皆可以脉而別其外感之邪也喜怒憂思悲恐驚者此七情也內傷七情之脉喜則傷心而脉緩怒則傷肝而脉急恐則傷腎而脉沉悲則氣消而脉短驚則氣亂而脉動此皆可以脉而辨其內傷

之病也然此特舉其常而以脉病相應者爲言也若論其變則有脉不應病病不應脉變出百端而難一一盡憑乎脉者矣試舉一二言之如張仲景云脉浮大邪在表爲可汗若脉浮大心下鞕有熱屬臟者攻之不令發汗此又非浮爲表邪可汗之脉也又云促脉爲陽盛宜用葛根黄芩黄連湯若脉促厥冷爲虚脱非灸非溫不可此又非促爲陽盛之脉也又曰遲脉爲寒沉脉爲裏若陽明脉遲不惡寒身體濈濈汗出則用大承氣此又非諸遲爲寒之脉矣少陰病始得之反發熱而脉沉宜麻黄細辛湯汗之此又非沉爲在裏之脉矣凡此皆脉難盡憑之明驗也若只憑脉而不問證未免以寒爲熱以表爲裏以陰爲陽顛倒錯亂而夭人壽者多矣是以古人治病不專於脉而必兼於審證良有以也奈何世人不明乎此往往有病諱而不言惟以診脉而試醫之能否脉之而

所言偶中便視爲良醫而傾心付托其於病之根源一無所告藥之宜否亦無所審惟束手聽命於醫因循遂至於死尚亦不悟深可悲矣彼庸俗之人素不嗜學固無足怪奈近世士大夫家亦未免⑥狃於此習是又大可笑也夫定靜安慮格物致知乃大學首章第一義而慮者謂處事精詳格物者謂窮致事物之理致知者謂推及吾之所知凡此數事學者必嘗究心於此矣先正又言爲人子者不可不知醫病臥於床委之庸醫比之不慈不孝夫望聞問切醫家大節目也苟於臨病之際惟以切而知之爲能其餘三事一切置而不講豈得謂知醫乎豈得爲處事精詳乎豈得爲窮致事物之理而推極吾之所知乎且醫之良亦不專於善診一節凡動靜有常舉止不妄存心忠厚發言純篤察病詳審處方精專兼此數者庶可謂之良矣雖據脉言證或有少差然一脉所主非

一病故所言未必盡中也若以此而遂棄之所謂有二卵而棄干城之將烏可與智者道哉姑以浮脈言之脈經云浮爲風爲虛爲氣爲嘔爲厥爲痞爲脹爲滿不食爲熱爲内結等類所主不下數十餘病假使診得浮脈彼將斷其爲何病耶苟不兼之以望聞問而欲的知其爲何病吾爲戛戛乎其難矣古人以切居望聞問之後則於望聞問之間已得其病情矣不過再診其脈看病應與不應也若脈與病應則吉而易醫脈與病反則凶而難治以脈參病意蓋如此曷以診脈知病爲貴哉夫脈經一書拳拳示人以診法而開卷入首便言觀形察色彼此參伍以決死生可見望聞問切醫之不可缺一也噫世稱善脈莫過叔和尚有待於彼此參伍況下於叔和者乎故專以切脈言病必不能不致於誤也安得爲醫之良抑不特此世人又有以太素脈而言人貴賤窮通者此又

妄之甚也予嘗考其義矣夫太者始也初也如太極太乙之太素者質也本也如繪事後素之素此蓋言始初本質之脉也此果何脉耶則必指元氣而言也東垣曰元氣者胃氣之別名胃氣之脉蔡西山所謂不長不短不踈不數不大不小應手中和意思欣欣難以名狀者是也無病之人皆得此脉以此脉而察人之有病無病則可以此脉而察人之富貴貧賤則不可何也胃氣之脉難以形容莫能名狀將何以爲貴賤窮通之診乎竊觀其書名雖太素而其中論述略無一言及於太素之義所作歌括率多俚語全無理趣原其初意不過托此以爲徼利之媒後世不察遂相傳習莫有能辨其非者又或爲之語曰太素云者指貴賤窮通禀於有生之初而言也然脉可以察而知之非謂脉名太素也予曰固也然則太素之所診者必不出於二十四脉之外矣夫二十四脉皆

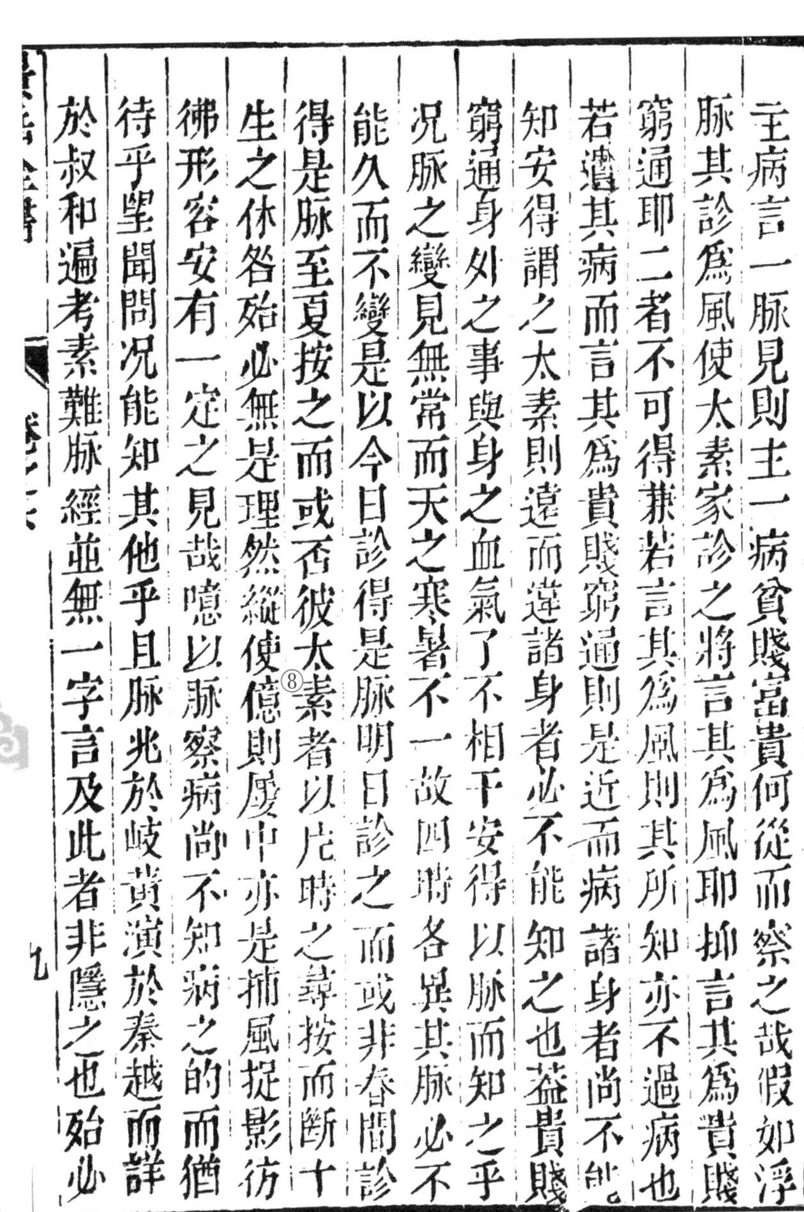

主病言一脈見則主一病貧賤富貴何從而察之哉假如浮脈其診爲風使太素家診之將言其爲風耶抑言其爲貴賤窮通耶二者不可得兼若言其爲風則其所知亦不過病也若遺其病而言其爲貴賤窮通則是近而病諸身者尚不能知安得謂之太素則遠而逆諸身者必不能知之也蓋貴賤窮通身外之事與身之血氣了不相干安得以脈而知之乎況脈之變見無常而天之寒暑不一故四時各異其脈必不能久而不變是以今日診得是脈明日診之而或非春間診得是脈至夏按之而或否彼太素者以片時之尋按而斷十生之休咎殆必無是理然縱使億則屢中亦是捕風捉影彷彿形容安有一定之見哉噫以脈察病尚不知病之的而猶待乎望聞問況能知其他乎且脈兆於岐黄演於秦越而詳於叔和遍考素難脈經並無一字言及此者非隱之也殆必

有不可誣者耳巢氏曰太素者善於相法特假太素以神其術耳誠哉言也足以破天下後世之惑矣又有善伺察者以言餂⑨人陰得其實故於診按之際肆言而爲欺妄是又下此一等無足論也雖然人禀天地之氣以生不能無清濁純駁之殊禀之清者血氣清而脉來亦清清則脉形圓淨至數分明吾診乎此但知其主富貴而已若曰何年登科何年陞授何年招財何年得子吾皆不得而知矣禀之濁者血氣濁而脉來亦濁濁則脉形不清至數混亂吾診乎此但知其主貧賤而已若曰某時招悔某時破財某時損妻某時剋子吾亦莫得而知矣又有形濁而脉清者此謂濁中之清質清而脉濁者此謂清中之濁又有形不甚清脉不甚濁但浮沉各得其位大小不失其等亦主平穩而無大得喪也其他言有所未盡義有所未備學者可以類推是則吾之所謂知人者十

本於理而已矣豈敢妄爲之說以欺人哉噫予所以著爲是論者蓋以世之有言太素脉者靡不翕然稱美不惟不能以理析又從而延譽於人縱使其言有謬又必陰與之委曲影射此所謂誤已而誤人者也果何益之有哉又有迎醫服藥者不惟不先言其所苦甚至再三詢叩終於默默至有隱疾而困醫者醫固爲其所困不思身亦爲醫所困矣此皆世之通患人所共有故予不得不詳論之以致夫丁寧之意俾聾瞽者或有所開發焉孟子曰予豈好辨哉予不得已也

太素可採之句 十四 吳崐

太素之說固爲不經然其間亦有可採者如口脉形圓淨至數分明謂之清脉形散澁至數糢糊謂之濁質清脉清富貴而多喜質濁脉濁貧賤而多憂質清脉濁此爲清中之濁外富貴而內貧賤失意處多得意處少也質濁脉清此謂濁中之

清外貧賤而內富貴得意處多失意處少也若清不甚清濁不甚濁其得失相半而無大得喪也富貴而壽脉清而長貧賤而夭脉濁而促清而促者富貴而夭濁而長者貧賤而壽此皆太素可採之句也然亦不能外乎風鑑故業太素者不必師太素但師風鑑風鑑精而太素之說自神矣至其甚者索隱行怪無所不至是又巫家之教耳孔子曰攻乎異端斯害也已矣正士豈爲之

太素大要十五　彭用光

論貴賤切脉之清濁論窮通切脉之滑澁論壽夭以浮沉論時運以衰旺論吉凶以緩急亦皆彷彿靈樞虛實攻補法天法地法人之奥旨○凡人兩手清微如無脉者此純陰脉主貴有兩手俱洪大者此純陽脉主貴

全書卷之六終

校注

①餉：同『噎』。
②尖：四库本作『失』，据文义当从。
③衡銓：称量器具，此处指规则、法度。
④滀（chù）：积聚。
⑤亾：『亡』的异体字。
⑥狃（niǔ）：因袭，拘泥。
⑦戞戞：形容困难，费力。『戞』，『戛』的异体字。
⑧億：通『臆』，推测。
⑨餂（tiǎn）：诱取。

景岳全書傷寒典目錄須集

卷之七

傷寒上

景岳全書卷之七須集傷寒典

會稽 張介賓會卿著
會稽 魯超謙菴訂

傷寒上

經義一

水熱穴論帝曰人傷於寒而傳爲熱何也岐伯曰夫寒盛則生熱也〇内經傷寒諸義并諸治法之未備者俱補載瘟疫門所當參閱

傷寒總名二

黄帝曰今夫熱病者皆傷寒之類也又曰凡病傷寒而成温者先夏至日爲病温後夏至日爲病暑此皆内經之明言也故凡病温病熱而因於外感者皆本於寒即今醫家皆謂之爲傷寒

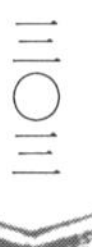

理宜然也近或有以温病熱病謂非眞傷寒者在未達其義耳

初診傷寒法三

凡初診傷寒者以其寒從外入傷於表也寒邪自外而入必由淺漸深故先自皮毛次入經絡又次入筋骨而後及於藏府則病日甚矣故凡病傷寒者初必發熱憎寒無汗以邪閉皮毛病在衞也漸至筋脉拘急頭背骨節疼痛以邪入經絡病在營也夫人之衞行脉外營行脉中今以寒邪居之則血氣混淆經絡壅滯故外證若此此即所謂傷寒證也自此而漸至嘔吐不食脹滿等證則由外入內由經入府皆可因證而察其表裏矣若或肌表無熱亦不憎寒身無疼痛脉不緊數者此其邪不在表病必屬裏凡察傷寒此其法也

論脉四

傷寒之邪實無定體或入陽經氣分則太陽爲首或入陰經精

分則少陰爲先其脉以浮緊而有力無力可知表之虚實沉緊而有力無力可知裏之虚實中而有力無力可知陰陽之凶吉診之之法當問證以知其外察脉以知其内先病爲本後病爲標能參合脉證而知緩急先後者乃爲上工

一診法曰浮脉爲在表故凡脉見浮緊而數者即表邪也再加以頭項痛腰脊强等證此即太陽經病當求本經輕重而解散之

一脉見洪長有力而外兼陽明證者即陽明在經之邪也宜求本經之寒熱以散之

一脉見弦數而兼少陽之證者即少陽經半表半裏之病宜和解而散之

一沉脉爲在裏病屬三陰詳具後六經證辨中但沉數有力是即熱邪傳裏也若表證深入而内見大滿大實陽邪熱結等

證治當從下也

一沉緊無力而外無大熱內無煩渴等病此陰證也若或畏寒厥冷及嘔吐腹痛瀉痢者此即陰寒直中治宜溫中也

一脉大者爲病進大因邪氣勝病日甚也脉漸緩者爲邪退緩則胃氣至病將愈也此以大爲病進固其然也然亦有宜大不宜大者又當詳辨如脉體本大而再加洪數此則病進之脉不可當也如脉體本小因服藥後而漸見滑大有力者此自陰轉陽必將汗解乃爲吉兆蓋脉至不鼓者由氣虛而然無陽豈能作汗也後論汗條中有按當並閱之

仲景傷寒論曰脉有陰陽者何謂也曰凡脉浮大數動滑皆陽也沉濇弱弦微皆陰也○諸脉浮數而發熱惡寒身痛不欲飲食者傷寒也若洒淅惡寒飲食如常而畜熱偏一處者必血氣壅遏不通成癰膿也○寸口脉浮爲在表沉爲在裏數爲

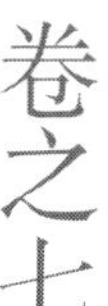

在府遲爲在藏○寸關尺三部浮沉大小遲數同等雖有寒熱不解者此脉陰陽爲和平雖劇必愈○其脉浮而汗出如流珠者陽氣衰也○脉瞥瞥如羹上珠者陽氣微也○脉縈縈如蜘蛛絲者陽氣衰也○脉綿綿如瀉漆之絶者亡其血也○其脉沉者榮氣微也○若脉浮大者氣實血虚也○脉微緩者爲欲愈也○陽脉浮陰脉弱者爲血虚血虚則筋急也○脉微弱而惡寒者此陰陽俱虚不可更發汗更吐更下也○陰證無脉温之而脉微續者生暴出者死○陰病見陽脉者生陽病見陰脉者死

論曰寸脉微名曰陽不足陰氣上入於陽中則灑淅惡寒也尺脉微名曰陰不足陽氣下陷入陰中則發熱也○寸口脉微而濇微者衛氣不行濇者榮氣不足衛氣衰面色黄榮氣不足面色青榮爲根衛爲葉榮衛俱微則根葉枯①槁而寒慄欬

逆嘔噦吐涎沫也

論曰緊脉從何而來曰假令亡汗若吐以肺裏寒故令脉緊也○假令欬者坐飲冷水故令脉緊也○假令下利以胃中虚冷故令脉緊也○按此言緊者即弦搏不散之謂蓋單言其緊而無滑數之意乃陽明胃氣受傷之脉故主爲陰寒之證若緊而兼數則必以外邪所致

愚按浮爲在表沉爲在裏此古今相傳之法也然沉脉亦有表證此陰實陽虚寒勝者然也浮脉亦有裏證此陽實陰虚水虧者然也故凡欲察表邪者不宜單據浮沉只當以緊數與否爲辨方爲的確蓋寒邪在表脉皆緊數緊數甚者邪亦甚緊數微者邪亦微緊數浮洪有力者邪在陽分即陽證也緊數浮沉無力者邪在陰分即陰證也以緊數之脉而兼見表證者其爲外感無疑即當治從解散然內傷之脉亦有緊數

者但內傷之緊其來有漸外感之緊發於陡然以此辨之最爲切當其有似緊非緊但較之平昔稍見滑疾而不甚者亦有外感之證此其邪之輕者或以初感而未甚者亦多見此脉是又不可不兼證而察之也若其和緩而全無緊疾之意則脉雖浮大自非外邪之證

按陶節菴曰夫脉浮當汗脉沉當下固其宜也然其脉雖浮亦有可下者謂邪熱入府大便難也設使大便不難豈敢下乎其脉雖沉亦有可汗者謂少陰病身有熱也設使身不發熱豈敢汗乎若此之說可見沉有表而浮亦有裏也

風寒辨 五

凡病傷寒者本由寒氣所傷而風即寒之帥也第以風寒分氣令則風主春而東寒主冬而北以風寒分微甚則風屬陽而淺寒屬陰而深然風送寒來寒隨風入透骨侵肌本爲同氣故凡

寒之淺者即爲傷風風之深者即爲傷寒而不淺不深半正半邪之間者即爲瘧疾其有留於經絡而肢體疼痛者則爲風痺然則傷風也傷寒也瘧疾風痺也皆風寒之所爲也觀靈樞九宮八風篇及歲露論所載俱甚言虛邪賊風之爲害口問篇言風成爲寒熱此皆指風爲寒邪也即如冬傷於寒者宜乎其爲傷寒也若春夏秋三時之感冒則孰非因寒亦孰非因風而入之故仲景曰凡傷寒之病多從風寒得之始因表中風寒入裏則不消矣未有溫覆而當不消散者豈非風寒本爲同氣乎內經曰謹候虛風而避之故聖人曰避虛邪之道如避矢石然邪弗能害此之謂也此杜漸防微之道也

傷寒三證六

夫傷寒爲病發由冬令嚴寒以水冰地裂之時最多殺厲之氣人觸犯之而即時病者是爲正傷寒此即陰寒直中之證也然

惟流離窮困之世多有之若時當治平民安飽煖則由中之病少見此傷寒之一也○其有冬時感寒不卽病者寒毒藏於營衛之間至春夏時又遇風寒則邪氣應時而動故在春則爲溫病在夏則爲暑病是以辛苦之人春夏多溫熱病者皆由冬時觸寒所傷故隨氣傳變本非卽病正傷寒之屬所當因其寒熱而隨證調治之此傷寒之二也○又有時行之氣者如春時應煖而反寒夏時應熱而反涼秋時應涼而反熱冬時應寒而反溫此非其時而有其氣是以一歲之中長幼之病多相似者是卽時行之病感冒虛風不正之氣隨感隨發凡稟弱而不慎起居多勞倦者多犯之此傷寒之三也凡此三者皆傷寒之屬第其病有不同治有深淺苟不能辨則必致悞人

六經證七

太陽經病頭項痛腰脊強發熱惡寒身體痛無汗脈浮緊以太

陽經脉由脊背連風府故爲此證此三陽之表也

陽明經病爲身熱目疼鼻乾不眠脉洪而長以陽明主肌肉其脉挾鼻絡於目故爲此證此三陽之裏也

少陽經病爲胸脇痛耳聾寒熱嘔而口苦咽乾目眩脉弦而數以少陽之脉循脇肋絡於耳故爲此證此二陽三陰之間也由此漸入三陰故爲半表半裏之經

太陰經病爲腹滿而吐食不下嗌乾手足自温或自利腹痛不渴脉沉而細以太陰之脉布胃中絡於嗌故爲此證

少陰經病爲舌乾口燥或自利而渴或欲吐不吐或引衣踡卧心煩但欲寐其脉沉以少陰之脉貫腎絡於肺繫舌本故爲此證

厥陰經病爲煩滿囊縮或氣上撞心心中疼熱消渴饑而不欲食食即吐蚘下之利不止脉沉而弦以厥陰之脉循陰器而

絡於肝故爲此證

成無巳曰熱邪自太陽傳至太陰則腹滿而嗌乾未成渴也傳至少陰則口燥舌乾而渴未成消也傳至厥陰而成消渴者熱甚能消水故也凡飲水多而小便少者謂之消渴肝居下部而邪居之則木火相犯所以邪上撞心木邪乘土則脾氣受傷所以饑不欲食食即吐蛕脾土既傷而復下之則脾氣愈虛所以痢不止

正陽明府病者由表而傳裏由經而入府也邪氣既深故爲潮熱自汗譫語發渴不惡寒反惡熱揭去衣被揚手擲足或發斑黄狂亂五六日不大便脉滑而實此實熱已傳於內乃可下之若其脉弱無神或內無痞滿實堅等證又不可妄行攻下

仲景曰尺寸俱浮者太陽受病也當一二日發○尺寸俱長者

陽明受病也當二三日發○尺寸俱弦者少陽受病也當三四日發此三陽皆受病未入於府者可汗而已○尺寸俱沉細者太陰受病也當四五日發○尺寸俱沉者少陰受病也當五六日發○尺寸俱微緩者厥陰受病也當六七日發此三陰俱受病已入於府者可下而已

成無已註曰三陽受邪爲病在表法當汗解然三陽亦有便入府者入府則宜下故云未入於府者可汗而已三陰受邪爲病在裏於法當下然三陰亦有在經者在經則宜汗故云已入於府者可下而已

太陽證似少陰者以其發熱惡寒而脉反沉也○少陰證似太陽者以其惡寒脉沉而反發熱也○仲景曰太陽病發熱頭痛脉反沉身體疼痛若不瘥未當救其裏宜四逆湯○少陰病始得之反發熱脉沉者宜麻黄附子細辛湯

按此二證謂病在太陽其脉當浮而反沉者因正氣衰弱裏虚而然故當用四逆湯此裏虚不得不救也病在少陰證當無熱而反熱者因寒邪在表猶未傳裏故當用麻黄附子細辛湯此表邪不得不散也此二證者均屬脉沉發熱但其有頭疼故爲太陽病無頭疼故爲少陰病第在少陰而反發熱者以表邪浮淺可以汗解其反猶輕在太陽而反脉沉者以正氣衰微難施汗下其反爲重由此觀之可見陽經有當温裏者故以生附配乾薑補中自有散意陰經有當發表者故以熟附配麻黄發中亦有補焉此仲景求本之治其他從可知矣

傳經辨八　附合病併病義

傷寒傳變不可以日數爲拘亦不可以次序爲拘如内經言一日太陽二日陽明三日少陽之類蓋言傳經之大槩非謂凡患

傷寒者必皆如此也蓋寒邪中人本無定體觀陶節菴曰風寒之初中人也無常或入於陰或入於陽非但始太陽終厥陰也或自太陽始日傳一經六日至厥陰邪氣衰不傳而愈者亦有不罷再傳者或有間經而傳者或有傳至二三經而止者或有終始只在一經者或有越經而傳者或有自少陽陽明而入者或有初入太陽不作鬱熱便入少陰而成真陰證者所以凡治傷寒不可拘泥但見太陽證便治太陽但見少陰證便治少陰但見少陽陽明證便治少陽陽明此活法也○又有合病併病之證曰合病者兩經或三經齊病不傳者爲合病併病者一經先病爲盡又過一經者爲併病所以有太陽陽明合病有太陽少陽合病有陽明少陽合病有三陽合病三陽若與三陰合病即是兩感所以三陰無合併例也即仲景亦曰日數雖多但見表證而脉浮緊者猶宜汗之日數雖少但見裏證而脉沉實者

猶宜下之，誠爲不易之論。故不可執定日數，謂一二日宜發表，三四日宜和解，五六日即宜下。若或不知通變，因致悮人者多矣。故必眞知其表邪未解，則當汗之；眞知其胃邪已實，方可下之；眞知其陰寒邪勝，自宜溫之；眞知其邪實正虛，客主不敵，必須補之。但能因機察變，原始要終，而纖悉無遺者，方是活人高手。

仲景曰：傷寒一日，太陽受之，脉若靜者爲不傳；頗欲吐，若躁煩，脉數急者，爲傳也。○傷寒六七日，無大熱，其人躁煩者，此爲陽去入陰故也。○傷寒二三日，陽明、少陽證不見者，爲不傳也。○傷寒三日，三陽爲盡，三陰當受邪，其人反能食而不嘔，此爲三陰不受邪也。

陽證陰證辨九

凡治傷寒，須先辨陽證陰證。若病自三陽不能解散而傳入三陰則寒鬱爲熱因成陽證蓋其初病必發熱頭痛脉浮緊無汗以漸而深乃入陰經此邪自陽分傳來愈深則愈熱雖在陰經亦陽證也其脉必沉實有力其證必煩熱燥盛此當攻裏或清或下隨宜而用若內不有熱安得謂之陽證乎○若初起本無發熱頭痛等證原不由陽經所傳而徑入陰分者其證或厥冷或嘔吐或腹痛瀉利或畏寒不渴或脉來沉弱無力此皆元陽元氣之不足乃爲真正陰證經曰發熱惡寒發於陽無熱惡寒發於陰此以傳經不傳經而論陰陽也陰陽之治又當辨其虛實如左

一治傷寒凡陽證宜涼宜瀉陰證宜補宜溫此大法也第以經藏言陰陽則陰中本有陽證此傳經之熱邪也以脉證言陰陽則陽中最多陰證此似陽之虛邪也惟陰中之陽者易辨而陽中之陰者爲難知耳如發熱狂躁口渴心煩喜冷飲水

無度大便鞕小便赤喉痛口瘡聲粗氣急脈來滑實有力者此眞陽證也其有身雖熱而脈來微弱無力者此雖外證似陽實非陽證類陶節菴曰凡發熱面赤煩躁揭去衣被唇口赤裂言語善惡不避親疏虛狂假班脈大者人皆不識認作陽證殊不知陰證不分熱與不熱須憑脈下藥至爲切當不問脈之浮沉大小但指下無力重按全無便是陰脈不可與涼藥服之必死急與五積散通解表裏之寒甚者必須加薑附以溫之又曰病自陽分傳入三陰者但是脈沉妙在指下有力無力中分有力者爲陽爲實爲熱無力者爲陰爲虛爲寒此節菴出人之見也然以余觀之大都似陽非陽之證不必謂其外熱煩躁微渴戴陽之類即皆爲陰證也但見其元陽不足而氣虛於中雖有外熱即假熱耳設有淸涼消耗則中氣愈敗中氣既敗則邪氣愈强其能生乎故凡遇此等證

候必當先其所急人知所急在病而不知所急在命元氣忽

去疾如絕絃呼吸變生挽無及矣治例另列後卷

一傷寒綱領惟陰陽爲最此而有悞必致殺人然有純陽證有純陰證是當定見分治也又有陰陽相半證如寒之即陰勝熱之即陽勝或今日見陰而明日見陽者有之今日見陽而明日變陰者亦有之其在常人最多此證盤珠膠柱②惟明哲者之能辨也然以陰變陽者多吉以陽變陰者多凶是又不可不察

凡病人開目喜明欲見人多譚者屬陽閉目喜暗不欲見人懶言者屬陰

論曰夫陽盛陰虛汗之則死下之則愈陽虛陰盛汗之則愈下之則死○又曰桂枝下咽陽盛則斃承氣入胃陰盛以亡○按此陰陽二字乃以寒熱爲言也陽盛陰虛言內熱有餘而

外寒不甚也夫邪必入府然後作熱熱實於內即陽盛也故再用溫熱以汗之則死矣陽虛陰盛言寒邪有餘而蓄熱未深也夫邪中於表必因風寒寒束於外即陰盛也故妄用沉寒以下之則死矣所以陽盛者用桂枝則斃陰盛者用承氣則亡

三陽陽明證十三

仲景曰病有太陽陽明有正陽陽明有少陽陽明何謂也答曰太陽陽明者脾約是也正陽陽明者胃家實也少陽陽明者發汗利小便胃中燥煩實大便難是也問曰何緣得陽明病答曰太陽病發汗若下若利小便此亡津液胃中乾燥因轉屬陽明內實大便難此名陽明也問曰陽明病外證云何答曰身熱汗自出不惡寒反惡熱

按此三陽陽明之證皆自經傳府胃家之實證也曰太陽陽

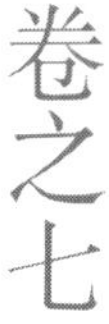

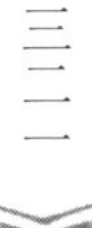

明者邪自太陽傳入於胃其名脾約以其小便數大便鞕也正陽陽明者邪自陽明本經傳入於府而邪實於胃也少陽陽明者邪自少陽傳入於胃也胃爲府者猶府庫之府府之爲言聚也以胃本屬土爲萬物所歸邪入於胃則無所復傳鬱而爲熱此由耗亡津液胃中乾燥或三陽熱邪不解自經而府熱結所成故邪入陽明胃府者謂之實邪土氣爲邪王於未申所以曰晡潮熱者屬陽明也論曰潮熱者實也是爲可下之證又曰潮熱者此外欲解也可攻其裏焉又曰其熱不潮不可與承氣此潮熱屬胃可知也然潮熱雖爲可攻若脉浮而緊或小便難大便溏身熱無汗此熱邪未全入府猶屬表證仍當和解若邪熱在表而妄攻之則禍不旋踵矣

成無已曰胃爲水穀之海主養四傍故四傍有病皆能傳入於胃入胃則更不復傳如太陽病傳之入胃則不更傳陽明

陽明病傳之入胃則不更傳少陽少陽傳之入胃則不更傳三陰也

兩感十一

病兩感於寒者一日則太陽與少陰表裏俱病凡頭痛發熱惡寒者邪在表口乾而渴者邪在裏二日則陽明與太陰表裏俱病身熱目痛鼻乾不眠者邪在表腹滿不欲食者邪在裏三日則少陽與厥陰表裏俱病耳聾脇痛寒熱而嘔者邪在表煩滿囊縮而厥水漿不入邪在裏凡兩感者或三日或六日營衛不行藏府不通昏不知人胃氣乃盡故當死也若此兩感雖爲危證然不忍坐視其於拯溺救焚之計所不可免但當細察其證亦自有緩急可辨若二陽之頭痛身熱耳聾脇痛惡寒而嘔此在表者不得不解於外其三陰之腹滿口渴囊縮譫語此在裏者不得不和其中若其邪自外入而外甚於裏者必當以外爲

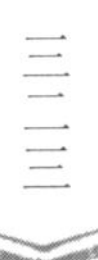

主治而兼調其內若其邪因虛襲而元氣不支者速宜單顧根本不可攻邪但使元陽不敗則強敵亦將自解其庶幾乎有可望也此證變態非常故不可鑿③言方治

按門人錢禎曰兩感者本表裏之同病似若皆以外感為言也而實有未必盡然者正以外內俱傷便是兩感今見有少陰先潰於內而太陽繼之於外者即縱情肆慾之兩感也太陰受傷於裏而陽明重感於表者即勞倦竭力飲食不調之兩感也厥陰氣逆於藏少陽復病於府者即七情不慎疲筋敗血之兩感也人知兩感為傷寒而不知傷寒之兩感內外俱困病斯劇矣但傷有重輕醫有知不知則死生係之或謂兩感證之不多見者蓋亦見之不廣而義有未達耳其於治法亦在乎知其由而救其本也此言最切此病誠發人之未發深足指迷不可不錄

表裏

陽邪在表則表熱陰邪在表則表寒○陽邪在裏則裏熱陰邪在裏則裏寒○邪在半表半裏之間而無定處則往來寒熱○邪在表則心腹不滿邪在裏則心腹脹痛○邪在表則呻吟不安邪在裏則躁煩悶亂○邪在表則能食邪在裏則不能食不欲食者邪在於表裏之間未至於不能食也○邪在表則不煩不嘔邪在裏則煩滿而嘔凡初見心煩喜嘔及胸膈漸生痞悶者邪在表方傳裏也不可攻下○凡病本在表外證悉具而脉反沉微者以元陽不足不能外達也但當救裏以助陽散寒爲上策○前卷傳忠錄中有辨當互閱之

寒熱辨十三

邪氣在表發熱者表熱裏不熱也宜温散之 邪氣在裏發熱者裏熱甚而達於外也宜清之

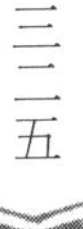

陽不足則陰氣上入陽中而爲惡寒陰勝則寒也宜溫之陰不足則陽氣陷入陰中而爲發熱陽勝則熱也宜清之

寒熱往來者陰陽相爭陰勝則寒陽勝則熱也蓋熱爲陽寒爲陰表爲陽裏爲陰邪之客於表者爲寒邪與陽相爭則爲寒慄邪之傳於裏者爲熱邪與陰相爭則爲熱躁其邪在半表半裏之間者外與陽爭則爲寒內與陰爭則爲熱或表或裏或出或入是以寒熱往來此半表裏之證也故凡寒勝者必多寒熱勝者必多熱但審其寒熱之勢則可知邪氣之淺深也

經曰陽微則惡寒陰弱則發熱

仲景曰發熱惡寒者發於陽也無熱惡寒者發於陰也

論汗十四

仲景論曰寸口脉浮而緊浮則爲風緊則爲寒風則傷衛寒則

傷榮榮衛俱病骨節煩疼當發其汗也
曰三陽皆受病未入於府者可汗而已詳見前六經證中
曰太陽病脉浮緊無汗發熱身疼痛八九日不解表證仍在者此當發其汗○按此一證雖以太陽經爲言然陽明少陽日久不解者亦仍當汗散但太陽爲三陽之表而主通身之外證故特舉太陽爲言也
曰太陽病頭痛發熱身疼腰痛骨節疼痛惡風無汗而喘者麻黄湯主之
曰脉浮而數者可發汗宜麻黄湯主之
曰太陽與陽明合病喘而胸滿者邪在表也不可下宜麻黄湯主之
曰陽明病脉浮無汗而喘者發汗則愈宜麻黄湯主之
曰太陽病項背强几几無汗惡風者宜葛根湯主之

曰太陽與陽明合病者必自下利葛根湯主之

曰太陽中風脉浮緊發熱惡寒身疼痛不汗出而煩躁者大青龍湯主之

曰太陽病發熱汗出惡風脉緩者名爲中風○太陽病頭痛發熱汗出惡風者桂枝湯主之

曰太陽病外證未解脉浮弱者當以汗解宜桂枝湯

曰陽明病脉遲汗出多微惡寒者表未解也可發汗宜桂枝湯

曰病如瘧狀日晡所發熱者屬陽明也脉浮虛者當發汗宜桂枝湯

曰太陰病脉浮者可發汗宜桂枝湯

曰厥陰證有下利腹脹滿身體疼痛者先溫其裏乃攻其表溫裏四逆湯攻表桂枝湯

曰下利後身疼痛清便自調者急當救表宜桂枝湯發汗○按

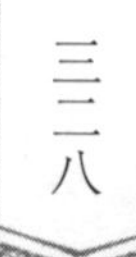

此以身疼痛者爲表證故當散之

曰傷寒發汗解半日許復煩脉浮數者可更發汗宜桂枝湯主之

曰少陰病始得之反發熱脉沉者麻黃附子細辛湯主之○按此證脉雖沉而身反熱者正乃陰經之表證也故宜用此温散

曰太陽病不解轉入少陽脇下鞕滿乾嘔不能食往來寒熱脉沉緊者與小柴胡湯

曰嘔而發熱者小柴胡湯主之

曰陽明病發潮熱大便溏小便自可胸脇滿者小柴胡湯主之

曰陰證不得有汗今頭汗出故知非少陰也可與小柴胡湯

曰二陽併病太陽初得病時發其汗汗出不徹因轉屬陽明續自微汗出不惡寒若太陽病證不罷者不可下下之爲逆如

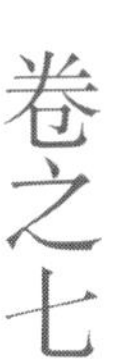

此者可小發汗

按仲景表汗之條縷悉尚多今但述其切要者凡二十四證以見其宜否之法而大意可得也第其所用汗劑不曰麻黃則曰桂枝此寒邪初感溫散之妙法也今後人以麻黃桂枝爲異物而不敢用而復有强爲之釋者謂此在仲景乃爲降冬直中陰寒者設耳而不知四時陰勝之邪皆最宜者也嗚呼仲景之下再無仲景可見醫中之品矣

一各經表證凡有汗出不徹者皆未足言汗蓋邪未盡去其人必身熱不退而仍覺躁煩或四體痠疼坐卧有不安者以汗出不徹故也何從知之但診其脉緊不退及熱時乾燥無汗者卽其證也仍宜汗之如果汗透而熱仍不退或汗後身熱愈甚者是卽所謂陰陽交魂魄離大凶之兆也

一凡汗之不徹者其故有三如邪在經絡筋骨而汗出皮毛者

此邪深汗淺，衛解而營不解，一不徹也；或以十分之邪而去五分之汗，此邪重汗輕，二不徹也；或寒邪方去，猶未清楚，遽起露風而因虛復感，此新舊相踵，三不徹也。凡遇此者，當辨其詳而因微甚以再汗之。

一凡既愈復熱者，其故有四：或以邪氣方散，胃氣未清，因而過食者，是爲食復，此其一也；或以表邪方解，原不甚虛，有過慎者輒加溫補，是誤補而復，此其二也。若此二者，所謂食入於陰，長氣於陽，以致衛氣復閉，陽邪復聚而然，表邪既復，仍宜汗也。又或有以新病方瘳，不能調攝，或勞傷脾陰，因而復熱者，是名勞復，此其三也；或不慎房室，因而再感者，是名女勞復，此其四也。若此二者，所謂陰虛者陽必湊之而然，此則或從補或從汗，當因變制宜，權其緩急而治分虛實也。

論曰：傷寒差後更發熱者，小柴胡湯主之；脈浮者，宜汗解之；脈

沉實者宜下解之

一取汗之法當取於自然不宜急暴但服以湯劑蓋令溫煖使得津津微汗稍令久之則手足俱周徧身通達邪無不散矣若一時逼之致使如淋如洗則急遽間衛氣已達而營氣未周反有不到之處且恐大傷元氣非善法也余嘗見有子病者其父母愛惜之甚欲其速愈且當溫煖之令覆以重被猶恐不足而以身壓其上子因熱極呼叫④其父母曰猶未也須再出些方好及許久放起竟致亾陽而斃之是但知汗出何妨而不知汗之殺人此強發之鑑也○又有邪本不甚或挾虛年衰感邪等證醫不能察但知表證宜解而發散太過或誤散無效而屢散不已因而即被其害者有之或邪氣雖去遂致胃氣大傷不能飲食而羸憊不振者有之此過汗之戒也○凡發汗太過一時將至亾陽或身寒而慄或氣脫昏沉

等候速宜煎獨參湯一兩許飲之或甚者以四味回陽飲速爲挽回庶可保全否則恐致不救

一脉有忌汗者如傷寒論曰太陽病發熱惡寒熱多寒少脉微弱者此無陽也不可發汗○弦爲陽運微爲陰寒上實下虛意欲得温微弦爲虛不可發汗發汗則寒慄不能自還○傷寒四五日脉沉而喘滿沉爲在裏不可汗汗亡津液必大便難而讝語○少陰病脉微不可發汗以亡陽故也○傷寒脉微而惡寒者此陰陽俱虛不可更發汗更吐下也○尺脉弱而無力者切不可汗下○尺中遲者不可發汗以榮氣不足血少故也

景岳子曰按以上忌汗諸脉可見仲景大意故凡治傷寒但見脉息微弱及沉細無力者皆不可任意發汗然欲去外邪非汗不可而仲景云脉微弱者不可發汗夫脉弱非陽既不

可用寒涼而寒邪在表又不可用攻下然則舍汗之外又將何法以治此表邪乎不知溫中即可以散寒而強主即可以逐寇此仲景之意豈不盡露於言表而明悟者當心會之矣且凡病外感而脉見微弱者其汗最不易出其邪最不易解何也正以元氣不能托送即發亦無汗邪不能解則愈發愈虛而危亡立至矣夫汗本乎血由乎營也營本乎氣由乎由也未有中氣虛而營能盛者未有營氣虛而汗能達者脉即營之外候脉既微弱元氣可知元氣愈虛邪愈不解所以陽證最嫌陰脉正爲此也故治此者但遇脉息微弱正不勝邪等證必須速固根本以杜深入專助中氣以托外邪必使眞元漸充則脉必漸盛自微細而至滑大自無力而至有神務令陰脉轉爲陽脉陰證轉爲陽證斯時也元氣漸充方是正復邪退將汗將解之佳兆故凡治表邪之法有宜發散者有

宜和解者有宜調補營衛者如果邪實而無汗則發散爲宜有汗而熱不除則和解爲宜元氣虛而邪不能退則專救根本以待其自解自汗爲宜此逐邪三昧萬全之法也今有庸流但見其外不見其内彼不論證之陰陽脉之虛實但知寒凉可以退熱但知發散可以解表不知元陽一敗則土崩瓦解立見潰矣反掌殺人而終身不悟是眞下愚不移者也若而人者亦可謂之醫乎

一證有忌汗者如傷寒論曰當汗者下之爲逆當下者汗之爲逆○下利清穀不可攻表汗出必脹滿以重亡津液也○汗家不可發汗○陽虛不得重發汗○衄家不可發汗○亡血家不可發汗○淋家不可發汗發汗必便血○咽喉乾燥者不可發汗○咽中閉塞不可發汗發汗則吐血氣欲絕○身重心悸者不可發汗○瘡家雖身痛不可發汗發汗則痓○

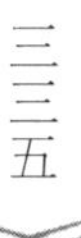

𤼵而小便利若失小便者不可發汗汗出則四肢厥逆冷○諸動氣不可發汗 動氣義詳後論下

論吐十五

仲景曰病人手足厥冷脉乍緊者邪結在胸中心中滿而煩饑不能食者病在胸中當吐之宜瓜蒂散○病人手足厥冷脉乍結以客氣在胸中心下滿而煩飲食不能入者病在胸中當吐之

曰病如桂枝證頭不痛項不强寸脉微浮胸中痞鞕氣上衝咽喉不得息者此爲胸有寒也當吐之宜瓜蒂散○少陰病飲食入口則吐心中温温欲吐復不能吐始得之手足寒脉弦遲者此胸中實不可下也當吐之若膈上有寒飲乾嘔者不可吐也急温之宜四逆湯○按此二節前節言胸有寒者謂寒邪也所以當吐後節言膈上有寒飲乾嘔者謂中寒也所

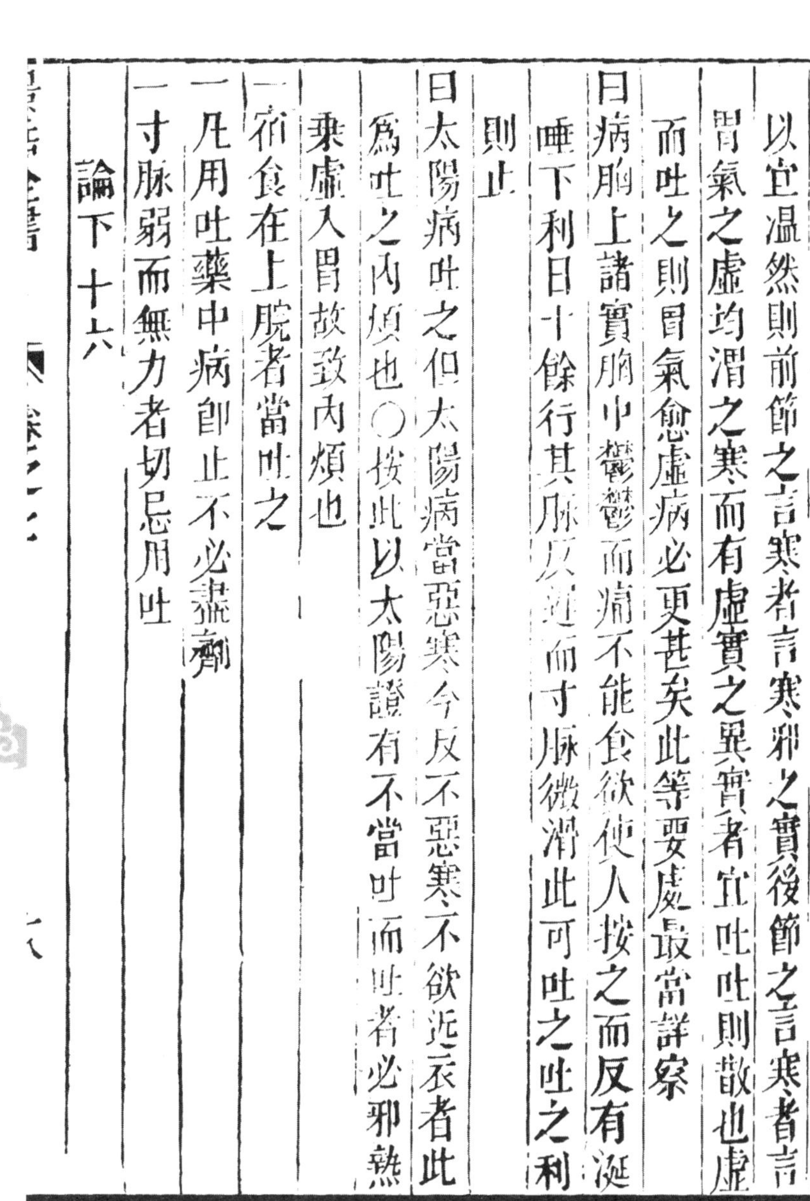
以宜溫然則前節之言寒者言寒邪之實後節之言寒者言胃氣之虛均謂之寒而有虛實之異實者宜吐吐則散也虛而吐之則胃氣愈虛病必更甚矣此等要處最當詳察

曰病胸上諸實胸中鬱鬱而痛不能食欲使人按之而反有涎唾下利日十餘行其脈反遲而寸脈微滑此可吐之吐之利則止

曰太陽病吐之但太陽病當惡寒今反不惡寒不欲近衣者此爲吐之內煩也○按此以太陽證有不當吐而吐者必邪熱乘虛入胃故致內煩也

一宿食在上脘者當吐之

一凡用吐藥中病即止不必盡劑

一寸脈弱而無力者切忌用吐

論下十六

論曰三陰皆受病已入於府者可下而已○此詳義見前六經
證

曰脉浮而大心下反鞕有熱屬藏者攻之不令發汗○按此以
心下鞕而熱在藏即脉雖浮大者病亦屬裏故不宜發汗而
當攻內也

曰傷寒不大便六七日頭痛有熱者與承氣湯○按此以陽明
內熱而爲頭痛也故可攻之

曰陽明病外已解而潮熱者可攻裏也手足濈然而汗出者此
大便已鞕也大承氣湯主之若汗雖多而微發熱惡寒者表
未解也其熱不潮未可與承氣

曰陽明病胃中有燥屎者可攻之病人不大便五六日繞臍痛
煩躁發作有時者此有燥屎也

曰汗出譫語者以有燥屎在胃中此爲風也須下之宜大承氣

湯

曰陽明病發熱汗多者熱在裏也急下之宜大承氣湯

曰陽明病發汗不解腹滿痛者邪在裏也急下之宜大承氣湯

曰病腹中滿痛者此爲實也當下之

曰腹滿不減減不足言當下之宜大承氣湯

曰傷寒六七日結胸熱實脉沉而緊心下痛按之石鞕者或心下至少腹鞕滿而痛不可近者大陷胸湯主之

曰陽明少陽合病脉滑而數者有宿食也當下之宜大承氣湯

○按此一條必須兼脉證而察之蓋傷寒之脉滑數者多若無脹痛等證未必即爲宿食故不可單據滑數之脉便認作可攻之證

曰若表已解而內不消非大滿猶生寒熱則病不除也○按此一條言若非大滿而猶生寒熱者是表病猶不除也尚不可

下

曰若表已解而內不消大滿大實堅有燥屎自可徐下之雖四五日不能爲禍也若不宜下而便攻之內虛熱入協熱遂利煩躁諸變不可勝數輕者困篤重者必死矣○按此一條言外無表證內有堅滿然後可下正以見下不宜輕輕下者爲禍不小也

曰太陽病熱結膀胱其人如狂血自下下者愈若表未解者不可攻當先解表表已解但少腹急結者乃可攻之宜桃仁承氣湯

一凡傷寒當下者不宜用丸藥以丸藥不能滌蕩熱邪而但能損正氣也○又凡治傷寒熱邪傳裏者服下藥後仍用鹽炒麩皮一升許將絹包於病人腹上款款熨之使藥氣得熱則行大便必易通也

一脈有忌下者如傷寒論曰傷寒脈微而惡寒者此陰陽俱虛不可更發汗更吐更下也○寸口脈浮大而醫反下之此爲大逆○關脈弱胃氣虛有熱不可大攻之熱去則寒起○尺脈濇弱無力者不可下○大便鞕者當下之設脈遲緩者不可下裏氣不實也○脈虛細者不可下○脈浮者不可下○脈濡而弱弱反在關濡反在巔弦反在上微反在下弦爲陽運微爲陰寒上實下虛意欲得溫微弦爲虛虛者不宜下也○脈浮而大浮爲氣實大爲血虛血虛爲無陰孤陽獨下陰部者醫以爲熱而復用毒藥攻其胃此爲重虛客陽去有期必下如汚泥而死○脈濡而緊濡則陽氣微緊則榮中寒陽微衛中風發熱而惡寒榮緊胃氣冷微嘔心內煩醫謂有大熱解肌而發汗亡陽虛煩躁心下苦痞堅表裏俱虛竭卒起而頭眩客熱在皮膚悵快不得眠不知胃氣冷緊寒在關元

當溫反下之安可復追還○脉久數者非外邪也不可下之○脉細數者非實邪也不可下○結胸證其脉浮大者邪未入府也不可下下之則死○大抵傷寒最宜慎下若脉息無力及表證未罷者不可亂投湯劑下之為逆

一證有忌下者如太陽病外證未解不可下下之為逆○太陽與陽明合病喘而胸滿者邪在表也不可下○陽明病若微發熱惡寒者表未解也不可下○陽明病潮熱大便初鞕後溏者不可攻○陽明病腹微滿初頭鞕後必溏者非實熱也不可攻之○陽明病其熱不潮者未可與承氣湯○陽明病雖有潮熱而大便不鞕者不可與承氣湯○不轉失氣者其內不堅慎不可攻也○陽明病心下鞕滿者不可攻攻之利遂不止者死鞕在心下者其邪在胸膈猶未入府也故不可攻○藏結無陽證不往來寒熱其人反靜舌上胎滑者不可

攻也○病欲吐者不可下嘔多雖有陽明證不可攻之此嘔多者病在上焦病在上而攻其下取敗之道也○陽明病若汗多微發熱惡寒者外未解也其熱不潮未可與承氣湯○濕家下之額上汗出微喘小便不利者死下利不止亦死○陽明病不能食攻其熱必噦所以然者胃中虛冷故也以其人本虛故攻其熱必噦○陰強無陽者雖其大便堅鞕亦不可下下之則清穀腹滿○陰陽俱虛惡水者若下之則裏冷不嗜食大便完穀出○陽微者不可下下之則心下痞鞕○惡寒者不可下○小便清利者火不盛也不可下○諸四逆厥者不可下○咽中閉塞者不可下○發汗多亡陽譫語者不可下○諸虛者不可下下之則陽虛而生寒仲景曰極寒反汗出身必冷如氷其有眼睛不慧語言不休口雖欲言舌不得前者皆死○陰虛水虧虛煩虛躁者不可下亟亡其陰

萬無生理矣

看目十七

夫治傷寒須觀兩目或赤或黄赤者爲陽證若兼六脉洪大有力或躁而渴者其熱必甚輕則三黄石膏湯重則大承氣之類主之

一凡目色清白而無昏冒閃爍之意者多非火證不可輕用寒涼

一眼眵多結者必因有火蓋凡有火之候目必多液液乾而凝所以爲眵即如肺熱甚則鼻涕出是亦目液之類也

一目睛上視者謂之戴眼此屬足太陽經之證蓋太陽爲目之上綱而與少陰爲表裏少陰之腎氣大虧則太陽之陰虚血少故其筋脉燥急牽引而上若直視不轉者尤爲凶候欲治此者速當以培陰養血爲主今人不知皆云爲風若用風藥

則陰愈虛血愈燥矣其有不顛覆者未之有也

舌色辨十八

舌爲心之官本紅而澤凡傷寒三四日已後舌上有胎必自潤而燥自滑而濇由白而黄由黄而黑甚至焦乾或生芒刺是皆邪熱内傳由淺入深之證也故凡邪氣在表舌則無胎及其傳裏則津液乾燥而舌胎生矣若邪猶未深其在半表半裏之間或邪氣客於胸中者其胎不黑不澁止宜小柴胡之屬以和之若陽邪傳裏胃中有熱則舌胎不滑而澁宜梔子豉湯之屬以清之若煩燥欲飲水數升者白虎加人參湯之類主之大都舌上黄胎而焦澁者胃府有邪熱也或清之或微下之金匱要畧曰舌黄未下者下之黄自去然必大便燥實脉沉有力而大渴者方可下之若微渴而脉不實便不堅胎不乾燥芒刺者不可下也其有舌上黑胎而生芒刺者則熱更深矣宜涼膈散承氣

湯大柴胡之屬酌宜下之若胎色雖黑滑而不澁者便非實邪亦非火證非惟不可下且不可淸也此辨舌之槩雖云若此然猶有不可槩論者仍宜詳察如左

按傷寒諸書皆云心爲君主之官開竅於舌心主火腎主水黑爲水色而見於心部是爲鬼賊相刑故知必死此雖據理之談然實有未必然者夫五行相制難免無尅此其所以爲病豈因尅爲病便爲必死第當察其根本何如也如黑色連地而灰黯無神此其本原已敗死無疑矣若舌心焦黑而質地紅活未必皆爲死證陽實者淸其胃火火退自愈何慮之有其有元氣大損而陰邪獨見者其色亦黃黑眞水涸竭者其舌亦乾焦此腎中水火俱虧原非實熱之證欲辨此者但察其形氣脉色自有虛實可辨而從補從淸反如冰炭矣故凡以焦黑乾澁者尚有非實非火之證再若靑黑少神而潤滑

不燥者則無非水乘火位虛寒證也若認此爲火而苦寒一投則餘燼隨滅矣故凡見此者但當詳求脈證以虛實爲主不可因其焦黑而執言清火也傷寒固爾諸證亦然

新按　余在燕都嘗治一王生患陰虛傷寒年出三旬而舌黑之甚其芒刺乾裂焦黑如炭身熱便結大渴喜冷而脈則無力神則昏沉羣醫謂陽證陰脈必死無疑余察其形氣未脫遂以甘溫壯水等藥大劑進之以救其本仍間用涼水以滋其標蓋水爲天一之精涼能解熱甘可助陰非若苦寒傷氣者之比故於津液乾燥陰虛便結而熱渴火盛之證亦所不忌由是水藥並進前後凡用人參熟地輩各一二斤附子肉桂各數兩冷水亦一二斗然後諸證漸退飲食漸進神氣俱復矣但察其舌黑則分毫不減余甚疑之莫得其解再後數日忽舌上脫一黑殼而內則新肉燦然始知其膚腠焦枯死

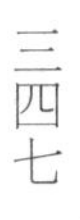

而復活使非大徹滋補安望再生若此一證特舉其甚者紀之此外凡舌黑用補而得以保全者蓋不可枚舉矣所以凡診傷寒者當以舌色辨表裏以舌色辨寒熱皆不可不知也若以舌色辨虛實則不能無誤蓋實固能黑以火盛而焦也虛亦能黑以水虧而枯也若以舌黃舌黑悉認爲實熱則陰虛之證萬無一生矣

古按　金鏡錄曰舌見全黑色水尅火明矣患此者百無一治治者審之○薛立齋曰余在留都⑤時地官主事鄭汝東妹壻患傷寒得此舌院內醫士曾禧囗當用附子理中湯人減驚駭而止及其困甚治棺曾與其鄰復往視之謂用前藥猶有生意其家既待以死拚而從之數劑而愈大抵舌黑之證有火極似水者即杜學士所謂薪爲黑炭之意也宜涼膈散之類以瀉其陽有水來尅火者即曾醫士所療者是也宜理中

湯以消陰翳，又須以老生薑切平，擦其舌色稍退者可治，堅不退者不可治。

又按：弘治辛酉金臺姜夢輝患傷寒，亦得此舌，手足厥冷，吃逆不止，衆醫猶作火治，幾致危殆。判院吳仁齋用附子理中湯而愈。夫醫之爲道，有是病必用是藥，附子療寒，其效可數，奈何世皆以爲必不可用之藥，寧視人之死而不救，不亦哀哉！凡用藥得宜，效應不異，不可便謂爲百無一治而棄之也。

飲水十九

凡傷寒欲飲水，因内水消竭，欲得外水自救。若大渴欲飲一升，止可與一碗，常令不足，不可太過。若恣飲過量，使水停心下，則爲水結胸；畜於胃，則爲噎爲噦；溢於皮膚，則爲腫；蓄於下焦，則爲癃；滲於腸間，則爲利下。皆飲水太多之過也。又不可不與，又

不可强與故曰若還不與非其治强飲須發別病生也

凡陽明病口燥但欲漱水而不欲嚥者以熱在經而裏無熱也必將爲衄不可與凉藥

按飲水一證本以内熱極而陽毒甚者最其相宜若似乎止宜實邪不宜於虚邪也而不知虚證亦有不同如陽虚無火者其不宜水無待言也其有陰虚火盛者元氣既弱精血又枯多見舌裂唇焦大渴喜冷三焦如焚二便閉結等證使非藉天一之精何以濟然眉之急故先以冰水解其標而繼以甘温培其本水藥兼進無不可也其有内眞寒外假熱陰盛格陽等證察其元氣則非用甘温必不足以挽回察其喉舌則些微辛熱又不可以近口有如是者則但將甘温大補之劑或單用人參煎成湯液用水浸極冷而飲之此以假冷之味解上焦之假熱而眞温之性復下焦之眞陽是非用水而

實亦用水之意，余用此活人多矣，誠妙之甚者也。惟是假熱之證，則證雖熱而脉則微，口雖渴而便則不閉者，此而欲水，必不可與。若誤犯之，則其敗泄元陽，爲害不小，有不可不慎也。

三陽陰證辨二十

足太陽膀胱經病，凡發熱頭痛，腰脊强，肩背痛，脉浮緊者，是皆太陽證也。若肩背畏寒，惡心欲嘔，或眼目無神，不欲見人，喜暗畏明，眼眶酸澁，或喜向壁卧，或戴眼上視，或頭傾身痛甚，或顔色清白，隱見青黑，或丹田無力，息短聲微，氣促而喘，或咽中閉塞，或角弓發痙，或小水清白，或失小便，或小便短赤而内不喜冷。凡脉見浮空無力，或沉緊細弱者，皆太陽合少陰之陰證也。

○足陽明胃經之病，凡發熱頭目痛，不得眠，脉長而數者，本皆陽明證也。若面鼻惡寒，面色青白，或鼻尖冷，口氣不熱，或唇口

青白微黑或氣短聲微鼻息不長懶於言語或戴陽面赤脣沉
困倦多眠或煩燥面赤身熱虛狂假斑脈反微細無力或身雖
發熱反欲得衣或口渴不欲飲水并水漿不入或惡寒寒慄惡
心嘔逆或肉瞤心悸或動氣見於胸腹或四肢無力身重懶於
舉動或手足自冷或肌肉之間以手按之殊無大熱或大便不
實自利腹痛凡脈見浮長無力或短細結促者皆陽明合太陰
之陰證也○足少陽膽經之病凡發熱頭耳牵痛脇肋痛往來
寒熱脈見弦數者本皆少陽證也若身雖微熱而時作時止時
多畏寒或耳聾或頭運或眼目羞澁或多驚怯恐畏或嘔苦吐
酸或惡心嘈煖或瓜青筋急囊縮或厥逆下利腸鳴小腹痛凡
脈見弦數無力而沉細微弱者皆少陽合厥陰之陰證也○以
上乃三陽經之陰證陰證者即陽虛之證也皆大忌寒涼尅伐
之藥妄用即死余恐將來復有如李子建之流者故特揭而出

之用爲提醒後人之鑑云

再論陰證陽證及李子建傷寒十勸之害二十一

天地間死生消長之道，惟陰陽二氣盡之，而人力挽回之權，亦惟陰陽二字盡之。至於傷寒一證，則尤切於此，不可忽也。第傷寒之陰證陽證，其義有二。所謂二者，曰經有陰陽，證有陰陽也。經有陰陽，則三陽爲陽證，三陰爲陰證；證有陰陽，則實熱爲陽證，虛寒爲陰證。凡經之陰陽，則有寒有熱，故陽經亦有陰證，陰經亦有陽證；證之陰陽，則有假有真，故發熱亦有陰證，厥逆亦有陽證。此經自經而證自證，乃傷寒中最要之綱領，不可混也。而今之醫流，多不明此，故每致混指陰陽，肆行剋伐，殺人於反掌之間而終身不悟，深爲可慨。原其由然，非無所本，蓋本於李子建之傷寒十勸。十勸之中，惟八勸曰病已在裏不可發汗，九勸曰飲水不可過多，十勸曰病後當忌飲食房勞，凡此三者皆

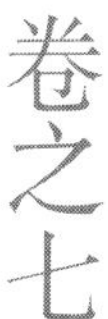

爲得理然亦人皆知之無待其爲勸矣此外七勸則悉忌温補如一勸云傷寒頭痛及身熱便是陽證不可服熱藥若此一說乃悉以陽經之表病認爲内熱之陽證治以寒涼必殺人矣觀仲景治太陽經傷寒頭痛發熱無汗者用麻黄湯頭痛發熱汗出惡風者用桂枝湯太陽病發熱頭痛脉反沉身體疼痛者當救其裏用四逆湯陽明病脉浮無汗而喘者出汗則愈宜麻黄湯凡此之類豈非皆用熱藥以治陽經之頭疼發熱乎且凡寒邪之感人必先入三陽之表所以爲頭疼發熱等證使於此時能用温散則淺而且易故岐伯曰發表不遠熱是誠神聖傳心之旨惟仲景知之故能用温散如此是豈果陽經之病便是陽證即經證不明而戒用温熱最妄之談此其一也又二勸曰傷寒必須直攻毒氣不可補益若據此說則凡是傷寒盡皆實證而必無虚證矣何岐伯曰邪之所湊其氣必虚又曰寒則真氣

去去則虛虛則寒搏於皮膚之間又觀仲景論傷寒之虛證虛脉及不可汗吐下者凡百十餘條此外如東垣丹溪陶節菴輩所用補中益氣回陽返本溫經益元等湯則其宜否溫補槩可知矣矧今之人凡以勞倦七情色慾過度及天稟薄弱之流十居七八使以此輩一旦因虛感邪若但知直攻毒氣而不顧元陽則寇未逐而主先傷鼠未投而器先破顧可直攻無忌乎凡受斯害死者多矣妄謬之甚此其二也又三勸曰傷寒不思飲食不可服溫脾胃藥據此一說則凡見傷寒不食者皆是實熱證而何以仲景有曰陽明病不能食攻其熱必噦所以然者胃中虛冷故也又曰病人脉數數爲熱當消穀引飲而反吐者以其發汗令陽氣微膈氣虛脉乃數也數爲客熱不能消穀以胃中虛冷故也又曰食穀欲嘔者屬陽明也吳茱萸湯主之若此之類豈非皆寒證之宜溫者耶但傷寒之熱證固不能食而寒

證之不食者尤多以中寒而不温脾則元陽必脫而死矣此妄談之三也又四勸曰傷寒腹痛亦有熱證不可輕服温煖藥據所云亦有熱證則寒證居多矣寒痛既多則何不曰不可輕服寒涼藥而特以温煖爲禁者何也獨不見仲景之治腹痛有用眞武湯者有用通脉四逆湯者有用四逆散加附子者有曰手足厥冷小腹滿按之痛者此冷結膀胱關元也使以此證而亦忌温煖則寒在陰分能無斃乎此妄談之四也再如五勸之傷寒自利不可例服補藥煖藥止瀉藥六勸之禁用艾火七勸之手足厥冷不可例作陰證等說總屬禁熱之談余亦不屑與之多辨第拓取聖賢成法明哲格言再悉於此用救將來是誠今日之急務也因詳考仲景傷寒論見其所列三百九十七法而脉證之虛寒者一百有餘一百一十三方而用人參者二十用桂附者五十有餘又東垣曰實火宜瀉虛火宜補又薛立齋曰

大凡元氣虚弱而發熱者皆内真寒而外假熱也凡若此者豈背余之杜誤耶豈子建諸人一無所見耶若無所見則可妄言若有所見胡敢妄言今觀彼十勸之中凡禁用温補者居其八九而絶無一言戒及寒凉果何意哉以致末學認爲聖經遂悉以陰證作陽證悉以虚證作實證但知凉瀉之一長盡忘虚寒之大害夫生民元氣足者其幾能堪此潛消暗剥之大盗乎嗟嗟何物匪才敢言十勸既不能蒐羅訓典明析陰陽又不能揣摩實虚原終要始總弗求陽德之亨全不識冰霜之至後學者多被所愚致造終身之孽無辜者陰受其戮詎思寃魄可憐余言及此能不轉慈悲爲憤怒借筆剖爲箴規獨思深詆先輩豈出本心亦以目擊多艱難勝嗚咽實亦有爲而云然蓋以久感之餘復有所觸適一契姻向以中年過勞因患勞倦發熱余爲逆救其本已將復元忽遭子建之徒堅執十勸以相抗昧者見

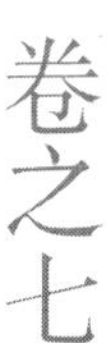

其發熱反爲左袒不數劑而遂以有生之徒置之死地因并往日見聞倍加傷憐誠可痛可恨也子建子建吾知多寃之積於爾者久矣故悉此論以解爾此後之寃孽爾若有知尚知感否

論傷寒古治法二十二

凡傷寒治法必當先知經絡次序如一日在太陽則爲發寒頭痛等證二日在陽明則爲目痛鼻乾不眠等證三日在少陽則爲耳聾脇痛寒熱口苦等證四日在太陰則爲腹滿自利等證五日在少陰則爲舌乾口燥等證六日在厥陰則爲煩滿囊縮等證此傷寒傳經之大槩也然病有不同證有多變故不可以一定之法鑿鑿爲拘今人有不知察變者每按日按經執方求治則證多不合治見其難矣即如發熱無汗頭痛者宜於發汗本太陽經之證治也然仲景曰陽明病外證云何曰身熱汗自出不惡寒反惡熱此陽明之發熱也曰陽明病反無汗而小便

咽嗌而欬手足厥者必苦頭痛此陽明之無汗頭痛也曰傷寒脈弦細頭痛發熱者屬少陽此少陽之頭痛發熱也凡三陽皆爲表證而惟少陽則曰半表半裏不可發汗然法曰尺寸俱浮者太陽受病也尺寸俱長者陽明受病也尺寸俱弦者少陽受病也此三經皆受病未入於府者可汗而已豈非少陽亦所當汗乎此三陽之治宜乎若此至於三陰則亦有若此者如曰太陰病脈浮者可發汗宜桂枝湯曰少陰病始得之反發熱脈沉者宜麻黃附子細辛湯曰厥陰證下利腹脹滿身體疼痛者先溫其裏乃攻其表溫裏四逆湯攻表桂枝湯凡此皆三陰之發熱三陰之當汗者也至於下證則惟獨少陽爲半表半裏之經若不知⑥恐邪氣乘虛內陷故不可攻其他五經皆有下證由此觀之則三陽何嘗無裏證三陰何嘗無表證故善治者但見表邪未解即當解表若表證未解不可攻裏也但見裏證已具即

當攻裏若裏證未實尚宜和解也或汗或和或下但當隨證緩急而用得其宜卽古今畫一之法也

論古法通變二十三

凡用藥處方最宜通變不可執滯觀仲景以麻黃湯治太陽經發熱頭痛脈浮無汗之傷寒而陽明病脈浮無汗而喘者亦用之太陽與陽明合病喘而胸滿者亦用之此麻黃湯之通變也又如桂枝湯本治太陽經發熱汗出之中風而陽明病如瘧狀日晡發熱脈浮虛宜發汗者亦用之太陽病外證未解脈浮弱當以汗解者亦用之太陰病脈浮可發汗者亦用之厥陰證下利腹脹滿身疼痛宜攻表者亦用之此桂枝湯之通變也又如小柴胡湯本治少陽經脇痛乾嘔往來寒熱之傷寒而陽明病潮熱胸脇滿者亦用之陽明中風脈弦浮大腹滿脇痛不得汗身面悉黃潮熱等證亦用之婦人中風續得寒熱經水適斷熱

入血室如瘧狀者亦用之此小柴胡之通變也由此觀之可見仲景之意初未嘗逐經執方而立方之意多有言不能悉者正神不可以言傳也所以有此法未必有此證有此證未必有此方卽仲景再生而欲盡違其成法吾知其未必皆相合卽仲景復言而欲盡吐其新方吾知其未必無短長於戲方烏足以盡變變胡可以定方但使學者能會仲景之意則亦今之仲景也又何必以仲景之方爲拘泥哉余故曰用藥處方最宜通變不當執滯也雖然此通變二字蓋爲不能通變者設而不知斯道之理又自有一定不易之要焉苟不知要而强借通變爲譚柄則胡猜亂道何匪經權反大失通變之旨矣

麻黃桂枝辨二十四

按傷寒論曰太陽病頭痛發熱惡寒體痛嘔逆脈陰陽俱緊無汗而喘者名爲傷寒麻黃湯主之○曰太陽病頭痛發熱汗出

惡風脉緩者名爲中風桂枝湯主之此以無汗脉緊者爲傷寒故用麻黄湯有汗脉緩者爲中風故用桂枝湯是其辨也又論曰桂枝本爲解肌若其人脉浮緊發熱汗不出者不可與也常須識此勿令誤也然何以又曰太陽病外證未解脉浮弱者當以汗解宜桂枝湯陽明病日晡所發熱脉虚浮者宜發汗發汗宜桂枝湯是豈桂枝爲止汗者耶但麻黄湯無芍藥而用麻黄桂枝湯無麻黄而用芍藥蓋桂枝性散芍藥性歛以芍藥從桂枝則桂枝不峻以桂枝從芍藥則芍藥不寒然以芍藥之懦終不勝桂枝之勇且芍藥能滋調營氣適足爲桂枝取汗之助故桂枝湯亦是散劑但麻黄湯峻而桂枝湯緩耳故凡寒邪深固者恐服桂枝不能解表則反以助熱所以脉緊無汗者宜麻黄不宜桂枝若脉浮緩有汗或浮弱者以其風邪尚淺宜桂枝不宜麻黄也此麻黄湯爲發表之第一而桂枝湯則解表之次者

也今時醫不能察此但聞汗不出者不可與桂枝便謂桂枝能止汗誤亦甚矣而不知止汗在芍藥不在桂枝也但桂枝性温能强衛氣如内經曰陰氣有餘爲多汗身寒仲景曰極寒反汗出者此亡陽而汗也助陽乃可以止汗則正宜用桂枝矣〇又傷寒論以太陽病無汗脉緊者爲傷寒汗出脉緩者爲中風此風寒之辨也然大青龍湯證治曰太陽中風脉浮緊發熱惡寒身疼痛不汗出而煩躁者大青龍湯主之是豈非太陽中風亦有脉緊無汗者耶可見風之與寒本不相遠但風邪淺而寒邪深耳淺屬陽而深屬陰耳且泛見外感寒邪者率皆傷寒發熱脉緊無汗等證至於中風一證謂其脉緩有汗而復發熱者其病本不多見即有之亦必外因者少而内因者多也倘學者以風寒二字及麻黄桂枝二湯必欲分其陰陽同異而執以爲辯則失之遠矣本門前卷有風寒辨宜并察之

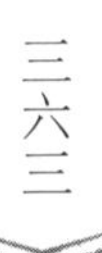

論今時皆合病併病二十五

余究心傷寒已久初見合病併病之說殊有不明而今始悉之夫所謂合病者乃二陽三陽同病病之相合者也併病者如太陽先病不解又併入陽明少陽之類也觀仲景曰二陽併病太陽初得病時發其汗汗先出不徹因轉屬陽明若太陽病證不罷者不可下按此云轉屬陽明則自太陽而來可知也云太陽病證不罷則二經皆病可知也凡併病者由淺而深由此而彼勢使之必然也此合病併病之義而不知者皆以此為罕見之證又豈知今時之病則皆合病併病耳何以見之蓋自余臨證以來凡診傷寒初未見有單經挨次相傳者亦未見有表證悉罷止存裏證者若欲依經如式求證則未見有如式之病而方治可相符者所以令人致疑愈難下手是不知合病併病之義耳今列其大畧如左

一合病者乃兩經三經同病也如初起發熱惡寒頭痛者此太陽之證而更兼不眠即太陽陽明合病也若兼嘔惡即太陽少陽合病也○若發熱不眠嘔惡者即陽明少陽合病也○若三者俱全便是三陽合病三陽合病者其病必甚

一三陽與三陰本無合病蓋三陽爲表三陰爲裏若表裏同病即兩感也故凡有陰陽俱病者必以漸相傳而至皆併病耳此亦勢所必至非合病兩感之謂

一併病與合病不同合病者彼此齊病也併病者一經先病然後漸及他經而皆病也如太陽先病發熱頭痛而後見目痛鼻乾不眠等證者此太陽併於陽明也或後見耳聾脇痛嘔而口苦等證者此太陽併於少陽也或後見腹滿嗌乾等證者此太陽併於太陰也或後見舌乾口燥等證者此太陽併於少陰也或後見煩滿囊縮等證者此太陽併於厥陰也若

陽明併於三陰者必鼻乾不眠而兼三陰之證少陽併於三陰者必耳聾嘔苦而兼三陰之證陰證雖見於裏而陽證仍留於表故謂之併凡患傷寒而始終熱有不退者皆表邪之未解耳但得正汗一透則表裏皆愈豈非陰陽相併之病乎今之傷寒率多併病若明此理則自有頭緒矣治此之法凡併病在三陽者自當解三陽之表如邪在太陽者當知爲陽中之表治宜輕清邪在陽明者當知爲陽中之裏治宜厚重邪在少陽者當知爲陽中之樞治宜和解此雖併表之大法然余仍有心法詳載新方八略中故或宜溫散或宜涼散或宜平散或宜補中而散是又於陰陽交錯之理有不可不參合而酌用者皆治表之法也至於病入三陰本爲在裏如太陰爲陰中之陽治宜微溫少陰爲陰中之樞治宜半溫厥陰爲陰中之陰治宜大溫此陰證之治略也然病雖在陰而有

兼三陽之併病者或宜邪熱已甚則自宜清火或其表尚未解則仍當散邪蓋邪自外入則外爲病本拔去其本則裏病自無不愈者此所以解表即能和中也若表邪不甚而裏證爲急又當先救其裏蓋表裏之氣本自相關惟表不解所以裏病日增惟裏不和所以表邪不散此所以治裏亦能解表也但宜表宜裏或此或彼之間則自有緩急先後一定不易之道而非可以疑似出入者要在乎知病之藪而獨見其必勝之機耳此又陰陽併病之治略也惟是病既在陰必關於藏藏氣爲人之根本而死生係之故凡診陰證者必當細察其虛實而補瀉寒熱弗至倒施則今時之治要莫切乎此矣

治法二十六

凡治傷寒不必拘於日數但見表證即當治表但見裏證即當治裏因證辨經隨經施治乃爲良法若表邪未解即日數雖多

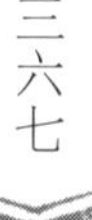

但有表證而脉見緊數者仍當解散不可攻裏也若表邪已輕
即日數雖少但有裏證而脉見沉實者即當攻裏不可發表也
然此二者一曰發表一曰攻裏皆以邪實者爲言也其有脉氣
不足形氣不足者則不可言發言攻而當從乎補矣但補有輕
重或宜兼補或宜全補則在乎明而慧者之用之如法耳

一傷寒但見發熱惡寒脉緊數無汗頭項痛腰脊强或肢體痠
軟者便是表證不拘日數多寡即當解散但於陰陽虛實不
可不預辨也而於後開汗散方中擇宜用之

一傷寒但見往來寒熱脇痛口苦而嘔或漸覺耳聾脉見弦數
者即少陽經半表半裏之證治宜和解以新方諸柴胡飲及
小柴胡湯之類酌宜用之然少陽之治有三禁曰不可汗吐
下也

一傷寒如頭痛發熱惡寒表證之類悉除反見怕熱躁渴讝語

揭去衣被揚手擲足斑黃發狂或潮熱自汗大便不通小便短赤或胸腹脹滿疼痛或上氣喘促脈實有力者即是傳裏之熱證不拘日數多少即當通裏如果實邪內結不得宣通此必大爲滌蕩庶使裏通而表亦通也然必其胸腹脹滿腸胃燥結而大滿大實堅者乃可攻之故法曰痞滿燥實堅五者具而後可下又曰下不嫌遲蓋恐內不實而誤攻之則必至不救矣

一凡治傷寒而時寒火衰內無熱邪而表不解者宜以辛溫熱劑散之時熱火盛而表不解者宜以辛甘涼劑散之時氣皆平而表不解者宜以辛甘平劑散之此解散之要法也蓋人在氣交之中隨氣而化天地之氣寒則宜辛熱天地之氣熱則宜辛涼經文既以冬爲傷寒春爲溫病夏爲暑病名既因時而易則方亦不容不隨時而更也第以涼散之法當知所

辨必其表裏俱有熱證方可兼用清涼若身表雖熱而內無熱證者此以表邪未解因寒而爲熱也不可妄用涼藥恐表寒未除而內寒復至以寒遏寒則凝結不解必將愈甚經曰發表不遠熱正此之謂也且合時從證尤爲治傷寒緊要之法此又不可不知常變

一凡暑熱盛行瘟疫大起焦渴斑黃藏府如火此則或用寒肅以清其裏或用寒散以救其表但當察表裏而酌緩急之宜也

論虛邪治法二十七

凡傷寒治法在表者宜散在裏者宜攻此大則也然傷寒死生之機則全在虛實二字夫邪之所湊其氣必虛故傷寒爲患多係乘虛而入者時醫不察虛實但見傷寒則動曰傷寒無補法任意攻邪殊不知可攻而愈者原非虛證正既不虛邪自不能

害之及其經盡氣復自然病退故治之亦愈不治亦愈此實邪之無足慮也惟是挾虛傷寒則最爲可畏使不知固本禦侮之策而肆意攻邪但施孤注則凡攻散之劑未有不先入於胃而後達於經邪氣未相及而胃氣先被傷矣即不盡脱能無更虛元氣更虛邪將更入虛而再攻不死何待是以凡患傷寒而死者必由元氣之先敗此則舉世之通弊也故凡臨證者但見脉弱無神耳聾手顫神倦氣怯畏寒喜暗言語輕微顏色青白諸形證不足等候便當思顧元氣若形氣本虛而過散其表必至亾陽藏氣本虛而誤攻其内必至亾陰犯者必死即如元氣半虛而邪方盛者亦當權其輕重而兼補以散庶得其宜若元氣大虛則邪氣雖盛亦不可攻必當詳察陰陽峻補中氣如平居偶感陰寒邪未深入但見發熱身痛脉數不洪内無火證素禀不足者即當用理陰煎加柴胡或加麻黄連進一二服其效如

神此當用第一方也此外諸證如虛在陽分則當以四柴胡飲補中益氣湯或八珍湯理中湯溫胃飲之類此溫中自能發散之治也若虛在陰分而液涸水虧不能作汗則當用補陰益氣煎三柴胡飲或三陰煎左歸飲之類此壯水制陽精化爲氣之治也若陰盛格陽眞寒假熱者則當以大補元煎右歸飲崔氏八味丸料之類此引火歸原之治也其有陰盛陽衰之證身雖發熱而畏寒不已或嘔惡泄瀉或背涼如水或手足厥冷是皆陽虛之極必用大溫中飲或理陰煎不可疑也若果邪火熱甚而水枯乾涸者或用涼水漸解其熱表未解而固閉者或兼微解漸去其寒若邪實正虛原有主客不敵之勢使但能保定根本不令決裂則邪將不戰而自解此中大有玄妙余嘗藉此而存活者五十年來若干人矣謹書之以爲普濟者之則

補中亦能散表二十八

夫補者所以補中，何以亦能散表？蓋陽虛者即氣虛也，氣虛於中，安能達表？非補其氣，肌能解乎？凡脉之微弱無力，或兩寸短小而多寒者，即其證也，此陽虛傷寒也。陰虛者即血虛也，血虛於裏，安能化液？非補其精，汗能生乎？凡脉之浮芤不實，或兩尺無根而多熱者，即其證也，此陰虛傷寒也。然補則補矣，仍當酌其劑量。譬之飲酒者，能飲一勺而與以一升，宜乎其至於困也；使能飲一斗而與以一合，其與蚍蜉之撼大樹耳。

寒中亦能散表二十九

夫寒中者所以清火，何以亦能散表？蓋陽亢陰衰者，即水虧火盛也，水涸於經，安能作汗？譬之乾鍋赤裂，潤自何來？但加以水，則鬱蒸沛然，而氣化四達。夫汗自水生，亦猶是也。如前論言補陽補陰者，宜助精氣也；此論言以水濟火者，宜用寒涼也。蓋補者補中之不足，瀉者制火之有餘，凡此者均能解表，其功若一。

而宜寒宜煖其用不侔是有⑦不可不辨

傷寒三表法 三十

傷寒者危病也治傷寒者難事也所以難者亦惟其理有不明而不得其要耳所謂要者亦惟正氣邪氣二者之辨而已使能知正氣之虛實邪氣之淺深則盡之矣夫寒邪外感無非由表而入裏由表而入者亦必由表而出之故凡患傷寒者必須得汗而後解但正勝邪者邪入必淺此元氣之強者也邪勝正者其入必深此元氣之弱者也邪有淺深則表散有異正有虛實則攻補有異此三表之法所不容不道也何爲三表蓋邪淺者逐之於藩籬散在皮毛也漸深者逐之於戶牖散在筋骨也深入者逐之於堂室散在臟腑也故淺而實者宜直散直散者直逐之無難也虛而深者宜托散托散者但強其主而邪無不散也今姑舉其畧如麻黃湯桂枝湯參蘇飲羌活湯麻桂飲之類

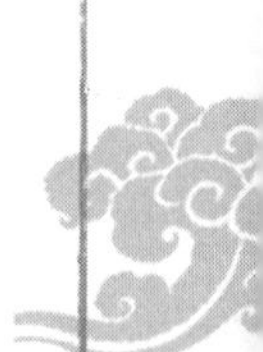

皆單逐外邪解表之散劑也又如小柴胡湯補中益氣湯三柴胡飲四柴胡飲之類皆兼顧邪正經絡之散劑也再如理陰煎大溫中飲六味回陽飲十全大補湯之類皆建中逐邪臟腑之散劑也嗚呼以散藥而散於肌表經絡者誰不知之惟散於臟腑則知者少矣以散爲散者誰不知之惟不散之散則玄之又玄矣余因古人之未及故特吐其散邪之精義有如此

傷寒無補法辨三十一

按傷寒一證惟元氣虛者爲最重虛而不補何以挽回奈何近代醫流減謂傷寒無補法此一言者古無是說而今之庸輩動以爲言遂致老幼相傳確然深信其爲害也不可勝紀茲第以一歲之事言之如萬曆乙巳歲都下瘟疫盛行凡涉年衰及內傷不足者余即用大溫大補兼散之劑得以全活者數十余人使此輩不幸而遭庸手則萬無一免者矣即余一人於一年之

中所遇若此其如歲月之長海宇之廣凡爲無補所殺者固可勝量哉余痛夫枉者之非命因徧求經傳則並無傷寒無補法之例必求其由則惟陶節菴有云傷寒汗吐下後不可便用參芪大補使邪氣得補而熱愈盛所謂治傷寒無補法也此一說者蓋亦本於孫真人之言云服承氣湯得痢瘥慎不中補也此其意謂因攻而愈者本爲實邪故不宜妄用補藥復助其邪耳初非謂虛證亦不宜補也此外則有最庸最拙爲萬世之害者莫如李子建之傷寒十勸令後世謬傳實基於此故余於前論直叱其非并詳考仲景傷寒論及諸賢之成法以申明其義焉矧今人之患傷寒者惟勞倦內傷七情挾虛之類十居七八傳誦傷寒無補者十有八九以挾虛之七八當無補之八九果能堪乎而不知以直攻而死者皆挾虛之輩也此在衆人則以傳倘之訛無怪其生疑畏至若名列醫家而亦曰傷寒無補法何

其庸妄無知毫不自反誤人非淺誠可醜可恨者也其有尤甚者則本來無術偏能惑人但逢時病則必曰寒邪未散何可用補若將邪氣補住譬之關門趕賊若此一言又不知出自何典亂道異端尤可恨也此外又有一輩曰若據此脉證誠然虛矣本當從補但其邪氣未淨猶宜緩之姑俟清楚方可用也是豈知正不能復則邪必日深焉能清楚元陽不支則變生呼吸安可再遲此不知死活之流也又有一輩曰此本虛證如何不補速當用人參七八分但以青陳之類監制用之自然無害是豈知有補之名無補之實此須見幾何濟安危而尚可以一消一補自掣其肘乎此不知輕重之徒也即或有出奇言補者亦必見勢在垂危然後曰快補快補夫馬到臨涯收韁已晚補而無濟必又曰傷寒用參者無不死是傷寒無補之說益堅而衆人之惑益不可破雖有儀秦不能辯也余目覩其受害於此者蓋

不可勝紀矣心切悲之不得不辯夫傷寒之邪本皆自外而入而病有淺深輕重之不同者亦總由主氣之有强弱耳故凡主强者雖感亦輕以邪氣不能深入也主弱者雖輕必重以中虛不能自固也此其一表一裏邪正相爲勝負正勝則生邪勝則死倘以邪實正虛而不知固本將何以望其不敗乎矧治虛治實本自不同補以治虛非以治實何爲補住寒邪補以補中非以補外何謂關門延賊卽曰强盜登堂矣凡主弱者避之且不暇尚敢關門乎旣能關門主尚强也賊聞主强必然退遁不遁卽成禽矣謂之捉賊又何不可夫病情人事理則相同未有正勝如邪不却者故主進一分則賊退一步謂之內托謂之逐邪又何不可而顧謂之關門耶矧如仲景之用小柴胡湯以人參柴胡並用東垣之用補中益氣湯以參朮升柴並用蓋一以散邪一以固本此自逐中有固固中有逐又豈皆補住關門之謂

乎甚矣一言之害殺命無窮庸醫之庸莫此爲甚余不能以口徧傳故特爲此辯使有能廣余之說以活人一命者必勝念彌陀經多多矣

徐東臯曰：漢張仲景著傷寒論，專以外傷爲法，其中顧盼脾胃元氣之秘，世醫鮮有知之者。觀其少陽證小柴胡湯用人參，則防邪氣之入三陰，或恐脾胃稍虛，邪乘而入，必用人參甘草固脾胃以充中氣，是外傷未嘗不內因也。即如理中湯、附子湯、黄連湯、炙甘草湯、吴茱萸湯、茯苓四逆湯、桂枝人參湯、人參敗毒散、人參白虎湯、陽毒升麻湯、大建中等湯，未嘗不用參术以治外感，可見仲景公之立方神化莫測。或者謂外傷是其所長，而內傷非所知也，此誠不知公者也。何今世之醫不識元氣之旨，惟見王綸雜著戒用人參之謬說，執泥不移，樂用苦寒攻病之標，致誤蒼生死於非命，抑何限耶！間有病家疑信相半，兩弗之

景岳全書　卷之七　三九

絶但不速其死耳宜以因循俟其元氣自盡終莫之救而斃者可謂知乎況斯世斯時人物劇繁稟氣益薄兼之勞役名利之場甚至臨水火而不知恤躭酒色以竭其真不謂內傷元氣吾弗信也觀其雜病稍用攻擊而脾胃遂傷甚則絶穀而死者可以類推矣

病宜速治三十二

凡人有感冒外邪者當不時即治速爲調理若猶豫隱忍數日乃說致使邪氣入深則難爲力矣惟小兒女子則爲尤甚凡傷寒之病皆自風寒得之邪氣在表未有温覆而不消散者若待入裏必致延久一人不愈而親屬之切近者日就其氣氣從鼻入必將傳染此其病之微甚亦在乎治之遲早耳故凡作湯液不可避晨夜覺病須臾即宜速治則易愈矣仲景曰凡發汗温服湯藥其方雖言日三服若病劇不解當促之可半日中盡三

服即速治之意也其或轻⑧疟稍见不拔但有所觉便可改易若其势重当一日一夜时时观之一剂未退即当服进一剂最难者不过三剂必当汗解其有汗不得出者即凶候也

校注

①楛：通『枯』。
②膠柱：胶住瑟上的弦柱，以致不能调节音的高低。比喻固执拘泥，不知变通。
③鑿言：穿凿附会。
④㕧：『叫』的异体字。
⑤畱都：即南京。明太祖建都南京，成祖迁都北京，故称南京为『留都』。
⑥不知：四库本作『下之』，据文义当从。
⑦侔（móu）：相等。
⑧晬（zuì）時：一整天。

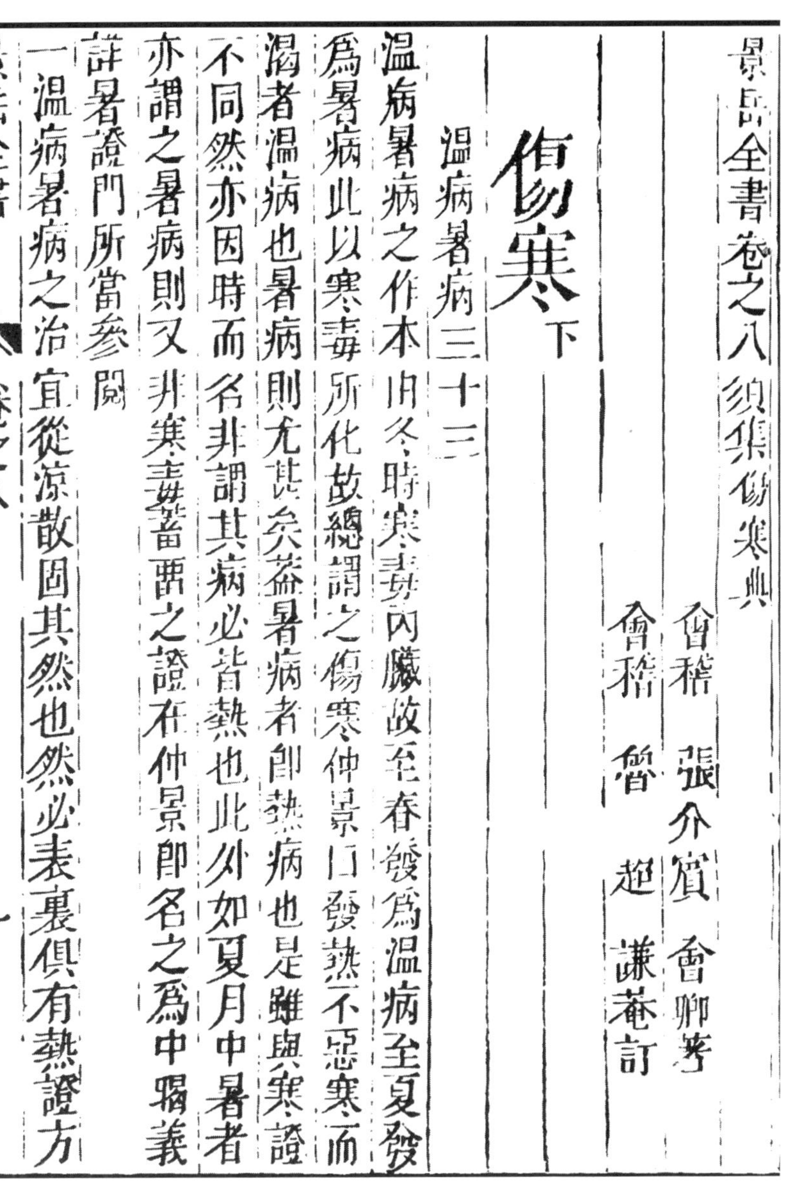

會稽　張介賓　會卿著
會稽　魯　超　謙菴訂

傷寒下

温病暑病三十三

温病暑病之作本由冬時寒毒内藏故至春發爲温病至夏發爲暑病此以寒毒所化故總謂之傷寒仲景曰發熱不惡寒而渴者温病也暑病則尤甚矣蓋暑病者即熱病也是雖與寒證不同然亦因時而名非謂其病必皆熱也此外如夏月中暑者亦謂之暑病則又非寒毒蓄藏之證在仲景即名之爲中暍義詳暑證門所當參閲

一温病暑病之治宜從涼散固其然也然必表裏俱有熱證方

可治用清涼若值四時寒邪客勝感冒不正之氣表邪未解雖外熱如火而內無熱證可據者不得以溫暑之名執以爲熱而槩用涼藥

一冬有非時之煖或君相客熱之令而病熱者名曰冬溫此與冬月正傷寒大異法宜涼解此合時從證也若夏有寒者其宜溫亦然

素問刺志論曰氣盛身寒得之傷寒氣虛身熱得之傷暑傷寒論曰脉盛身寒得之傷寒脉虛身熱得之傷暑此二論之言傷寒傷暑者非即溫病暑病之謂蓋單指夏月感觸時氣者所當辨其爲寒爲暑而寒則宜溫暑則宜清也身寒者言受寒悄寒身熱者言受熱發熱非曰身冷者方是傷寒身熱者乃是傷暑也但此二論則一曰氣盛氣虛一曰脉盛脉虛詞若異而理則一也故凡察氣者當在形色察脉者當在本元

合而觀之則見理精矣

發班 三十四

發班證輕則如疹子重則如錦紋其致此之由雖分數種然總由寒毒不解而然如當汗不汗則表邪不解當下不下則裏邪不解當清不清則火盛不解當補不補則無力不解或下之太早則邪陷不解或以陽證誤用溫補則陽亢不解或以陰證誤用寒涼則陰凝不解凡邪毒不解則直入陰分鬱而成熱乃致液涸血枯班見肌表此實毒邪固結營衛俱劇之證也但班有微甚勢有重輕輕者細如蚊迹或先紅而後黃重者成粒成片或先紅而後赤輕者只在四肢重者乃見胸腹輕者色淡而隱重者色紫而顯若見黑班或大便自利或短氣或二便不通則十死九矣凡病傷寒而汗下溫清俱不能解及足冷耳聾煩悶咳嘔者便是發班之候

一成無已曰大熱則傷血熱不散裏實表虛熱邪乘虛出於皮膚而爲班也愼不可發汗若汗之重令開泄更增班爛也自後諸家所述皆同此說予則以爲不然蓋凡傷寒之邪本自外而入深入不解則又自內而出此其表裏相乘勢所必至原非表虛證也但使內外通達則邪必由表而解矣卽如犀角地黃湯乃治班之要藥人知此湯但能涼血淸毒而不知此湯善於解表散邪若用之得宜則必通身大汗熱邪頓解何爲不可汗耶由此言之則凡脉數無汗表證具在者必須仍從解散

一凡治發班須察表裏如瘟疫不解熱入血室舌焦煩熱發班者犀角地黃湯○內外俱熱陽明狂躁大渴發班者白虎湯或加人參○陽毒赤班狂言見血者陽毒升麻湯○疫癘發班大熱而燥者三黃石膏湯○火鬱於經寒邪不解脉仍滑

數而發班者一柴胡飲○陽明外邪陽毒不解者升麻湯○脾腎本虛外邪不解而發斑者五柴胡飲○陽明表邪不解溫熱發斑者柴胡白虎煎○溫熱毒盛咽痛發斑者玄參升麻湯○陰虛水虧血熱發斑者玉女煎○陰虛血燥大熱大渴發斑者歸葛飲○內虛外實陰盛格陽發斑者大溫中飲○太陽陽明惡熱大便秘結邪毒在府發斑者調胃承氣湯

一凡本非陽證妄用寒涼者每令人泄瀉邪陷不解予常用大溫中飲理陰煎之類解寒托邪始得大汗汗後邪達多有見赤斑風餅隨汗而出隨出隨沒頃刻即愈活者多人矣凡寒毒爲斑即此可見使內托無力則此毒終無出期日深日甚難乎免矣此理甚微不可不察

發黃三十五

凡發黃黄疸等證多由濕熱如小水不利或黃或赤或小腹脹

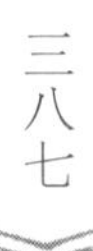

滿不痛或大便實而渴甚脉來沉實有力皆濕熱之證輕則茵陳五苓散重則茵陳湯分利小便清血瀉火則黄自退矣然黄有陰證及諸治法俱詳黄疸門宜參用之

仲景曰太陽病脉浮而動數頭痛發熱微盜汗出而反惡寒者表未解也醫反下之則爲結胸若不結胸但頭汗出小便不利身必發黄也○曰陽明病無汗小便不利心中懊憹者身必發黄○陽明病發熱汗出者此爲熱越不能發黄也但頭汗出身無汗際頸而還小便不利渴飲水漿者此爲瘀熱在裏身必發黄茵陳蒿湯主之○曰傷寒脉浮而緩手足自溫者繫在太陰身當發黄若小便自利者不能發黄至七八日大便鞕者爲陽明病也○曰傷寒發汗已身目爲黄所以然者以寒濕在裏不解故也以爲不可下也於寒濕中求之○傷寒身黄發熱者梔子蘗皮湯主之

孫真人曰：黃疸脉浮者，當以汗解之，宜桂枝加黃耆湯。

發狂三十六

傷寒發狂，本陽明實熱之病，然復有如狂證者，雖似狂而實非狂，此中虛實相反，最宜詳辨，不可忽也。凡實熱之狂，本屬陽明，蓋陽明爲多氣多血之經，陽邪傳入胃府，熱結不解，因而發狂。《內經·陽明脉解篇》曰：胃者土也，故聞木音而驚者，土惡木也。其惡火者，熱甚則惡火也。其惡人者，以陽明厥則喘而惋，惋則惡人也。其病甚則棄衣而走，登高而歌，或數日不食，或踰垣上屋者，以四肢爲諸陽之本，陽盛則四肢實，實則能登高也。其棄衣而走者，以熱盛於身也。其妄言罵詈，不避親疏而歌者，以陽盛爲邪也。又曰：陰不勝其陽，則脉流薄疾，并乃狂。又曰：邪入於陽則狂。是皆以陽明熱邪上乘心肺，故令神志昏亂若此，此陽狂也。然傷寒病至發狂，是爲邪熱已極，使非峻逐火邪，則不能已故但察其大便鞕結或腹滿而堅有可攻之證則宜以大小承氣或涼膈散六一順氣湯之類下之可也如無脹滿實堅等證而惟胃火致然者則但以白虎湯抽薪飲之類泄去火邪其病自愈

一如狂證本非實熱發狂其證亦有輕重如仲景曰太陽病不解熱結膀胱其人如狂其外不解者尚未可攻當先解外外已解但少腹急結者乃可攻之宜桃仁承氣湯○又曰太陽病六七日表證仍在脉微而沉反不結胸其人如狂者以熱在下焦少腹當鞕滿小便自利者下其血乃愈抵當湯主之按此二條以太陽熱邪不解隨經入府但未至發狂故曰如狂此以熱搏血分畜聚下焦故宜下也

一近見傷寒家則別有如狂之證古人所未及言者蓋或由失志而病其病在心也或由悲憂而病其病在肺也或由失精

而病其病在腎也或由勞倦思慮而病其病在肝脾也此其本病已傷於內而寒邪復感於外則病必隨邪而起矣其證如狂亦所謂虛狂也而虛狂之證必外無黄赤之色剛暴之氣內無胸腹之結滑實之脉雖或不時躁擾而禁之則止口多妄誕而聲息不壯或眼見虛空或驚惶不定察其上則口無焦渴察其下則便無鞕結是皆精氣受傷神魂不守之證此與陽極爲狂者反如冰炭而時醫不能察但見錯亂便謂陽狂妄行攻瀉必致殺人凡治此者須辨陰陽其有虛而挾邪者邪在陽分則宜補中益氣湯之類邪在陰分則宜補陰益氣煎之類虛而無邪者在陽分則宜四君八珍十全大補湯大補元煎之類在陰分則宜四物六味左歸飲一陰煎之類陰虛挾火者宜加減一陰煎二陰煎之類陽虛挾寒者宜理中湯回陽飲八味湯右歸飲之類此方治之宜大畧如此

而變證之異則有言不能傳者能知意在言表則知所未言矣

一凡身有微熱或面赤戴陽或煩燥不寧欲坐臥於泥水中然脉則微弱無力此陰證似陽也名爲陰躁蓋以陽虛於下則氣不歸原故浮散於上而發躁如狂速當溫補其下命門煖則火有所歸而病當自愈若醫不識此而誤用寒涼者必死

一發狂下利讝語者不治○狂言反目直視者爲腎絕死○汗出後輒復熱狂言不食者死

風濕三十七

仲景論曰太陽病關節疼痛而煩脉沉而細者此名濕痺其人小便不利大便反快但當利其小便○曰濕家之爲病一身盡痛發熱身色如熏黃○濕家其人但頭汗出背強欲得被覆向火若下之早則噦胸滿小便不利舌上如胎者以丹田有熱胸

中有寒渴欲得水而不能饮口燥烦也○湿家下之额上汗出微喘小便不利者死利下不止者亦死

论曰风湿相搏一身尽疼痛法当汗出而解值天阴雨不止医云此可发汗汗之病不愈者何也曰发其汗汗大出者但风气去湿气在是故不愈也若治风湿者发其汗但微微似欲汗出者风湿俱去也○湿家病身上疼痛发热面黄而喘头痛鼻塞而烦其脉大自能饮食腹中和无病病在头中寒湿故鼻塞内药鼻中则愈○病者一身尽疼发热日晡所剧者此名风湿此病伤于汗出当风或久伤取冷所致也

论曰伤寒八九日风湿相搏身体疼烦不能自转侧不呕不渴脉浮虚而涩者桂枝附子汤主之○若其人大便鞕小便自利者桂枝汤去桂加白术主之○风湿相搏骨节烦疼掣痛不得屈伸近之则痛剧汗出短气小便不利恶风不欲去衣

或身微腫者甘草附子湯主之

結胸 三十八

仲景曰病有結胸其狀何如答曰按之痛寸脉浮關脉沉名曰結胸也○曰病發於陽而反下之熱入因作結胸病發於陰而反下之因作痞所以成結胸者以下之太早故也○曰結胸脉浮大者不可下下之即死○曰結胸證悉具煩躁者亦死

論曰太陽病脉浮而動數頭痛發熱微盜汗出而反惡寒者表未解也醫反下之胃中空虛陽氣內陷心下因鞕而為結胸大陷胸湯主之○曰太陽病重發汗而復下之不大便五六日舌上燥而渴日晡所小有潮熱從心下至少腹鞕滿而痛不可近者大陷胸湯主之○按此二條皆言太陽表證未解因誤下之而成結胸也

論曰傷寒五六日嘔而發熱者此柴胡湯證具而以他藥下之其柴胡證仍在者當復與柴胡湯必蒸蒸而振却發熱汗出而解若心下滿而鞕痛者此爲結胸也大陷胸湯主之但滿而不痛者此爲痞柴胡不中與之宜半夏瀉心湯○按此一條以少陽表證未解因誤下之而成結胸也

論曰太陽少陽併病而反下之成結胸心下鞕下利不止水漿不入其人煩心○按此一條以太陽少陽併病二經表邪未解亦因悞下而成結胸也

論曰陽明病心下鞕滿者不可攻之攻之利遂不止者死利止者愈○按此一條謂陽明邪氣入府者必腹滿便結今惟心下鞕以邪氣尚淺未全入府故不可攻此雖非結胸而實亦結胸之類蓋不由誤下而因陽明之邪漸深也

論曰傷寒六七日結胸熱實脉沉而緊心下痛按之石鞕者大

陷胸湯主之○按此一條不云下早而云熱實其於六七日脉沉緊而心下鞕痛者此傷寒傳裏之實邪有不因誤下而成結胸者乃傷寒之本病也

愚按結胸一證觀傷寒論所載如前數條凡太陽表邪未解而誤下者成結胸少陽證亦然太陽少陽併病者亦然此不當下而誤下之以致藏氣空虛外邪乘虛內陷結於胸膈之間是皆因下而結者也又曰傷寒六七日結胸熱實脉沉而緊心下痛按之石鞕者此不因下而邪實漸深結聚於胸者也然則結胸一證有因誤下而成者有不因下而由於本病者觀近代傷寒諸書云未經下者非結胸也豈不謬哉

一結胸證觀仲景所言惟太陽少陽二經誤下者有之而陽明一經獨無言及者何也蓋凡病入陽明胃府已實故可下之而無害也然又曰陽明病心下鞕滿者不可攻之攻之利不

止者死此豈非陽明在經表證邪未入府者亦爲不可下乎不惟三陽爲然即三陰之證其有發熱惡寒表邪未解者切不可下最當愼也

一結胸證治之辨凡心腹脹滿鞕痛而手不可近者方是結胸若但滿不痛者此爲痞滿非結胸也凡痞滿之證乃表邪傳至胸中未入於府此其將入未入猶兼乎表是即半表半裏之證只宜以小柴胡之屬加枳殼之類治之或以本方對小陷胸湯亦妙今余新方製有柴陳煎及一柴胡飲之類皆可擇而用之也至於結胸之治則仲景俱用大陷胸湯主之然以余之見則惟傷寒本病其有不因誤下而實邪傳裏心不鞕滿痛連小腹而不可近或燥渴譫妄大便鞕脈來沉實有力者此皆大陷胸湯所正宜也其於太陽少陽表邪未解因下早而致結胸者此其表邪猶在若再用大陷胸湯是既因

誤下而復下之此則余所未敢不若以痞滿門諸法酌其輕重而從乎雙解以緩治之或外用罨法以解散胸中實邪此余之屢用獲效而最穩最捷者也罨法見新方因類第三十

陰厥陽厥三十九　附藏厥蚘厥

厥有二證曰陽厥曰陰厥也陽厥者熱厥也必其先自三陽傳入陰分故其初起必因頭疼發熱自淺入深然後及於三陰變爲四肢逆冷或時作溫其證必便結躁煩讝語發渴不惡寒反惡熱脉沉有力此以傳經熱證所化外雖手足厥冷內則因於熱邪陽證發厥故爲陽厥乃陽極似陰也其證由邪熱內結或伏陽失下之所致也凡厥微則熱亦微宜四逆散之類厥甚則熱亦甚宜承氣湯之類也○厥陰①者寒厥也初無三陽傳經實熱等證而真寒直入三陰則畏寒厥冷腹痛吐瀉戰慄不渴脉沉無力者此陰寒厥逆獨陰無陽也故爲陰厥輕則理中湯重

則四逆回陽等湯主之

成無巳曰四逆者四肢不温也傷寒邪在三陽則手足必熱傳到太陰手足自温至少陰則邪熱漸深故四肢逆而不温也及至厥陰則手足厥冷是又甚於逆故用四逆散以散其傳陰之熱邪

論曰諸四逆厥者不可下之虛家亦然○成無巳註曰四逆者四肢不温也厥者手足冷也甚於四逆也皆陽氣少而陰氣多故不可下虛家亦然金匱玉函曰虛者十補勿以瀉之

論曰凡厥者陰陽氣不相順接便爲厥厥者手足逆冷是也○病者手足厥冷言我不結胸小腹滿按之痛者此冷結在膀胱關元也○傷寒發熱四日厥反三日復熱四日厥少熱多其病當愈○傷寒厥四日熱反三日復厥五日其病爲進寒多熱少陽氣退故爲進也○若厥而嘔胸脇煩滿者其後必

便血

論曰少陰病下利清穀裏寒外熱手足厥逆脉微欲絕身反不惡寒其人面赤色或腹痛或乾嘔或咽痛或利止脉不出者通脉四逆湯主之〇傷寒脉促手足厥逆者可灸之〇傷寒脉滑而厥者裏有熱也白虎湯主之〇手足厥寒脉細欲絕者當歸四逆湯主之若其人內有久寒者宜當歸四逆加吳茱萸生薑湯主之〇大汗出熱不去內拘急四肢疼又下利厥逆而惡寒者四逆湯主之〇大汗若大下利而厥逆者四逆湯主之〇病人手足厥冷脉乍緊者邪結在胸中心中滿而煩饑不能食者病在胸中當須吐之宜瓜蒂散〇傷寒厥而心下悸者宜先治水當服茯苓甘草湯却治其厥不爾水漬入胃必作利也〇下利清穀裏寒外熱汗出而厥者通脉四逆湯主之〇嘔而脉弱小便復利身有微熱見厥者難治

四逆湯主之

按陽厥陰厥其辨如前此先哲之大法也然愚則猶有所辨如陰厥一證既無陽證陽脉而病寒若此明是陰證今人但曰中寒者即其病也然犯此者無幾知此者無難治宜溫中無待辨也惟是陽厥一證則有不得不辨者夫厥由三陽所傳是爲陽厥此固然矣即以傳經者言之又豈盡無陰證乎故凡病真陽不足者即陽中之陰厥也脉弱無神者即陽中之陰厥也攻伐清涼太過者即陽中之陰厥也四肢爲諸陽之本使非有熱結煩渴脹實等證而見厥逆者皆由陽氣不足也成無巳曰大抵厥逆爲陰所主寒者多矣又曰厥爲陰之盛也故凡屬挾虛傷寒則雖自陽經傳入者是亦陽中之陰厥也陰中之陰者宜溫陽中之陰者果宜涼乎學者勿謂其先有頭疼發熱但自三陽傳至者便爲陽厥而寒因熱用

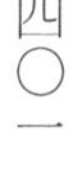

則爲害不小矣

一臟厥證仲景曰傷寒脉微而厥至七八日膚冷其人躁無暫安時者此爲臟厥臟厥者死陽氣絕也

一蚘厥證仲景曰蚘厥者其人當吐蚘令病者靜而復時煩此爲臟寒蚘上入膈故煩須臾復止得食而嘔又煩者蚘聞食臭出其人當自吐蚘蚘厥者烏梅丸主之○成無巳曰臟厥者死陽氣絕也蚘厥雖厥而煩吐蚘巳則靜不若臟厥而躁無暫安時也病人臟寒胃虚故宜與烏梅丸溫臟安蟲

譫語鄭聲四十

論曰實則譫語虛則鄭聲此虛實之有不同也夫譫語鄭聲總由神魂昏亂而語言不正又何以分其虛實但譫語者狂妄之語也鄭聲者不正之聲也譫語爲實實者邪實也如傷寒陽明實熱上乘於心心爲熱冒則神魂昏亂而譫妄不休者此實邪

也實邪爲病其聲必高其氣必壯其脈必弦其色必厲凡登高罵詈狂呼躁擾之類皆是也此之爲病有燥糞在胃而然者有瘀血在臟而然者有火盛熱極而然者有腹脹便秘口瘡咽爛而然者察其果實即當以三承氣或白虎湯凉膈散之類治之○鄭聲爲虛虛者神虛也如傷寒元神失守爲邪所乘神志昏沉而錯亂不正者此虛邪也虛邪爲病其聲必低其氣必短其脈必無力其色必萎悴凡其自言自語喃喃不全或見鬼怪或驚恐不休或問之不應答之不知之類皆是也此之爲病有因汗亡陽因下亡陰而然者有焦思抑鬱竭厥心氣而然者有勞力內傷致損脾腎而然者有日用消耗暗殘中氣而然者凡其或雖起倒而遏之即止終不若實邪之難制者即虛邪也察其果虛最忌妄行攻伐少有差謬無不即死治此者速宜察其精氣辨其陰陽舍其外證救其根本稍遲猶恐不及而況於誤治

乎甚至有自利身寒或尋衣撮空面壁啐②啐者尤爲逆候蓋讝妄一證最於虛損者不宜有之故凡身有微熱脉見洪滑者生心多煩燥脉見微弱細急而逆冷者死所以證逢虛損而見有讝妄者卽大危之兆不可不加之意也

衄血四十一

雜病衄血責熱在裏傷寒衄血責熱在表論曰傷寒小便清者知不在裏仍在表也當發其汗若頭痛者必衄宜桂枝湯○曰傷寒脉浮緊不發汗因致衄者麻黃湯主之此以傷寒之衄爲其熱不在裏在表而然也然又論曰衄家不可發汗而何以復用桂枝麻黃等湯蓋衄由乎陰者以陰虛火動也故不宜再汗以亾陰衄由乎陽者以表邪未解也故當用桂枝麻黃以發散又論曰太陽病脉浮緊發熱身無汗自衄者愈此以表邪欲解不從汗而從血俗人謂之洪汗所以衄後當愈也由此觀之則

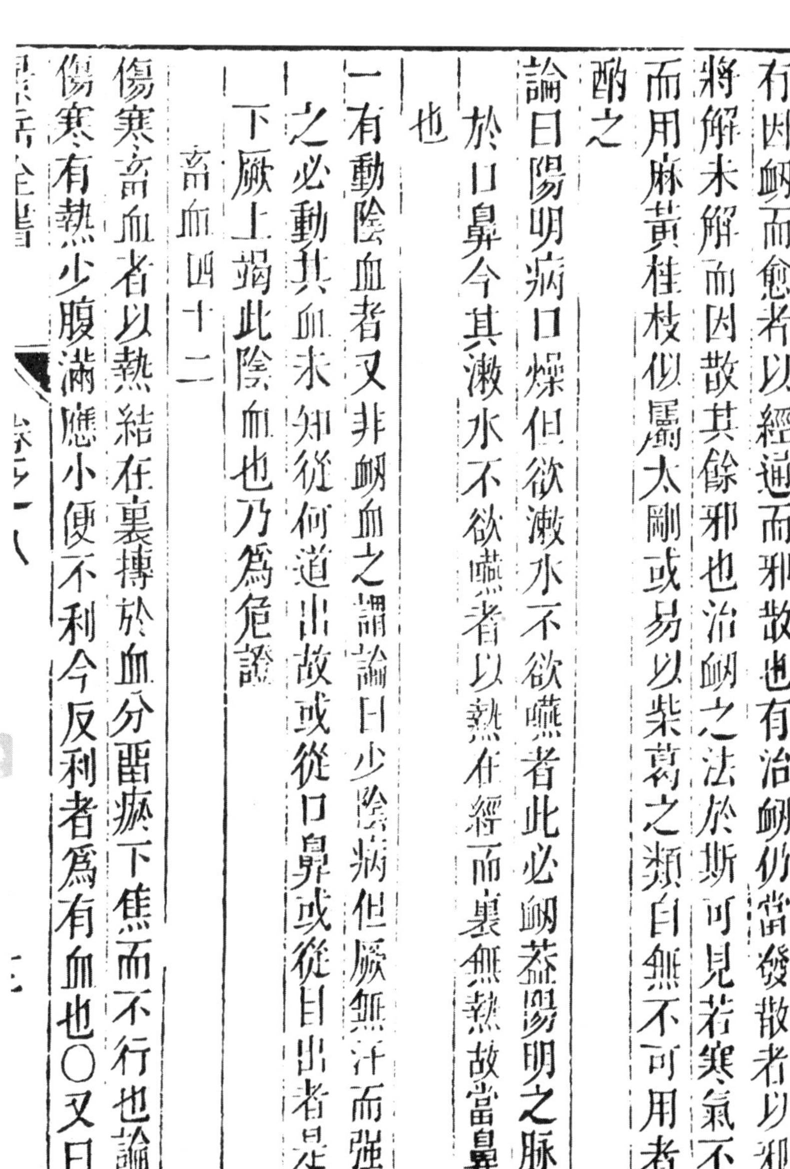

有因衄而愈者，以經通而邪散也。有治衄仍當發散者，以邪之將解未解，而因散其餘邪也。治衄之法，於斯可見。若寒氣不甚而用麻黄、桂枝，似屬太剛，或易以柴、葛之類，自無不可用者，其酌之。

論曰：陽明病口燥，但欲漱水不欲嚥者，此必衄。蓋陽明之脉絡於口鼻，今其漱水不欲嚥者，以熱在經而裏無熱，故當鼻衄也。

一有動陰血者，又非衄血之謂。論曰：少陰病但厥無汗，而强發之，必動其血。未知從何道出，或從口鼻，或從目出者，是名下厥上竭，此陰血也，乃爲危證。

蓄血四十二

傷寒蓄血者，以熱結在裏，搏於血分，留瘀下焦而不行也。論曰：傷寒有熱，少腹滿，應小便不利，今反利者，爲有血也。○又曰：太陽病身黃脉沉結少腹鞕小便不利者為無血也小便自利其人如狂者血證諦也大抵熱畜血分畱結下焦則生狂躁論曰熱結膀胱其人如狂者是也然又有陽明證其人喜忘屎雖鞕而大便反快其色黑者是亦畜血之證故凡診傷寒但其少腹鞕滿而痛便當問其小便若小水自利者知為畜血之證蓋小水由於氣化病在血而不在氣故小便利而無恙也血瘀於下者血去則愈其在仲景之法則以抵當湯抵當丸主之愚謂但以承氣之類加桃仁紅花以逐之或其兼虛者以玉燭散之類下之則畜血自去而病無不除矣

成無巳曰傷寒衂者以邪氣不得發散壅盛於經逼迫於血因而致衂也畜血者下焦結聚而不行不散也血菀於上而吐血者謂之薄厥畱瘀於下者謂之畜血此由太陽經瘀熱在裏搏畜下焦所致經曰太陽病七八日表證仍在脉沉而微

反不結胸其人如狂者以熱在下焦少腹當鞕滿小便自利者下血乃愈

熱入血室　四十三

論曰陽明病下血讝語者此爲熱入血室是兼男女而言也○曰婦人中風七八日續得寒熱發作有時經水適斷者此爲熱入血室其血必結故使如瘧狀發作有時小柴胡湯主之○曰婦人中風脉遲身涼而讝如結胸者當刺期門○曰婦人傷寒經水適來晝日了了暮則讝語者無犯胃氣及上二焦必自愈

按血室者即衝任血海也亦血分也凡血分之病有畜血者以血因熱結而留畜不行也有熱入血室者以邪入血分而血亂不調也故血畜者去之則愈血亂者調之則安調之之法則熱者宜涼陷者宜舉虛者宜滋瘀者宜行邪未散者宜解也然此皆病在下焦故曰無犯胃氣及上二焦必自愈是之

不可不察

胸脇腹滿四十四

凡邪氣自表傳裏必先入胸膈以次漸從脇肋而後入胃邪氣入胃乃爲入府是以胸滿者猶屬表證脇滿則半表半裏也大抵胸脇滿者以邪氣初入於裏氣鬱不行所以生滿尚未停聚爲實故但從和解以小柴胡之屬則可愈矣若果實邪在上留滯不能散者乃可吐之華元化曰四日在胸吐之則愈是因邪已收聚而未及散漫者乃可吐也在仲景用梔子豉湯或瓜蒂散之屬梔子豉湯可吐客熱瓜蒂散可吐實痰其或一時藥有不便余有吐法在新方攻陣中可以代之或即以和解之藥探而吐之無不可也

一腹滿證按華元化曰傷寒一日在皮二日在膚三日在肌四日在胸五日在腹六日在胃入胃即爲入府入府即在腹也

若腹雖滿而未甚者猶是未全入府不可攻也然腹滿之證有虛實也有寒熱也不可一槩皆以實論觀金匱要畧曰腹滿不減減不足言當下之是不減者爲實滿也又曰腹滿時減復如故此虛寒從下上也當以溫藥和之是或進或退時或減而時復如故者未非結聚實邪此虛滿也大抵腹滿之證本屬太陰若是陽邪則必咽乾煩熱脉實有力若是陰邪則必腹滿吐食畏寒自利脉息無神可以辨之實熱者可清可攻虛寒者宜溫宜補也

嘔吐噦證 四十五

嘔者有聲無物吐者吐出食物也嘔者有寒有熱吐則皆因胃寒也凡嘔而發熱煩悶者邪熱爲嘔也嘔而吞酸冷嚥涎沫沉沉者寒邪爲嘔也大抵傷寒表邪將傳入裏裏氣相逆則爲嘔是以半表半裏之邪其證多嘔若邪全在表無是證也凡邪在

半表半裏者和之散之氣逆者順之有痰者降之熱者清之寒者溫之千金云嘔家多服生薑此是嘔家聖藥然嘔家雖有陽明證不可攻之蓋其氣逆在上而邪未入府本非胃實證也氣逆於上而攻其下下虛則逆氣乘之勢必大危若脉微弱者乃爲尤甚

凡傷寒三陽傳畢三陰當受邪矣若其人反能食而不嘔此爲邪不入陰是知邪之傳裏者乃致爲嘔也觀乾薑附子湯證治云不嘔不渴者爲裏無熱十棗湯證治云乾嘔短氣汗出不惡寒者此表解裏未和也即此觀之則凡嘔者知爲裏證而兼煩渴者方爲內熱也

仲景論曰食穀欲嘔者屬陽明也吳茱萸湯主之得湯反劇者屬上焦也○曰少陰病吐利手足厥冷煩躁欲死者吳茱萸湯主之

論曰病人脈數數爲熱當消穀引飲而反吐者此以發汗令陽氣微膈氣虛脈乃數也數爲客熱不能消穀以胃中虛冷故吐也○東垣曰邪熱不殺穀故熱邪在胃則不食

論曰陽明病不能食攻其熱必噦所以然者胃中虛冷故也以其人本虛攻其熱必噦○若胃中虛冷不能食者飲水則噦○若膈上有寒飲乾嘔者不可吐也急溫之宜四逆湯

論曰傷寒噦而腹滿視其前後知何部不利利之則愈○治噦諸法詳呃逆門

勞力感寒四十六

凡因辛苦勞倦而病者多有患頭痛發熱惡寒或骨腿痠疼或微渴或無汗或自汗脈雖浮大而無力亦多緊數此勞力感寒之證即東垣云內傷證也宜補中益氣湯或補陰益氣煎五福飲等劑爲良所謂溫能除大熱即此類也若或邪盛無汗脈

見洪數而當和解者即當用新方散陣諸柴胡飲之類主之

一凡勞力感寒一證人皆以服役辛苦之人爲言而不知凡爲名利所牽有不自揣以致竭盡心力而患傷寒者皆其類也故凡有形勞而神不勞者勞之輕者也若既勞其神又勞其形內外俱勞則形神俱困斯其甚矣今人之病傷寒者率多此類輕者和解治宜如前重者速宜救本當於後開培補諸方擇而用之庶乎有濟倘不知其所致之由而槩施混治但知攻邪則未有不誤人者矣此即勞倦內傷之類諸義具詳本門

虛證四十七

仲景曰陽微則惡寒陰弱則發熱是寒熱之有虛也○曰其人本虛是以發戰是戰汗之皆由虛也○曰耳聾無聞者陽氣虛也○曰面赤戴陽者陰不足也○曰無陽不能作汗必身冷而

脉遲也○曰客熱不能殺穀胃中虛冷也○曰病人脉數數爲熱當消穀引食而反吐者此以發汗令陽氣微膈氣虛脉乃數也數爲客熱不能消穀以胃中虛冷故吐也○曰虛則鄭聲以言語亂而不正也○曰身踡惡寒而利因冷氣而爲厥逆也○曰尺中脉微此裏虛須表裏實津液自和便自汗出愈○曰脉促厥冷者宜灸以促脉有非因熱也○曰頭疼嘔吐之宜溫以頭疼之有屬陰也○曰不利而利發熱汗出者有陰無陽也○曰少陰脉沉者汗後熱不去而厥利惡寒者皆宜急溫也○曰舊有微溏者不可與梔子湯以裏虛而寒在下也○曰陽明病不能食攻其熱必噦所以然者胃中虛冷故也飲之水亦噦也○曰小便色白者以下焦之虛寒也○曰自利不渴者以臟有之無火也○曰邪中於陰者必生內慄因表氣虛而裏氣不守也○曰發汗過多其人叉手自冒心心下悸而欲得按者以其

陽也○曰發汗病不解而反惡寒者虛故也○曰脉陰陽俱緊反汗出者亡其陽也

一諸脉有虛證見前卷

一忌汗下各有虛證見前卷

一表裏五藏各有虛實詳一卷傳忠錄虛實辨中俱當互閱

動氣四十八

論曰諸動氣者不可發汗亦不可下○按此動氣一證即築築然動於臍傍及左乳之下曰虛里者皆其聯絡者也考之難經則以臍之上下左右分心腎肝肺四臟而各列其證在傷寒論所載亦詳成無已曰動氣者臟氣不治正氣內虛也雖諸說如此然皆未盡其要所以今之醫家多不識此爲何證而且疑爲未見此證也余③言謂心察此所見極多蓋動氣之在臍傍者皆本於下焦之④陰分凡病關格勞損者多有此證

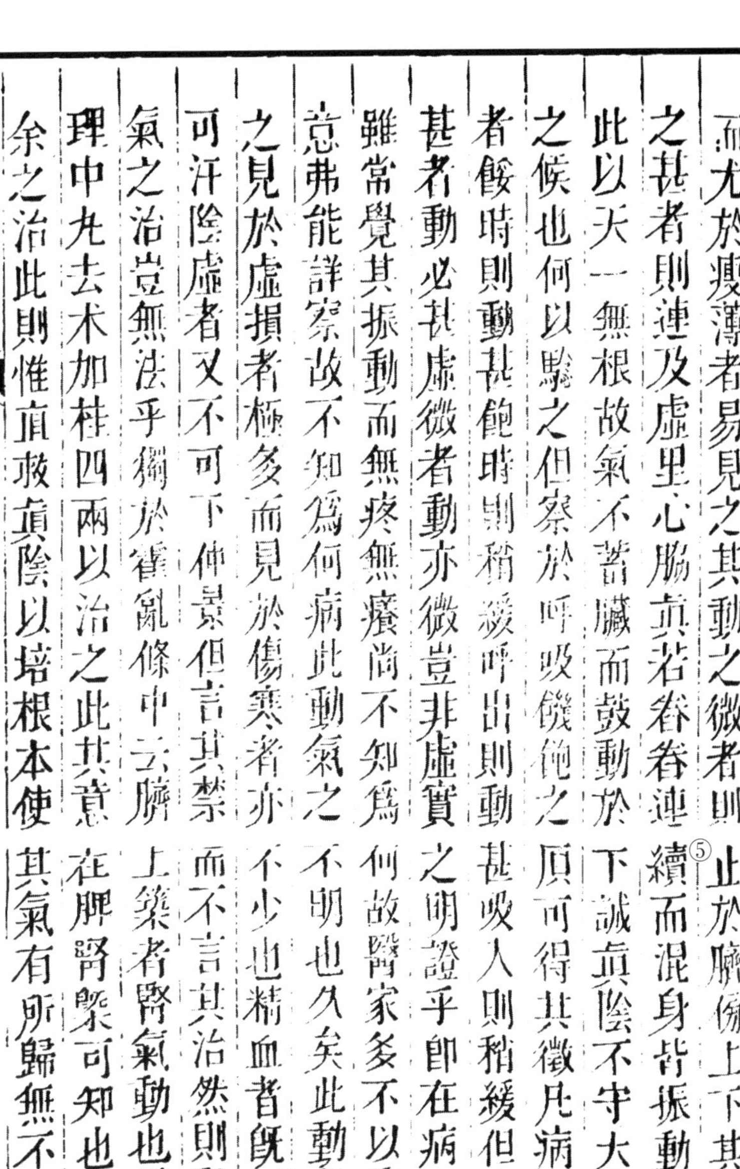

而尤於瘦薄者易見之其動之微者則止於臍傍上下其動之甚者則連及虛里心脇真若舂舂連續⑤而混身皆振動者此以天一無根故氣不蓄藏而鼓動於下誠真陰不守大虛之候也何以驗之但察於呼吸饑飽之間可得其微凡病此者饑時則動甚飽時則稍緩呼出則動甚吸入則稍緩但虛甚者動必甚虛微者動亦微豈非虛實之明證乎即在病者雖常覺其振動而無疼無癢尚不知為何故醫家多不以為意弗能詳察故不知為何病此動氣之不明也久矣此動氣之見於虛損者極多而見於傷寒者亦不少也精血者既不可汗陰虛者又不可下仲景但言其禁而不言其治然則動氣之治豈無法乎獨於霍亂條中云臍上築者腎氣動也用理中丸去术加桂四兩以治之此其意在脾腎槩可知也然余之治此則惟直救真陰以培根本使其氣有所歸無不獲

發欲察虛實者最不可忽此一證類經虛里穴下有詳註當並考之

戰汗四十九

論曰脉浮而緊按之反芤此爲本虛故當戰而汗出也其人本虛是以發戰以其脉浮故當汗出而解○若脉浮大而數按之不芤此本不虛故其欲解則但汗出而不發戰也

一戰與慄異戰由乎外慄由乎內也凡傷寒欲解將汗之時若其正氣內實邪不能與之爭則但汗出自不作戰所謂不戰應知體不虛也若其人本虛邪與正爭微者爲振甚則爲戰正勝邪則戰而汗解矣故凡邪正之爭於外者則爲戰戰其愈者也邪正之爭於內者則爲慄慄甚甚者也論曰陰中於邪必內慄也夫戰爲正氣將復慄則邪氣將强故傷寒六七日有但慄不戰竟成寒逆者多不可救此以正氣中虛陰邪

內盛正不勝邪而反爲邪氣所勝凡遇此證使非用大補溫熱之劑及艾灼回陽等法其他焉得而蘇之

余嘗治一衰翁年踰七旬陡患傷寒初起即用溫補調理至十日之外正氣將復忽爾作戰自卯至辰不能得汗寒慄危甚告急於余余用六味回陽飲入人參一兩薑附各三錢使之煎服下咽少頃即大汗如浴時將及午而浸汗不收身冷如脫鼻息幾無復以告余余令以前藥復煎與之告者曰先服此藥已大汗不堪今又服此尚堪再汗乎余笑謂曰此中有神非爾所知也急令再進遂汗收神復不旬日而起矣嗚呼發汗用此而收汗復用此無在乎人之疑之也而不知汗之出與汗之收皆元氣爲之樞機耳故余紀此欲人知闔闢之權不在乎能放能收而在乎所以主之者

頭汗　五十

頭汗之證有二一爲邪熱上壅一爲陽氣內脫也蓋頭爲諸陽之會凡傷寒徧身得汗者謂之熱越若身無汗則熱不得越而上蒸陽分故但頭汗出也治熱蒸者可清可散甚者可下在去其熱而病自愈至若氣脫一證則多以妄下傷陰或尅伐太過或泄瀉不止以致陰竭於下則陽脫於上小水不通而上見頭汗則大危矣

論曰傷寒五六日頭出汗微惡寒手足冷心下滿口不欲食大便難脉細者此爲陽微結乃半在裏半在外也脉雖沉緊不得爲少陰病所以然者陰不得有汗今頭汗出故知非少陰也可與小柴胡湯得屎而解○曰傷寒五六日已發汗而復下之胸脇滿微結小便不利渴而不嘔但頭汗出往來寒熱心煩者此爲未解也柴胡桂枝乾薑湯主之

論曰傷寒十餘日但結胸無大熱者此爲水結在胸脇也但頭

汗出者，大陷胸湯主之○曰：陽明病下血譫語者，此爲熱入血室，但頭汗出者，刺期門，隨其實而瀉之，濈然汗出則愈。

論曰：太陽病醫反下之，若不結胸，但頭汗出，餘處無汗，際頸而還，小便不利，身必發黃也○曰：陽明病但頭汗出，小便不利，必發黃。

論曰：濕家下之，額上汗出微喘，小便不利者死，若下利不止者亦死。

脉經曰：陽氣上出，汗見於頭者，蓋陽脫也。

一頭汗脉緊數，有表邪當散者，宜小柴胡湯或柴胡桂枝乾薑湯及新方諸柴胡飲俱可酌用○若有火邪脉洪滑，內多煩熱頭汗，當清者，宜人參白虎湯、益元散之類主之○若水結胸心下滿，頭汗出者，或大陷胸湯，或小半夏茯苓湯○若傷結腹脹，疼痛頭汗者，宜承氣湯○若諸虛泄瀉，陽脫頭汗者

宜速用獨參湯或大補元煎六味回陽等飲作急救之庶可保全

吐蛔 五十一

凡治傷寒若見吐蛔者雖有大熱忌用涼藥犯之必死蓋胃中有寒陽氣弱極則蛔逆而上此大凶之兆也急用炮薑理中湯一服加烏梅二個花椒一二十粒服後待蛔定然後以小柴胡或補中益氣等劑漸治其餘蓋蛔聞酸則靜見苦則安也○仲景曰病人有寒復發汗胃中冷必吐蛔○蛔厥證見前三十九

腹痛 五十二

陶節菴曰傷寒腹痛有四若遶臍鞕痛大便結實煩渴者皆屬燥屎痛急用寒藥下之因食積而痛者治亦同

一若小腹鞕痛小水自利大便黑身目黃者屬畜血痛亦用寒劑加行血藥下盡黑物自愈

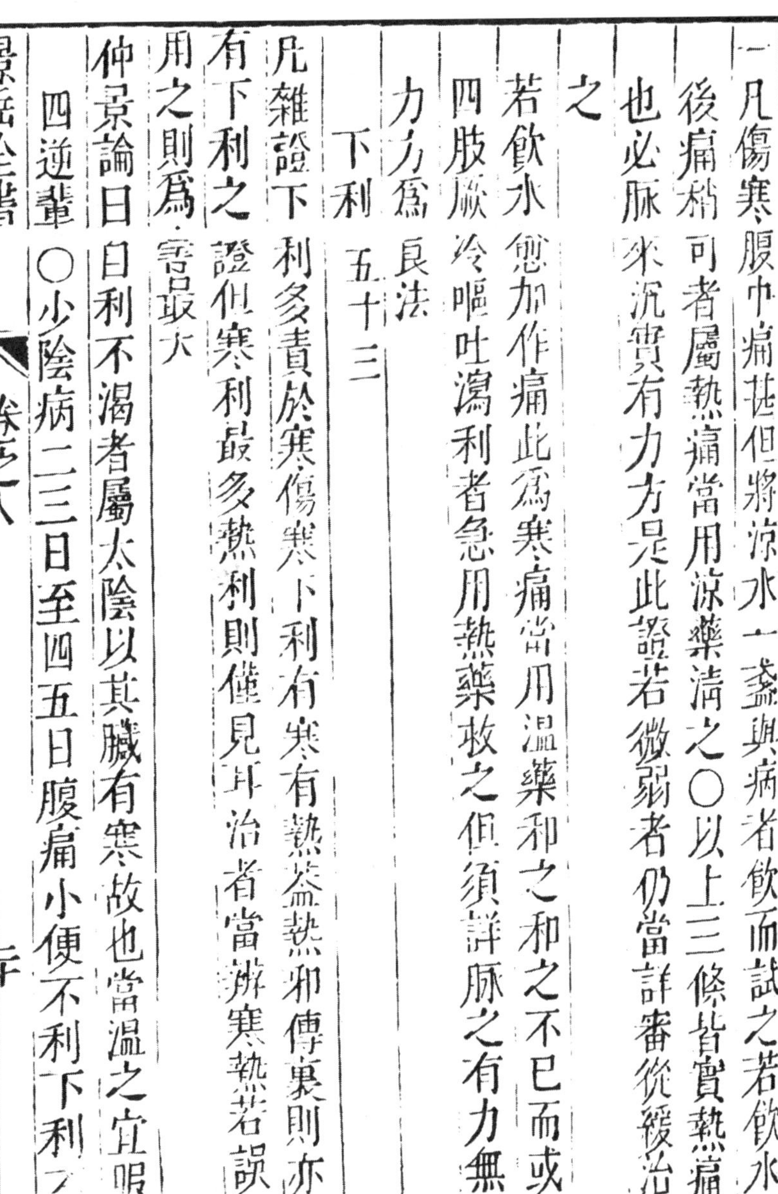

一凡傷寒腹中痛甚但將凉水一盞與病者飲而試之若飲水後痛稍可者屬熱痛當用凉藥清之○以上三條皆實熱痛也必脉來沉實有力方是此證若微弱者仍當詳審從緩治之

若飲水愈加作痛此爲寒痛當用温藥和之和之不已而或四肢厥冷嘔吐瀉利者急用熱藥救之但須詳脉之有力無力方爲良法

下利 五十三

凡雜證下利多責於寒傷寒下利有寒有熱蓋熱邪傳裏則亦有下利之證但寒利最多熱利則僅見耳治者當辨寒熱若誤用之則爲害最大

仲景論曰自利不渴者屬太陰以其臟有寒故也當温之宜服四逆輩○少陰病二三日至四五日腹痛小便不利下利不

止便膿血者桃花湯主之○少陰病吐利手足厥冷煩躁欲死者吳茱萸湯主之○少陰病下利白通湯主之○少陰病二三日不已至四五日腹痛小便不利四肢沉重疼痛自下利者此爲有水氣其人或欬或小便利或下利或嘔者眞武湯主之○少陰病下利清穀裏寒外熱手足厥逆脉微欲絕身反不惡寒其人面色赤或腹痛或乾嘔或咽痛或利正脉不出者四逆湯主之○大汗出熱不去內拘急四肢疼下利厥逆而惡寒者四逆湯主之○下利清穀不可攻表汗出必脹滿

按此諸論乃皆言寒利之當溫也如所云手足厥逆惡寒腹痛脉微欲絕下利清穀之類此固陰寒之甚者也其於疑似之間則猶有眞辨凡傷寒下利由熱邪者必有煩躁大熱酷欲冷水等證亦必有洪滑強盛數實等脉如果表裏俱熱方

可作火證論治若其脉雖數而無力外雖身熱而不惡熱内雖渴而不喜冷此其內本不熱而病爲下利者悉屬虛寒治宜四逆湯理中湯温胃飲胃關煎五苓散之類酌用可也或表裏寒邪俱甚則當以麻桂飲相兼用之爲最妥若以寒利作熱利妄用寒凉再損胃氣則無有不死

論曰下利腹脹滿身體疼痛者先温其裏乃攻其表温裏四逆湯攻表桂枝湯

按此一條乃言表裏俱病而下利者雖有表證所急在裏蓋裏有不實則表邪愈陷即欲表之而中氣無力亦不能散故凡見下利中虛者速當先温其裏裏實氣强則表邪自解温中可以散寒即此謂也

論曰熱利下重者白頭翁湯主之○下利脉數欲飲水者以有熱故也白頭翁湯主之○少陰病下利六七日欬而嘔渴心

煩不得眠者猪苓湯主之

按此三條乃言熱利之當清也但既云脉數又欲飲水是誠熱矣然寒邪在表脉無不數但數而有力者爲陽證數而無力者即陰證矣瀉利亾津無有不渴但渴欲飲水愈多愈快者爲陽證若口雖欲水而腹不欲嚥者即非陽證矣此外如渴欲禁湯者乃瀉渴之當然也不得悉認爲熱證○一凡傷寒表邪未解脉實滑數喜冷氣壯内外俱熱而下利者宜柴苓煎主之

論曰少陰病自利清水色純青心下必痛口乾燥者急下之宜大承氣湯○下利三部脉皆平按之心下鞕者急下之宜大承氣湯○下利譫語者有燥屎也宜小承氣湯

按此三條乃言下利之當攻者也凡傷寒下利者本非陽明實邪不當譫語今既譫語故知有燥屎當去也又若少陰下

利心下有痛有鞕者必有所積故亦當下

一凡自利家身涼脈小者爲順身熱脈大者爲逆此以外無表證而病之在臟者言也○下利日十餘行脈反實者死○發熱下利至甚厥不止者死○直視譫語下利者死○下利無脈手足厥冷灸之不溫脈不還者死○少陰病自利煩躁不得臥寐者死○大抵下利一證爲脫氣至急五奪之中惟此爲甚金匱要畧曰六府氣絕於外者手足寒五臟氣絕於內者利下不禁臟氣既脫不能治也

協熱下利⑥

仲景曰若不宜下而便攻之內虛熱入協熱遂利煩躁諸變不可勝數輕者困篤重者必死矣○太陽病二三日不能臥反下之若利止必作結胸未止者四日復下之此作協熱利也○太陽病外證未除而數下之遂協熱而利利下不止心下痞鞕表

裏不解者桂枝人參湯主之〇陽明少陽合病若脉數不解而下不止必協熱而便膿血也

按此四條乃皆言表證未除而誤下之因致外熱未退内復作利故云協熱下利此一熱字乃言表熱也非言内熱也夫協者協同之協非挾藏之挾即表裏俱病之謂故治此者止有桂枝人參湯一方其義顯然可見即如成無已明理論曰表邪傳裏裏虚協熱則利乃亦以表邪爲言也奈何後學不明此義止因協熱二字毎毎以表作裏以寒作熱但見作利者無論表裏虚實即認爲内熱便云協熱下利目近有不必誤下而妄用芩連治表熱者表證得寒愈不退乃致下利或脾胃素弱逢寒即泄者皆是此證既見下利益云協熱其謬孰甚獨不觀仲景桂枝人參湯豈治内熱之劑乎寒熱倒施殺人多矣予因特表於此

小便五十五

凡傷寒小便清者病不在裏仍在表也當解表發汗○小便利者病不在氣分而在血分以小水由於氣化也

陽盛則欲衄陰虛小便難

凡病傷寒而小水利者多吉以內邪不甚也

仲景曰陽明病汗出多而渴者不可與猪苓湯以汗多胃燥故不可復利小水也

論曰濕家之爲病一身盡痛發熱身色如熏黄其人但頭汗出背强欲得被覆向火舌上如胎者以丹田有熱胸中有寒渴欲得水而不能飲此濕痺之候其人小便不利大便反快者但當利其小便

凡傷寒表證未除病在陽分者不可即利小便恐走其津液取汗愈難且恐大便乾結也

死證五十六

陶節菴曰凡看傷寒極要識各經中死證死脉須一一理會過免致臨病疑惑但見死證便當以脉參之如果有疑切莫下藥雖至親浼⑦懇亦不可治倘有差失咎將歸於巳矣

一脉浮而洪身汗如油喘而不休水漿不入形體不仁乍靜乍亂此命絕也○汗出髮潤喘而不休此肺絕也○形如烟煤直視搖頭此心絕也○脣吻色青四肢振動此肝絕也○環口黎黑冷汗發黃此脾絕也○溲便遺失狂言反目直視此腎絕也

一少陰病惡寒身踡而利手足逆冷者不治○少陰病吐利躁煩四逆者死○少陰病四逆身踡脉不至不煩而躁者死○少陰病六七日息高者死○少陰病至五六日自利煩燥不得臥寐者死○少陰病下利厥逆無脉服藥後脉微續者生

脈暴出者死○少陰病但厥無汗而强發之必動其血未知從何道出或從口鼻或從目出是名下厥上竭爲難治

一陰病見陽脈者生陽病見陰脈者死○脈純弦者死○脈陰陽俱虛熱不止者死○脈陰陽俱盛大汗出熱不解者死○手足逆冷脈沉細讝言妄語者死○脈證俱虛而見讝妄者死○傷寒六七日脈微手足厥冷煩躁灸厥陰厥不還者死○寸脈上不至關爲陽絶尺脈下不至關爲陰絶此皆不治決死也○傷寒下利日十餘行脈反實者死

一傷寒病脇下素有痞氣連於臍傍痛引少腹入陰筋者此名臟結死○發熱下利厥逆躁不得卧者死○發熱下利至甚厥不止者死○直視讝語喘滿者死下利者亦死○下利發熱者亦死○發熱而厥七日下利者難治○傷寒六七日不利熱而利汗出不止者死有陰無陽故也○陽氣前絶陰氣後

絕者陰證也其人死後身色必青○陰氣前絕陽氣後絕者陽證也其人死後身色必赤腋下溫心下熱也

金匱要畧曰六府氣絕於外者手足寒五臟氣絕於內者九下不禁蓋傷寒發熱為邪氣獨甚若下利至甚厥不止此以邪未解而府臟之氣先絕故死

靈樞熱病篇曰熱病不可刺者有九一曰汗不出大顴發赤噦者死○二曰泄而腹滿甚者死○三曰目不明熱不已者死○四曰老人嬰兒熱而腹滿者死○五曰汗不出嘔下血者死○六曰舌本爛熱不已者死○七曰欬而衄汗不出出不至足者死○八曰髓熱者死○九曰熱而痙者死腰折瘛瘲齒噤齘也

傷寒逆證賦 五十七

傷寒難療逆證須知陽病怕逢陰脈譫語陰證非宜作疎作數

脈之忌口張目陷舌如煤乾嘔出氣骨節痛而呃逆並已發斑發黃大便利而先赤後灰霍亂躁煩心下悶而喘脹腹膨呃逆下泄利而難溲四肢厥逆眼定腹疼如石内外關格頭汗陽脱溲遲頭連胸痛四肢冷聲啞唇瘡狐惑悲七日已過復大熱喘逆上氣脈散危陰陽易脈離經而外腎腫手足攣拳爪腹痛陰陽交大汗後而熱愈甚躁疾狂言食更稀厥利無脈灸而不至者腎殆唇青舌卷耳聾囊縮者肝離赤斑黑斑救五而救一尋衣撮空兩感者何竅凡諸汗證仍當備言只在頭而不遍身鼻衄不止口噤肉戰多喘從如油汗圓當汗無汗麻黄數劑不能通尤嫌脈躁汗後嘔吐水藥不入證反劇言亂目眩濕家大汗必成痙風濕與膽⑧皆譫言犯濕濕則身青面變耳聾不語名重暍發少陰必九竅出血下厥上竭奚能痊動氣脈遲弱皆忌風濕和中濕不堪其諸下利尤宜細察熱厥利而汗難止冷厥利

而躁不眠少陽陽明合病脉弦者負少陰叶臍無脉拳厥躁煩譫語直視而喘滿下利頻數而脉堅臟結者瀉漏引陰白胎下利除中則厥逆而利反能食焉誤下濕家之頭汗洩難便利喘加漆體如熏而搖頭直視心神已絕唇吻青而四肢多汗肝氣不全腎絕者直視狂言而遺尿反目肺絕者喘無休歇而汗潤髮顛虛汗發黃環口黑非脾經之吉兆孤陽偏勝脉緊小知陰絕之在先此傷寒之逆候勿僥倖以圖全

傷寒治例 五十八

汗散類

溫散諸方

麻黄湯散一　大温　凡太陽陽明傷寒而陰邪甚者宜此

桂枝湯　大温　凡太陽中風兼寒有汗者宜此

麻桂飲新散七　大溫　凡傷寒初感邪盛氣實者無論
陰經四季先宜用此
二柴胡飲新散二　微溫　凡邪感三陽及三陽併病寒
勝者宜此主之　三陰初感者亦可用
葛根湯散二九　大溫　治冬月太陽經傷寒項背強無
汗惡風者宜此
五積散散三九　微溫　凡感寒邪而陰勝於陽外有表
證內有嘔吐腹痛及寒濕客於經絡筋骨痠疼等證宜
此
十神湯散四十　微溫　凡時氣風寒瘟疫發熱惡寒頭
疼欬嗽無汗當溫散者宜此
麻黃附子細辛湯散三　大溫　少陰傷寒脈沉發熱者
宜此

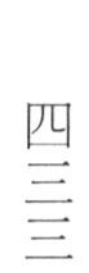

小青龍湯散八 大溫 凡傷寒陰勝表邪不解及心下有水氣嘔噦欬嗽發熱小腹滿者宜此

消風百解散散四六 微溫 凡四時傷寒頭疼發熱及風寒欬嗽鼻塞聲重者宜此

柴胡桂枝乾薑湯散百十四 微溫 傷寒汗下後但頭汗出寒熱往來邪不解者宜此

桂枝加黃耆湯散十 大溫 黃疸脈浮當以汗解者宜此

涼散諸方

一柴胡飲新散一 微涼 凡六經初感內外俱有熱者宜此

小柴胡湯散十九 微涼 凡邪在少陽及三陽併病但屬半表半裏往來寒熱兼嘔者宜此

九味羌活湯散四四 微涼 凡四時不正之氣風寒感

目悄寒壯熱頭疼身痛者宜此

柴葛解肌湯散三一　微涼　凡足陽明證發熱脉洪者宜此

升麻葛根湯散三十　微涼　陽明證具及小兒痘瘡疹等證宜此

歸葛飲新散十三　次涼　凡陽明溫暑大熱大渴津枯不能作汗者宜此

六神通解散寒十五　大涼　凡發熱頭痛脉洪無汗三陽伏火而表邪不解者宜此

柴胡白虎煎新散十二　大寒　凡溫病熱極表裏不解者宜此

柴平湯和二三三　微涼　凡溫瘧身痛手足沉重寒熱者宜此

柴芩煎 新散十 大涼 凡表邪未解內外俱熱泄瀉不止者宜此

大青龍湯 散七 微寒 凡太陽中風發熱無汗而躁煩者宜此

升麻湯 散百十三 大寒 凡無汗而喘煩渴發斑者宜此

四逆散 散二八 微涼 凡陽邪亢極四肢厥逆者宜此

平散諸方

三柴胡飲 新散三 凡肝脾陰虛血少而偶感風寒者宜此

正柴胡飲 新散六 凡血氣本無虧損而感冒寒邪者宜此

柴陳煎新散九　凡感冒風寒發熱而兼欬嗽嘔惡者宜此

參蘇飲散三四　凡四時感冒傷寒頭疼發熱無汗及欬嗽聲重往來潮熱者宜此

敗毒散散三六　凡四時瘟疫寒熱身體疼痛及烟瘴之氣或處卑濕脚氣者宜此

升陽散火湯散四一　凡胃虛血虛因寒邪冷物抑遏陽氣以致發熱者宜此發之

加減小柴胡湯散二　凡少陽經寒熱往來脉弦腹痛者宜此

兼補兼散諸方

補中益氣湯補三一　凡勞倦傷脾中氣不足以致外感

發熱者宜此

補陰益氣煎 新補十六 凡邪陷陰中陰虛不能作汗身熱不退或往來寒熱者宜此

三柴胡飲 新散三 凡肝脾血分微虛而感外邪者宜此

四柴胡飲 新散四 凡脾肺氣虛或勞倦感寒發熱者宜此

五柴胡飲 新散五 凡脾腎血氣不足而感外邪發熱者宜此

理陰煎 新熱三 大溫 凡真陰不足或因勞倦感寒陰虛假熱寒邪不解者速宜用此

大溫中飲 新散八 大溫 凡中氣虛寒感邪發熱無汗表不能解者速宜用此

調中益氣湯補三二　凡風寒濕熱所傷食少體弱者宜此

溫中和中類

大溫兼補諸方

人參理中湯熱一　大溫　治太陰即病自利陰寒腹痛嘔吐中氣虛寒脹滿厥逆瘧痢等證

四逆湯熱十四　大溫　治傷寒陰證自利脉沉身痛而厥

胃關煎新熱九　大溫　凡脾腎虛寒瀉利不止者宜此

桂枝人參湯散十三　大溫　傷寒表裏不解協熱下利者宜此

白通湯熱一四六　大熱　少陰下利者宜此

桃花湯熱一四七　微温　少陰下利膿血者宜此

真武湯熱一四三　大温　少陰傷寒腹痛或嘔或利者宜此

回陽返本湯熱四五　大温　傷寒陰盛格陽陰極發躁脉弱無力者宜此

四味回陽飲新熱一　大温　陽脫氣虛者宜此

煖肝煎新熱十五　大温　凡肝腎陰寒小腹疼痛者宜此

吳茱萸湯熱一三八　大熱　嘔而胸滿吐涎頭痛者宜此

當歸四逆湯熱二十　微温　傷寒厥逆脉細下利腸鳴者宜此

茯苓甘草湯熱十六　大温　水停心下作悸作利者宜

此

甘草附子湯 熱三一 大熱 風濕相搏者宜此

桂枝附子湯 熱三十 大熱 風濕相搏筋骨疼痛者宜此

乾薑附子湯 熱三八 大熱 瘴毒陰證厥逆嘔吐自利汗出者宜此

華佗救陽脫方 熱六四 治陰寒直中三陰證

微溫和中諸方

二陳湯 和一 微溫 凡風寒咳嗽痰飲嘔惡脾胃不和者宜此

六君子湯 補五 微溫 凡脾胃虛弱或久患瘧痢或嘔吐吞酸者宜此

金水六君煎 新和一 微溫 凡陰虛受寒咳嘔喘促者

酸痞滿等證宜此

平胃散和十七　微温　凡寒傷脾胃心腹脹滿嘔惡不思飲食身體疼痛瀉利者宜此

藿香正氣散和二十　微温　凡外感風寒內停飲食頭疼寒熱吐瀉脹滿者宜此

烏梅丸和三二三　微温　吐蚘蚘厥者宜此

清理類

清火諸方

抽薪飲新寒三　大寒　凡熱邪內蓄之甚者宜此

徙薪飲新寒四　次寒　凡熱邪內蓄將甚未甚者宜此

黃連解毒湯寒一　大寒　凡熱邪內盛煩躁狂斑口渴舌焦喘滿脈洪熱甚者宜此

白虎湯寒二　大寒　凡脉洪大渴陽明熱甚或中暑虛煩等證宜此

人參白虎湯寒三　大涼　凡赤班口燥煩躁暑熱脉洪大浮虛者宜此

三黄石膏湯寒十一　大寒　凡疫癘大熱而躁者宜此

一六甘露散新寒十五　大寒　陽明實熱煩躁班黄等證宜此

益元散寒百十二　次寒　凡中暑身熱煩渴小水不利者宜此

玉女煎新寒十二　大寒　凡陰虛水虧陽明火盛煩渴內熱者宜此

陽毒升麻湯散百十六　大涼　凡陽毒赤班狂言失血者宜此

竹葉石膏湯 寒五 微寒 陽明汗多而渴鼻衂喜水暑熱煩躁者宜此

桂苓甘露飲 寒八 微寒 凡伏暑發熱煩躁水道不利者宜此

黄芩清肺飲 寒三八 次寒 肺熱小水不利或便血者宜此

大連翹飲 寒七八 次寒 凡風熱熱毒大小便不利及瘡毒丹瘤等證宜此

普濟消毒飲 寒十三 大寒 凡疫癘大行憎寒壯熱頭腫目閉喘渴咽喉不利俗名大頭瘟熱毒等證宜此

梔子蘗皮湯 寒二三 大寒 傷寒身黄內外俱熱者宜此

白頭翁湯 寒一八四 大寒 治傷寒熱利

玄參升麻湯 外四八 次寒 瘟疫煩悶腫痛發斑咽痛

者宜此

小陷胸汤寒十六　微凉　凡小结胸热邪胀满者宜此

八正散寒百十五　大寒　凡心经蕴热脏腑秘结小便赤涩血淋等证宜此

解瘟疫热毒法寒七四

清血清便溺阴诸方

犀角地黄汤寒七九　微凉　凡热入血分吐衄斑黄及血热血燥不能作汗表不解者宜此

二阴煎新补十　大凉　心经有热狂笑烦热失血者宜此

加减一阴煎新补九　大凉　凡水亏火盛烦热动血者

宜此

五苓散和一八二　微溫　凡暑熱霍亂泄瀉小水不利濕腫脹滿者宜此

導赤散寒一二二　微涼　心火小腸熱秘小水不利者宜此

大分清飲新寒五　微寒　凡積熱閉結小水不通熱瀉等證宜此

小分清飲新和十　性平　凡小水不利濕滯腫脹泄瀉者宜此

豬苓湯和一八八　微涼　傷寒下後發熱小便不利者宜此

清胃諸方

大和中飲新和七　性平　凡邪結胃脘氣逆食滯者

宜此

小和中飲 新和八　性平　胸膈脹滿嘔惡氣滯者宜此

小半夏茯苓湯 和九　微溫　膈間有水嘔吐心下痞者宜此

半夏瀉心湯 寒二八　微涼　嘔而腸鳴心下痞者宜此

吐涌類

獨聖散 攻百六　凡邪實上焦及痰涎積蓄者宜此

茶調散 攻百七　治同前

吐劑 新攻一　此有二法便而且易可隨宜用之

梔子豉湯 寒二十　傷寒煩熱懊憹當吐者宜此

攻下類

峻下諸方

大承氣湯　攻一　凡陽明太陰傷寒、及各經實熱內結者宜此

小承氣湯　攻二　凡病在太陰無表證潮熱脈實狂言腹脹者宜此

調胃承氣湯　攻三　凡太陽陽明不惡寒、反惡熱潮熱邪入腑者宜此

桃仁承氣湯　攻四　凡傷寒蓄血證小腹急痛大便不通而黑者宜此

大柴胡湯　攻七　凡傷寒表證未除裏證又急當汗下兼行者宜此

大陷胸湯　攻九　凡結胸脹痛連腹手足不可近者宜此

六一順氣湯　攻八　凡傷寒熱邪傳裏便實口燥狂斑

潮熱腹脹鞕痛等證宜用此以代三承氣湯

涼膈散 攻十九 凡三焦六經火邪內結不通者宜此

百順丸 新攻六 凡三焦熱秘邪不解者宜此

茵陳蒿湯 攻八三一 穀疸發熱身黃便結者宜此

罨結胸法 新因三十

攻補兼用諸方

黃龍湯 攻二一 凡傷寒熱邪傳裏當下而氣血兼虛者宜此

玉燭散 攻二四 凡血虛有滯而熱邪傳裏腹脹作痛者宜此

培補類

峻補諸方

大補元煎新補一　凡元氣大虛者雖有寒邪亦不可攻必單培根本正復邪將自散或眞寒假熱等證皆宜用此

大營煎新補十四　此大補元煎之次者也酌宜用之

三陰煎新補十一　凡三陰不足及風瘧多汗而正氣不復寒熱不止者宜此

六味回陽飲新熱二　凡陰陽大虛元氣將脫者非此不可

八珍湯補十九　氣血兩虛者宜此

十全大補湯補二十　凡氣血兩虛惡寒發熱倦卧眩運自汗諸虛者宜此

大建中湯補二三　凡中氣不足厥逆嘔吐虛斑虛火筋骨疼痛等證宜此

獨參湯 補三六　凡氣虛氣脫畏聞諸藥氣味反胃嘔出垂危者惟此爲宜

參附湯 補三八　凡眞陽不足喘嘔呃逆腹痛厥冷氣短者宜此

參歸湯 補三九　凡心虛血虛盜汗等證宜此

補陰諸方

一陰煎 新補八　凡腎水眞陰不足而虛火爲邪者宜此

小營煎 新補十五　凡血少陰虛而無火者宜此

左歸飲 新補二　凡命門眞陰虧損雖有寒邪不可攻者宜此

右歸飲 新補三　凡命門陽衰或陰盛格陽感邪不可攻者宜此

四物湯補八　凡陰虛營弱病在血分者宜此

生脉散補五七　凡熱傷元氣口渴氣短煩躁倦怠汗出者宜此

六味地黃丸補一二　陰虛水虧發熱等證宜此

崔氏八味丸補一二二　凡陰盛格陽火不歸原及真陽虛敗等證宜此

補中諸方

四君子湯補一　凡脾胃虛弱食少體瘦瘧痢勞倦等證宜此

五君子煎新熱六　凡脾胃氣分虛弱而微寒當温者宜此

五味異功散補四　凡脾胃虛寒飲食少思氣逆腹滿者宜此

五福飲新補六　凡五臟氣血俱虚者宜此此爲主

温胃飲新熱五　凡中寒嘔吐吞酸者宜此

養中煎新熱四　凡中氣虚寒爲嘔爲泄者宜此

歸脾湯補三三　凡脾虚健忘怔忡少食困倦瘧痢等證宜此

參苓白术散補五五　凡脾胃虚弱吐瀉食少等證宜此

參术湯補四一　凡氣虚顫掉泄瀉嘔吐者宜此

景岳全書卷之八傷寒下終

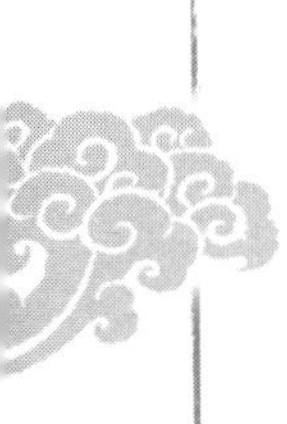

校注

①厥陰：据文义当作『陰厥』。
②啐啐：象声词，细碎作声貌。
③□：藜照楼本此处模糊，四库本作『尝』，可从。
④□：藜照楼本此处模糊，四库本作『阴』，可从。
⑤舂（chōng）舂連續：不断冲击、撞击。
⑥利：据文例，『利』下当有『五十四』三字。
⑦浼懇：恳托。『浼』同『浼』。
⑧膽：疑为『疸』之误。

景岳全書卷之九從集

會稽 張介賓 會卿著
會稽 魯 超 謙菴訂

從集

九卷

雜證謨目録

十卷

諸風

論風論列方目　論外備用方目

十一卷

非風

論正名　論有邪無邪

論肝邪　論氣虛

論痰之本　論經絡痰邪

論治痰共四條　論寒熱證共二條

論治血氣　非風諸證治法共十一條

論用藥佐使　辨經藏諸證五條

不治證　述古二條

灸法　諸列方

備用方

厥逆

瘴氣

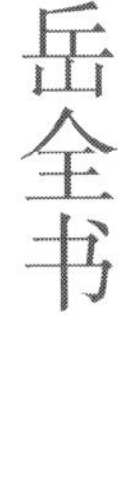

理集

十六卷

虛損

明集

十九卷

論治 九條　傷寒呃逆 六條
述古　簡易方 三條
灸法　論列方
備用方

鬱證

經義　論內經五鬱之治
論脉　論情志三鬱證治 四條
論鬱滯治法　述古 二條
附按　論列方
備用方

二十卷

嘔吐

經義　論證 四條

論治　七條　噎膈不治證

述古　五條　灸法

論列方　備用方

嘈雜

論證　論治　二條

論列方

心集

二十二卷

腫脹

經義　論證　四條

腫脹危候　氣分諸脹論治　八條

水腫論治　七條　新按　二條

述古　五條　鍼灸法

述古 三條　附按 三條
論列方　備用方
二十五卷
心腹痛
經義　論證 四條
論痛脉　論治 十五條
述古 二條　食停小腹新按
括沙新按　附按 五條
簡易方　痧痛灸法
論列方　備用方
脇痛
經義　論證 三條
論治 三條　灸法

貫集

三十卷

血證

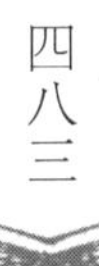

三十五卷

三十七卷

死生

會稽　張介賓　會卿著
會稽　曾　超　謙菴訂

諸風

經義

九宮八風篇曰：太一常以冬至之日居叶蟄之宮四十六日，明日居天留四十六日，明日居倉門四十六日，明日居陰洛四十五日，明日居天宮四十六日，明日居玄委四十六日，明日居倉果四十六日，明日居新洛四十五日，明日復居叶蟄之宮，曰冬至矣。常如是無已，終而復始。○太一移日，天必應之以風雨，以其日風雨則吉，歲美民安少病矣；先之則多風，後之則多旱。○太一在冬至之日有變，占在君；太一在春分之日有變占在相太一在宮中之日有變占在吏太一在秋分之日有變占在將太一在夏至之日有變占在百姓所謂有變者太一居五宮之日病風折樹木揚砂石各以其所主占貴賤○因視風所從來而占之風從其所居之鄉來爲實風主生長養萬物從其衝後來爲虛風傷人者也主殺主害者謹候虛風而避之故聖人日避虛邪之道如避矢石然邪弗能害此之謂也○是故太一入徙立於中宮乃朝八風以占吉凶也風從南方來名曰大弱風其傷人也內舍於心外在於脈氣主熱○風從西南方來名曰謀風其傷人也內舍於脾外在於肌其氣主爲弱○風從西方來名曰剛風其傷人也內舍於肺外在於皮膚其氣主爲燥○風從西北方來名曰折風其傷人也內舍於小腸外在於手太陽脈脈絕則溢脈閉則結不通善暴死○風從北方來名曰大剛風其傷人

也內舍於腎外在於骨與其肩背之膂筋其氣主爲寒也○風從東北方來名曰凶風其傷人也內舍於大腸外在於兩脇腋骨下及肢節○風從東方來名曰嬰兒風其傷人也內舍於肝外在於筋紐其氣主爲身濕○風從東南方來名曰弱風其傷人也內舍於胃外在肌肉其氣主體重○此八風皆從其虛之鄉來乃能病人三虛相搏則爲暴病卒死兩實一虛病則爲淋露寒熱犯其雨濕之地則爲痿故聖人避風如避矢石焉其有三虛而偏中於邪風則爲擊仆偏枯矣

歲露論黄帝問於少師曰余聞四時八風之中人也故有寒暑寒則皮膚急而腠理閉暑則皮膚緩而腠理開賊風邪氣因得以入乎將必須八正虛邪乃能傷人乎少師荅曰不然賊風邪氣之中人也不得以時然必因其開也其入深其內極病其病人也卒暴因其閉也其入淺以留其病也徐以遲○

帝曰有寒温和適腠理不開然有卒病者其故何也少師曰雖平居其腠理開閉緩急其故常有時也人與天地相參也與日月相應也故月滿則海水西盛人血氣積肌肉充皮膚緻毛髮堅腠理郄烟垢著當是之時雖遇賊風其入淺不深至其月郭空則海水東盛人氣血虛其衛氣去形獨居肌肉減皮膚縱腠理開毛髮殘①膲理薄烟垢落當是之時遇賊風則其入深其病人也卒暴○帝曰其有卒然暴死暴病者何也少師曰三虛者其死暴疾也得三實者邪不能傷人也帝曰願聞三虛曰乘年之衰逢月之空失時之和因爲賊風所傷是謂三虛故論不知三虛工反爲粗帝曰願聞三實少師曰逢年之盛遇月之滿得時之和雖有賊風邪氣不能危之也○帝曰願聞歲之所以皆同病者何因而然少師曰此八正之候也候此者常以冬至之日太一立於叶蟄之宮其至

也天必應之以風雨者矣風雨從南方來者爲虚風賊傷人者也其以夜半至也萬民皆卧而弗犯也故其歲民少病其以晝至者萬民懈惰而皆中於虚風故萬民多病虚邪入客於骨而不發於外至其立春陽氣大發腠理開因立春之日風從西方來萬民又皆中於虚風此兩邪相搏經氣結代者矣故逢其風而遇其雨者命曰遇歲露焉因歲之和而少賊風者民少病而少死歲多賊風邪氣寒温不和則民多病而死矣

八正神明論帝曰星辰八正何候岐伯曰星辰者所以制日月之行也八正者所以候八風之虚邪以時至者也四時者所以分春秋冬夏之氣所在以時調之也八正之虚邪而避之勿犯也以身之虚而逢天之虚兩虚相感其氣至骨入則傷五藏工候救之弗能傷也故曰天忌不可不知也○虚邪者

八正之虛邪氣也正邪者身形若用力汗出腠理開逢虛風
其中人也微故莫知其情莫見其形
陰陽應象大論曰風勝則動熱勝則腫燥勝則乾寒勝則浮濕勝則濡寫○冬傷於寒春必溫病春傷於風夏生飧泄○天氣通於肺地氣通於嗌風氣通於肝雷氣通於心谷氣通於脾雨氣通於腎○陽之汗以天地之雨名之陽之氣以天地之疾風名之○邪風之至疾如風雨故善治者治皮毛其次治肌膚其次治筋脉其次治六腑其次治五臟治五臟者半死半生也○故天之邪氣感則害人五藏水穀之寒熱感則害於六腑地之濕氣感則害皮肉筋脉○東方生風風生木木生酸酸生肝肝生筋筋生心○神在天爲風在地爲木在體爲筋在臟爲肝在色爲蒼在音爲角在聲爲呼在變動爲握在竅爲目在味爲酸在志爲怒○風傷筋燥勝風風勝濕

風論黄帝問曰風之傷人也或爲寒熱或爲熱中或爲寒中或爲癘風或爲偏枯或爲風也其病各異其名不同或内至五臟六腑不知其解願聞其說岐伯對曰風氣藏於皮膚之間内不得通外不得泄風者善行而數變腠理開則洒然寒閉則熱而悶其寒也則衰食飲其熱也則消肌肉故使人怢慄而不能食名曰寒熱○風氣與陽明入胃循脉而上至目内眥其人肥則風氣不得外泄則爲熱中而目黄人瘦則外泄而寒則爲寒中而泣出○風氣與太陽俱入行諸脉俞散於分肉之間與衛氣相干其道不利故使肌肉憤䐜而有瘍衛氣有所凝而不行故其肉有不仁也○癘者有營氣熱胕其氣不清故使鼻柱壞而色敗皮膚瘍潰風寒客於脉而不去名曰癘風或名曰寒熱○以春甲乙傷於風者爲肝風以夏丙丁傷於風者爲心風以季夏戊己傷於邪者爲脾風以秋

庚辛中於邪者爲肺風以冬至癸中於邪者爲腎風○風中五臟六腑之俞亦爲臟腑之風各入其門戶所中皆爲偏風○風氣循風府而上則爲腦風○風入係頭則爲目風眼寒○飲酒中風則爲漏風○入房汗出中風則爲內風○新沐中風則爲首風○久風入中則爲腸風飧泄○外在腠理則爲泄風○故風者百病之長也至其變化乃爲他病也無常方然致有風氣也○帝曰五臟風之形狀不同者何願聞其診及其病能岐伯曰肺風之狀多汗惡風色皏然白時欬短氣晝日則差暮則甚診在眉上其色白○心風之狀多汗惡風焦絕善怒嚇赤色病甚則言不可快診在口其色赤○肝風之狀多汗惡風善悲色微蒼嗌[2]乾善怒時憎女子診在目下其色青○脾風之狀多汗惡風身體怠惰四支不欲動色薄微黃不嗜食診在鼻上其色黃○腎風之狀多汗惡風面

痝然浮腫脊痛不能正立其色炲隱曲不利診在肌上其色黑○胃風之狀頸多汗惡風食飲不下鬲塞不通腹善滿失衣則䐜脹食寒則泄診形瘦而腹大○首風之狀頭面多汗惡風當先風一日則病甚頭痛不可以出內至其風日則病少愈○漏風之狀或多汗常不可單衣食則汗出甚則身汗喘息惡風衣常濡口乾善渴不能勞事○泄風之狀多汗汗出泄衣上口中乾上漬其風不能勞事身體盡痛則寒

玉機真藏論曰風者百病之長也今風寒客於人使人毫毛畢直皮膚閉而為熱當是之時可汗而發也○或痹不仁腫痛當是之時可湯熨及火灸刺而去之○弗治病入舍於肺名曰肺痹發欬上氣○弗治肺即傳而行之肝名曰肝痹一名曰厥脇痛出食當是之時可按若刺耳○弗治肝傳之脾病名曰脾風發癉腹中熱煩心出黃當此之時可按可藥可治

○弗治脾傳之腎病名曰疝瘕少腹寃熱而痛出白一名曰蠱當此之時可按可藥○弗治腎傳之心病筋脈相引而急病名曰瘛當此之時可灸可藥弗治滿十日法當死○腎因傳之心心即復反傳而行之肺發寒熱病當三歲死此病之次也

金匱真言論帝曰天有八風經有五風何謂岐伯曰八風發邪以爲經風觸五臟邪氣發病所謂得四時之勝者春勝長夏長夏勝冬冬勝夏夏勝秋秋勝春所謂四時之勝也○東風生於春病在肝俞在頸項南風生於夏病在心俞在胸脇西風生於秋病在肺俞在肩背北風生於冬病在腎俞在腰股中央爲土病在脾俞在脊○故春氣者病在頭夏氣者病在臟秋氣者病在肩背冬氣者病在四支故春善病鼽衄仲夏善病胸脇長夏善病洞泄寒中秋善病風瘧冬善病痺厥○

夏暑汗不出者秋成風瘧

調經論曰：風雨之傷人也，先客於皮膚，傳入於孫脉，孫脉滿則傳入於絡脉，絡脉滿則輸於大經脉，血氣與邪并客於分腠之間，其脉堅大，故曰實。實者外堅充滿，不可按之，按之則痛。○寒濕之傷人也，皮膚不收，肌肉堅緊，榮血泣，衛氣去，故曰虛。虛者聶辟③氣不足，按之則氣足以溫之，故快然而不痛。

太陰陽明論曰：故犯賊風虛邪者，陽受之，陽受之則入六腑，入六腑則身熱不時臥，上爲喘呼。○故陽受風氣，陰受濕氣。○故傷於風者，上先受之；傷於濕者，下先受之。

生氣通天論曰：風者，百病之始也。清靜則肉腠閉拒，雖有大風苛毒，弗之能害，此因時之序也。○因於露風，乃生寒熱。○是以春傷於風，邪氣留連，乃爲洞泄；夏傷於暑，秋爲痎瘧；秋傷於濕，上逆而欬，發爲痿厥；冬傷於寒，春必溫病。四時之氣，更

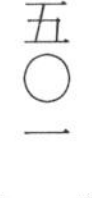

傷五臟

百病始生篇帝曰夫百病之始生也皆生於風雨寒暑清濕喜怒三部之氣所傷異類願聞其會岐伯曰三部之氣各不同或起於陰或起於陽請言其方喜怒不節則傷臟傷臟則病起於陰也清濕襲虛則病起於下風雨襲虛則病起於上是謂三部至其淫泆不可勝數○岐伯曰風雨寒熱不得虛邪不能獨傷人卒然逢疾風暴雨而不病者蓋無虛故邪不能獨傷人此必因虛邪之風與其身形兩虛相得乃客其形其中於虛邪也因與天時與其身形參以虛實大病乃成氣有定舍因處爲名上下中外分爲三員○是故虛邪之中人也始於皮膚皮膚緩則腠理開開則邪從毛髮入入則抵深深④則毛髮立毛髮立則淅然故皮膚痛○留而不去則傳舍於絡脈在絡之時痛於肌肉其痛之時息云經乃代○留而不

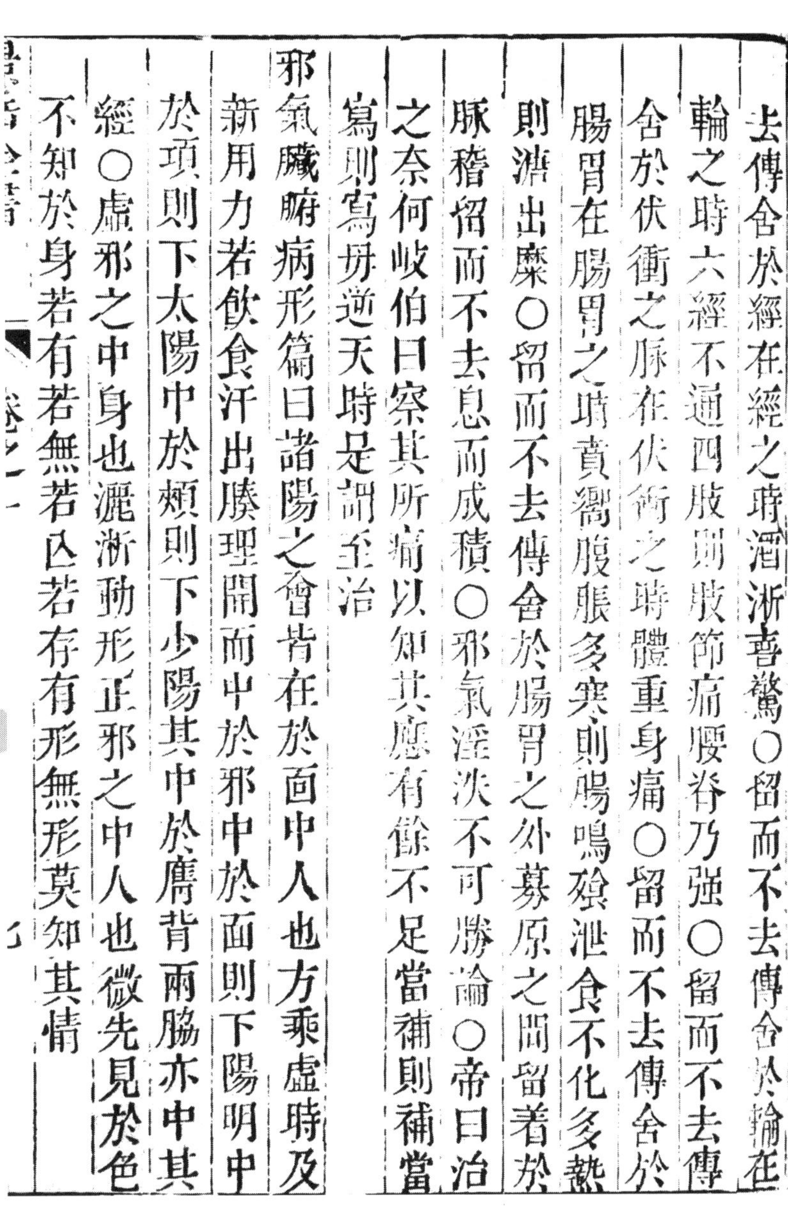

去傳舍於經在經之時洒淅喜驚○留而不去傳舍於輸在輸之時六經不通四肢則肢節痛腰脊乃強○留而不去傳舍於伏衝之脉在伏衝之時體重身痛○留而不去傳舍於腸胃在腸胃之時賁響腹脹多寒則腸鳴飧泄食不化多熱則溏出糜○留而不去傳舍於腸胃之外募原之間留着於脉稽留而不去息而成積○邪氣淫泆不可勝論○帝曰治之奈何岐伯曰察其所痛以知其應有餘不足當補則補當寫則寫毋逆天時是謂至治

邪氣臟腑病形篇曰諸陽之會皆在於面中人也方乘虛時及新用力若飲食汗出腠理開而中於邪中於面則下陽明中於項則下太陽中於頰則下少陽其中於膺背兩脇亦中其經○虛邪之中身也灑淅動形正邪之中人也微先見於色不知於身若有若無若亡若存有形無形莫知其情

刺節眞邪論曰虛邪之中於人也灑淅動形起毫毛而發腠理其入深內搏於骨則爲骨痺搏於筋則爲筋攣搏於脉中血閉不通則爲癰搏於肉與衛氣相搏陽勝者則爲熱陰勝者則爲寒寒則眞氣去去則虛虛則寒搏於皮膚之間其氣外發腠理開毫毛搖氣往來行則爲痒留而不去則痺衛氣不行則爲不仁○虛邪偏客於身半其入深內居榮衛榮衛稍衰則眞氣去邪氣獨留發爲偏枯其邪氣淺者脉偏痛○虛邪之入於身也深寒與熱相搏久留而內著寒勝其熱則骨疼肉枯熱勝其寒則爛肉腐肌爲膿內傷骨內傷骨爲骨蝕

脉要精微論曰風成爲寒熱○久風爲飧泄○脉風成爲癘○來徐去疾上虛下實爲惡風也故中惡風者陽受氣也

壽夭剛柔篇曰病在陽者命曰風病在陰者命曰痺陰陽俱病命曰風痺○風寒傷形憂恐忿怒傷氣

通評虛實論曰不從內外中風之病故瘦留著也○蹠跛風寒濕之病也

平人氣象論曰面腫曰風○人一呼脈三動一吸脈三動而躁尺熱曰病溫尺不熱脈滑曰病風脈濇曰痺

刺志論曰脈大血少者脈有風氣水漿不入此之謂也

陰陽別論曰二陽之病發心脾其傳爲風消其傳爲息賁者死不治○二陽一陰發病主驚駭背痛善噫善欠名曰風厥○三陽三陰發病爲偏枯痿易四支不舉

五色篇曰黃赤爲風青黑爲痛白爲寒黃而膏潤爲膿赤甚者爲血痛甚爲攣寒甚爲皮不仁

評熱病論帝曰有病身熱汗出煩滿煩滿不爲汗解此爲何病岐伯曰汗出而身熱者風也汗出而煩滿不解者厥也病名曰風厥巨陽主氣故先受邪少陰與其爲表裏也得熱則上

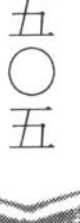

從之從之則厥也帝曰治之奈何曰表裏刺之飲之服湯○帝曰勞風爲病何如岐伯曰勞風法在肺下其爲病也使人强上冥視唾出若涕惡風而振寒此爲勞風之病帝曰治之奈何曰以救俛仰巨陽引精者三日中年者五日不精者七日欬出青黄涕其狀如膿大如彈丸從口中若鼻中出不出則傷肺傷肺則死矣

病能論帝曰有病身熱解惰汗出如浴惡風少氣此爲何病岐伯曰病名曰酒風治之以澤瀉术各十分麋銜五分合以三指撮爲後飯

骨空論曰風從外入令人振寒汗出頭痛身重惡寒治其風府調其陰陽不足則補有餘則瀉○大風頸項痛刺風府風府在上椎○大風汗出灸譩譆譩譆在背下俠脊傍三寸所

四時氣篇曰癘風者素刺其腫上已刺以銳鍼鍼其處按出其

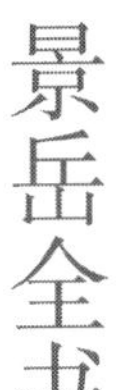

惡氣匝盡乃止常食方食無食他食

熱病篇曰偏枯身偏不用而痛言不變志不亂病在分腠之間巨鍼取之益其不足損其有餘乃可復也○痱之爲病也身無痛者四肢不收智亂不甚其言微知可治甚則不能言不可治也病先起於陽後起於陰者先取其陽後取其陰浮而取之○風痙身反折先取足太陽及膕中及血絡出血中有寒取三里

至真要大論曰厥陰司天其化以風○風氣大來木之勝也土濕受邪脾病生焉○諸風掉眩皆屬於肝○諸暴強直皆屬於風

氣交變大論曰歲木太過風氣流行脾土受邪民病飧泄食減體重煩冤腸鳴腹支滿上應歲星甚則忽忽善怒眩冒巔疾

五常政大論曰厥陰司天風氣下臨脾氣上從而土且隆黃起

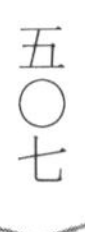

水廼青土用草體重肌肉萎食減口爽風行大虛雲物搖動目轉耳

六元正紀大論曰厥陰所至爲風府爲璺啟⑤○厥陰所至爲風生終爲肅○木鬱之發太虛埃昏雲物以擾大風廼起發屋折木木有變故民病胃脘當心而痛上支兩脇鬲咽不通食飲不下甚則耳鳴眩轉目不識人善暴僵仆太虛蒼埃天山一色或爲濁色黃黑鬱若橫雲不起雨而廼發也其氣無常長川艸偃柔葉呈陰松吟高山虎嘯巖岫怫之先兆也

論古今中風之辨 共三條

夫風邪中人本皆表證考之內經所載諸風皆指外邪爲言故並無神魂昏憒直視僵仆口眼歪斜牙關緊急語言蹇澀失音煩亂搖頭吐沫痰涎壅盛半身不遂癱瘓軟弱筋脈拘攣抽搐瘛瘲遺尿失禁等說可見此等證候原非外感風邪總

由內傷血氣也夫風自外入者必由淺而深由漸而甚自有表證旣有表證方可治以蘇散而今之所謂中風者則不然但見有卒倒昏迷神魂失守之類無論其有無表邪有無寒熱及有無筋骨疼痛等證便皆謂之中風誤亦甚矣雖熱病篇有偏枯一證曰身偏不用而痛此以痛痹爲言非今之所謂中風也陰陽別論有曰三陰三陽發病爲偏枯痿易四肢不舉所以經病爲言亦非所謂風也繼自越人仲景亦皆以外感言風初未嘗以非風言風也迨至漢末華元化所言五臟之風則稍與內經不同而始有吐沫身直口噤筋急舌强不能言手足不遂等說然猶不甚相遠再自隋唐以來則巢氏病源孫氏千金等方以至宋元諸家所列風證日多日甚而是風非風始混亂莫辨而愈失其眞矣故余悉採其要列證如前凡內經所不言者皆不得謂之風證卽或稍有相涉

亦必以四診相參必其眞有外感實邪方可以風論治否則誤人不小也

一難經曰傷寒有幾其脉有變否然傷寒有五有中風有傷寒有濕溫有熱病有溫病其所苦各不同

詳此難經之云中風者本五種傷寒之一又仲景曰太陽病發熱汗出惡風脉緩者名爲中風由此觀之可見內經之凡言中風者亦以外感寒邪爲言也豈後世以內傷屬風等證悉認之爲外感中風耶

一仲景要略曰夫風之爲病當半身不遂或但臂不遂者此爲痺脉微而數中風使然〇寸口脉浮而緊緊則爲寒浮則爲虛寒虛相搏邪在皮膚浮者血虛絡脉空虛賊邪不瀉或左或右邪氣反緩正氣即急正氣引邪喎僻不遂邪在於絡肌膚不仁邪在於經即重不勝邪入於腑即不識人邪入於臟舌即難言

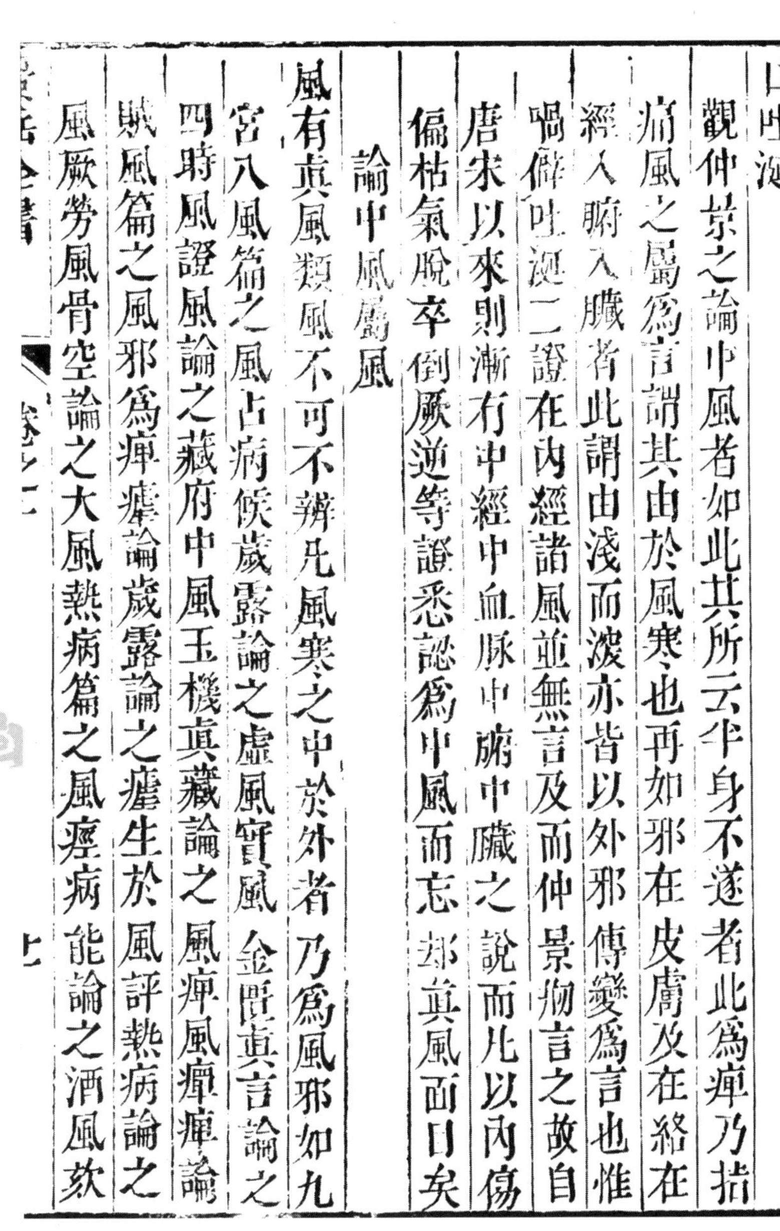

口吐涎

觀仲景之論中風者如此其所云半身不遂者此爲痺乃指痛風之屬爲言謂其由於風寒也再如邪在皮膚及在絡在經入腑入臟者此謂由淺而深亦皆以外邪傳變爲言也惟喎僻吐涎二證在內經諸風並無言及而仲景概言之故自唐宋以來則漸有中經中血脈中腑中臟之說而凡以內傷偏枯氣脫卒倒厥逆等證悉認爲中風而忘却眞風面目矣

論中風屬風

風有眞風類風不可不辨凡風寒之中於外者乃爲風邪如九宮八風篇之風占病候歲露論之虛風實風金匱眞言論之四時風證風論之藏府中風玉機眞藏論之風痺風痺痺論賊風篇之風邪爲痺瘧論歲露論之瘧生於風評熱病論之風厥勞風骨空論之大風熱病篇之風痓病能論之酒風欬

論之感寒欬嗽是皆外感風邪之病也其有不由外感而亦名為風者如病機所云諸暴强直皆屬於風諸風掉眩皆屬於肝之類是皆屬風而實非外中之風也何以見之葢有所中者謂之中無所中者謂之屬夫既無所中何謂之屬此以五運之氣各有所主如諸濕腫滿皆屬於脾諸寒收引皆屬於腎是皆以所屬為言而風之屬於肝者即此謂也葢肝為東方之臟其臟血其主風肝病則血病而筋失所養筋病則掉眩强直之類無所不至而屬風之證百出此所謂皆屬於肝亦皆屬於風也夫中於風者即真風也屬於風者即木邪也真風者外感之表證也屬風者內傷之裏證也即厥逆內奪之屬也夫曰中曰屬此在內經固以顯然各有所謂即如年辰之屬鼠屬牛豈即為牛為鼠乎而後世不能明辨遂致方論混傳表裏誤治千古之弊莫此為甚第在內經則原無

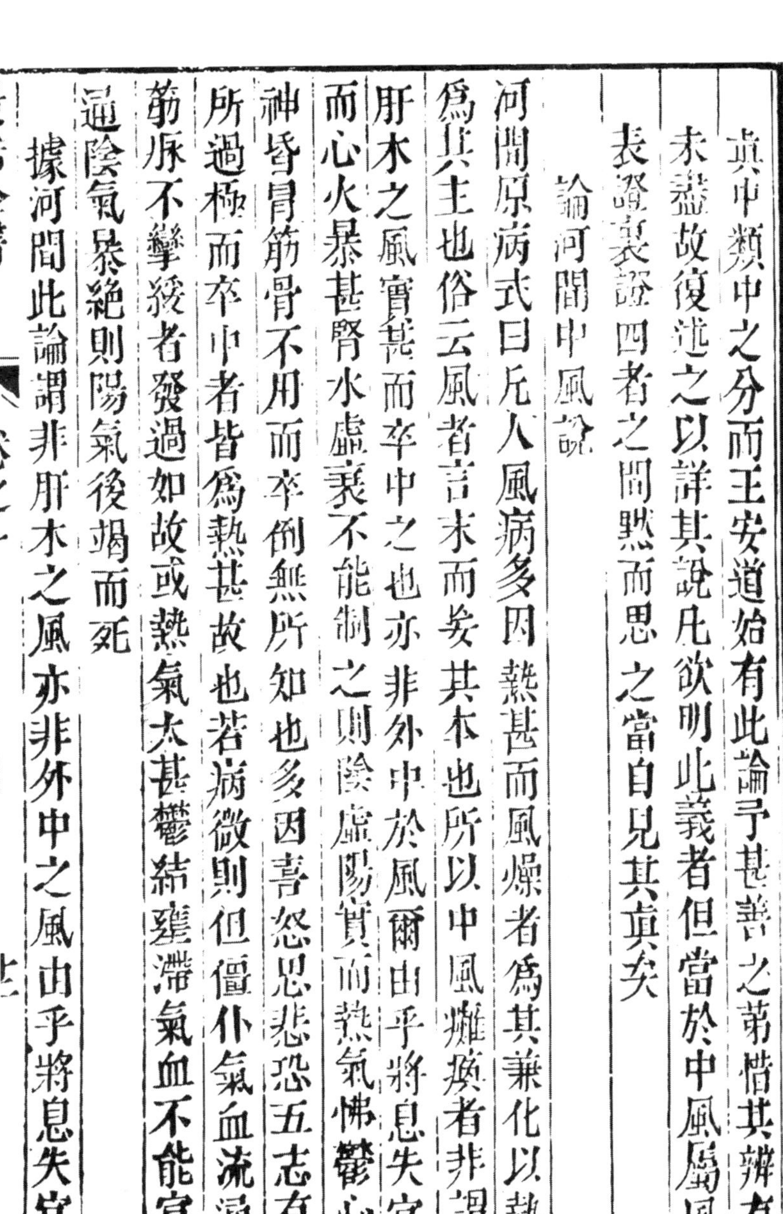
真中類中之分，而王安道始有此論，予甚善之，第惜其辨有未盡，故復述之，以詳其說。凡欲明此義者，但當於中風、屬風、表證、裏證四者之間，默而思之，當自見其真矣。

論河間中風說

河間原病式曰：凡人風病，多因熱甚而風燥者，爲其兼化，以熱爲其主也。俗云風者，言末而忘其本也。所以中風癱瘓者，非謂肝木之風實甚而卒中之也，亦非外中於風，爾由乎將息失宜，而心火暴甚，腎水虛衰，不能制之，則陰虛陽實，而熱氣怫鬱，心神昏冒，筋骨不用，而卒倒無所知也。多因喜怒思悲恐五志有所過極而卒中者，皆爲熱甚故也。若病微則但僵仆，氣血流通，筋脈不攣，緩者發過如故；或熱氣太甚，鬱結壅滯，氣血不能宣通，陰氣暴絕，則陽氣後竭而死。

據河間此論，謂非肝木之風，亦非外中之風，由乎將息失宜此獨得之見誠然善矣然皆謂爲熱甚則不然也凡將息失宜五志過極本屬勞傷證也而勞傷血氣者豈皆火證又豈無陽虛病乎經曰喜怒傷氣寒暑傷形暴怒傷陰暴喜傷陽夫傷陰者水虧也傷陽者火虛也以虛作火鮮不危矣

又河間曰其中腑者面加五色有表證脉浮而惡寒拘急不仁皆曰中腑也其治多易中臟者唇吻不收舌不轉而失音鼻不聞香臭耳聾而眼瞀大小便閉結皆曰中臟也其治多難大抵中腑者多著四肢中臟者多滯九竅若風中臟者先以加減續命湯隨證發其表若忽中臟者則大便多秘澁宜以三化湯通其滯表裏證已定別無他證故以大藥和治之

據此云脉浮惡寒拘急不仁等證本皆傷寒之類也何又名爲中腑脣不收舌不轉失音耳聾等證本皆厥奪之類也何又名爲中臟自中藏中腑之說並列爲言而內傷外感之證

斯無辨而混亂矣且續命湯三化湯之屬但可以散風寒攻實熱若所云將息失宜者豈尚堪治之以此

論東垣中風說

東垣發明曰陽之氣以天地之疾風名之此中風者非外來風邪乃本氣自病也凡人年逾四旬氣衰之際或憂喜忿怒傷其氣者多有此疾壯歲之時無有也若肥盛者則間而有之亦是形盛氣衰而如此耳治法當和臟腑通經絡便是治風也

據東垣年逾四旬氣衰之說其發明病機切中病情誠出諸賢之表者余深服之然憂喜忿怒傷氣者固有此疾而酒色勞倦傷陰者尤多此疾何以言之蓋氣生於陽形成於陰余嘗曰察陽者察其衰與不衰察陰者察其壞與不壞夫陽衰則氣去故神志昏亂陰虧則形壞故肢體癈弛此衰壞之謂也所以此病多在四旬之外正以其漸傷漸敗而至此始見

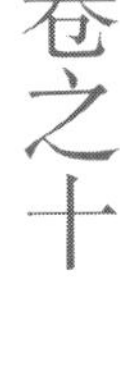

其非外感而總由內傷可知也今以氣脫形壞之病顧可謂之風藥而散之攻之也否乎

又東垣曰中血脈則口眼歪中腑則肢節廢中臟則性命危三治各不同中血脈者外有六經之形證則從小續命湯加減中腑者內有便溺之阻格宜三化湯等通利之外無六經之形證內無便溺之阻隔宜養血通氣大秦艽湯羌活愈風湯主之

據東垣河間之說若有同者若有異者如云中腑中臟本皆同也而東垣又云中血脈則稍異矣又如續命湯在河間則以治腑病東垣則以治血脈三化湯在河間用以治中臟而東垣用以治中腑則又異矣此或因證施治各有所宜姑無論也再如河間曰此非肝木之風亦非外中於風東垣亦曰非外來風邪乃本氣自病也夫皆曰非風而又皆曰中腑中臟不知所中者為何物則分明又指為風矣夫既曰將息失

宜又曰氣衰所致本皆言其虛也而治法皆用汗下則分明又作實邪矣此等名目混亂涇渭不分若曰是若曰非而含糊於可否之間因致後學茫然莫知所宗正以議論日多不得其要反滋千古疑竇深可慨也至若續命三化等湯恐亦非神衰形壞之人所能堪者故凡讀書稽古之士宜加精究勿謂古人之法如此便可執而混用

論丹溪中風說

丹溪曰按內經以下皆謂外中風邪然地有南北之殊不可一途而論惟劉河間作將息失宜水不制火者極是由今言之西北二方亦有真爲風所中者但極少耳東南之人多是濕土生痰痰生熱熱生風耳

據丹溪引內經以下皆謂外中風邪之說不知內經之凡言風者皆以外感爲言原非後世之所謂中風也觀難經五種

傷寒之意可知矣而丹溪之言豈得內經之本意乎至若東南之人只是濕痰生熱熱生風此仍遵河間熱甚之說而非風等證豈皆熱病即云爲痰又豈無寒痰而何以痰即生熱熱即生風也且非風則已是風則南北俱有若云東南寒少未必殺人則可而云風少則不可也非痰則已是痰亦南北俱有若水土之外濕東南雖多而乳酪之內濕則西北尤多也雖痰之爲物本爲濕動然脾健則無脾弱則有而脾敗則甚是可見因病所以生痰非因痰所以生病也　凡治失其本而欲望病愈者未之有也

又丹溪曰半身不遂大率多痰在左屬死血與無血宜四物湯加桃仁紅花竹瀝薑汁在右屬痰屬氣虛宜二陳湯四君子湯加竹瀝薑汁

據丹溪此說若乎近理故人多信之而不知其有不然也夫

人身血氣本不相離焉得以左爲血病右爲痰氣耶蓋丹溪之意以爲肝屬木而位左肝主血也肺屬金而位右肺主氣也脾屬土而寄位西南故亦在右而脾主濕與痰也然此以五行方位之序言其理耳豈曰西無木東無金乎且名經皆行左右五臟皆有血氣即如胃之大絡乃出於左乳之下則脾胃之氣亦出於左又豈左非脾右非肝左必血病右必痰氣乎然則何以辨之此惟內經以陰陽分血氣以左右言輕重則至當也經曰左右者陰陽之道路也又曰陰勝則陽病陽勝則陰病又曰女子右爲逆左爲從男子左爲逆右爲從夫陽病者即氣病也氣本乎陽而陰邪勝之則病也陰病者即血病也血本乎陰而陽邪勝之則病也從者病輕男病宜右女病宜左也逆者病重男病畏左女病畏右也以此辨之而再參以脉色察其病因則在氣在血或重或輕斯得其真

矣若謂左必血病右必痰氣則未免非痰治痰非血治血而誅伐無過鮮不誤矣

論眞中風

觀劉宗厚玉機微義云余嘗居凉州其地高阜四時多風少雨天氣常寒每見中風或暴死者有之蓋折風⑧燥烈之甚也時洪武乙亥秋八月大風起自西北時甘州城外路死者數人余亦始悟經謂西北之折風傷人至病暴死之旨不誣丹溪之言有所本也可醫之不明運氣地理造化病機之微而欲行通變之法者難矣哉據此一說是誠風之殺人也然風氣兼温雖烈未必殺人惟帶寒威則殺人耳矧以西北地寒而寒風起於八月則寒隨風至寒必徹骨凡暴露之人雖日中風而不知實中陰寒之毒也此在强者固能支持弱者焉得不死然亦以所遇之異故特紀若此方是眞中風邪則亦百

十年間始或僅遭一二而此證之不多見者從可知矣此外如賊風虛邪之傷人則歲歲有之處處有之是無非外感之病未聞有因外感而卒然昏憒致死也矧今人之所謂中風者或於寂然無風之時或於食飲嚴密之處素無外感而忽然運仆忽然偏廢此其是風非風又可知矣而盡以風治其能堪哉

論續命等湯

按歷代相傳治中風之方皆以續命等湯爲主考其所自則始於金匱要略附方中有古今錄驗續命湯然此必宋時校正之所增而非仲景本方也此自隋唐以來則孫氏千金方乃有小續命大續命西川續命排風等湯故後世宗之無不以此爲中風主治矣夫續命湯以麻黄爲君而以薑桂並用本發散外邪之佳方也至小續命大續命西川續命等湯則復

加黃芩以兼桂附雖曰相制而水火氷炭道本不同即有神玅終非余之心服者其他無論獨怪乎河間東垣丹溪三子者旣於中風門皆言此病非風矣而何於本門皆首列小續命湯而附以加減之法曰無汗惡寒麻黃續命湯有汗惡風無熱桂枝續命湯有汗身熱不惡寒白虎續命湯有汗身熱不惡風葛根續命湯無汗身凉附子續命湯若此諸法但用治外感則可用治內傷則不可而三子之卷卷不舍者皆此數方又何前後之言不相應耶再如大秦艽等湯在機要發明俱云治中風外無六經之形證內無便溺之阻隔如是血弱不能養筋宜養血而筋自榮以大秦艽湯羌活愈風湯主之夫秦艽湯雖有補血之藥而寒散之劑居其半夫旣無六經之外邪而用散何爲也旣無阻隔之火邪而用寒何爲也寒散旣多又果能養血氣而壯筋骨乎秦艽湯且不可愈風

湯則尤其不可者也吾不知用此法者果出何意

論治中風 其三條

凡治風之法宜察淺深虛實及中經中臟之辨蓋中經者邪在三陽其病猶淺中臟者邪入三陰其病則甚若在淺不治則漸入於深在經不治則漸入於臟此淺深之謂也又若正勝邪者乃可直攻其邪正不勝邪者則必先顧其本此虛實之謂也倘不知此則未有不致敗者

一大風大寒直中三陰致危者必用金匱續命湯去石膏治之○若風寒在經而頭疼惡寒拘急身痛者宜麻黄湯麻桂飲隨證加減主之甚者亦宜續命湯○若頭疼有汗惡風者宜桂枝湯或五積散○若風邪在經熱多寒少而爲偏枯疼痛發熱者宜大秦艽湯主之甚者愈風湯亦可

一風寒諸病無非外感證也如輕淺在肺者則爲傷風稍深在

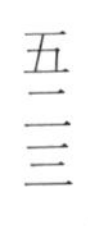

表裏之間者則爲瘧疾留連經絡者則爲寒熱往來偏傳六經徹内徹外者則爲傷寒瘟疫久留筋骨者則爲風痺痛風或爲偏風風熱上壅者則爲大頭時毒風濕相搏者則爲大風癘風浮在肌膚者則爲班疹瘡毒感在嶺南者則爲瘴氣凡此者皆外感風寒之病俱有門類方論具載各條舍此之外但無表證者均不得指爲風也

述古治權變

許胤宗治唐柳太后病風脈沉欲脫喑不服湯藥無及矣即以黄芪防風煮湯數十斛置牀下薰蒸之是夕果語更藥之而愈王克明治盧州王守道風噤不能語以熾炭燒地灑以藥湯置病者於上須臾小蘇○若此二者以病至垂危藥不能及亦治風之權變也

諸風論列方

論外備用方

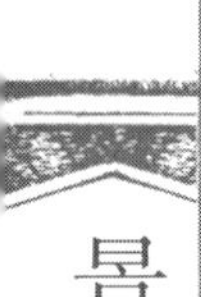

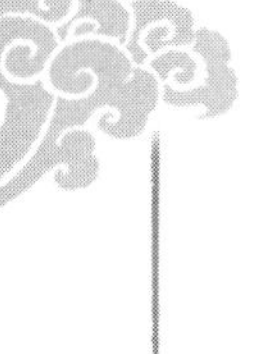

校注

①膲（jiāo）：肌肉不丰。四库本作『膄』。

②嗌（yì）：咽喉。

③聶避：四库本作『聂辟』。言语轻小为『聂』，足弱不能行为『辟』。

④滚：『深』的异体字。

⑤璺（wèn）：裂纹。

⑥□：藜照楼本此处模糊，四库本作『巢』，可从。

⑦□：藜照楼本此处模糊，四库本作『详』，可从。

⑧折風：西北风。

景岳全書卷之十一從集

雜證謨

會稽　張介賓　會卿著

會稽　曾　超　謙菴訂

非風

論正名 其一條

非風一證，即時人所謂中風證也。此證多見卒倒，卒倒多由昏憒，本皆內傷積損頹敗而然，原非外感風寒所致，而古今相傳咸以中風名之，其誤甚矣。故余欲易去中風二字，而擬名類風，又欲擬名屬風。然類風屬風，仍與風字相近，恐後人不解，仍爾模糊，故單用河間、東垣之意，竟以非風名之，庶乎使人易曉，而知其本非風證矣。

一、凡診諸病，必先宜正名。觀內經諸篇所言風證，各有淺深臟腑虛實寒熱之不同前義已詳本皆歷歷可考也若今人之所謂中風者則以內經之厥逆悉指爲風矣延誤至今人有辨者雖丹溪云今世所謂風病大率與痿證混同論治此說固亦有之然何不云誤以厥逆爲風也惟近代徐東皋有云痓厥類風凡尸厥痰厥氣厥血厥酒厥等證皆與中風相類此言若乎近之而殊亦未善也使果風厥相類則凡歸是證者曰風可也曰厥亦可也豈似是將從風乎將從厥乎不知經所言者風自風厥自厥也風之與厥一表證也一裏證也豈得謂之相類耶奈何後人不能詳察經義而悉以厥證爲風既名爲風安得不從風治既從風治安得不用散風之藥以風藥而散厥證所散者非元氣乎因致真陰傷真氣愈失是速其死矣若知爲厥則原非外感自與風字無涉此名之不可不正證之不可不辨也但名得其正又何至有誤

治之患诸厥證義詳後厥逆本門當與此門通閱

論有邪無邪

凡非風等證在古人諸書皆云氣體虛弱榮衛失調則真氣耗散腠理不密故邪氣乘虛而入此言感邪之由豈不爲善然有邪無邪則何可不辨夫有邪者即傷寒瘧痺之屬無邪者即非風衰敗之屬有邪者必或爲寒熱走注或爲腫痛偏枯而神志依然無恙也無邪者本無痛苦寒熱而肢節忽廢精神言語倏爾變常也有邪者病由乎經即風寒濕三氣之外侵也無邪者病出乎臟而精虛則氣去所以爲眩運卒倒氣去則神去所以爲昏憒無知也有邪者邪必乘虛而入故當先扶正氣但通經逐邪之品不得不用以爲佐無邪者救本不暇尚可再爲雜用以傷及正氣乎

論肝邪

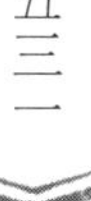

凡五臟皆能致病而風厥等證何以獨重肝邪且其急暴之若此也蓋人之所賴以生者惟在胃氣以胃為水穀之本也故經云人無胃氣曰死脈無胃氣亦死夫肝邪者即胃氣之賊也一勝一負不相並立凡此非風等證其病為强直掉眩之類皆肝邪風木之化也其為四肢不用痰涎壅盛者皆胃敗脾虛之候也然雖曰東方之實又豈果肝氣之有餘耶正以五陽俱敗肝失所養則肝從邪化是曰肝邪故在陰陽類論以肝臟為最下者正謂其木能犯土肝能犯胃也然肝邪之見本由脾腎之虛使脾胃不虛則肝木雖强必無乘脾之患使腎水不虧則肝木得養又何有强直之虞所謂胃氣者即二十五陽也非獨指陽明為言也所謂腎水者即五臟六腑之精也非獨指少陰為言也然則真陽敗者真臟見真陰敗者亦真臟見凡脈證之見真臟者俱為危敗之兆所謂真臟

者即肝邪也即無胃氣也此即非風類風之病之大本也

論氣虛

凡非風卒倒等證無非氣脫而然何也蓋人之生死全由乎氣氣聚則生氣散則死凡病此者多以素不能慎或七情內傷或酒色過度先傷五藏之真陰此致病之本也再或內外勞傷復有所觸以損一時之元氣或以年力衰邁氣血將離則積損為頹此發病之因也蓋其陰虧於前而陽損於後陰陷於下而陽乏於上以致陰陽相失精氣不交所以忽而昏憒卒然仆倒此非陽氣暴脫之候乎故其為病而忽為汗出者營衛之氣脫也或為遺尿者命門之氣脫也或口開不合者陽明經氣之脫也或口角流涎者太陰臟氣之脫也或四肢癱軟者肝脾之氣敗也或昏倦無知語言不出者神敗於心精敗於腎也凡此皆衝任氣脫形神俱敗而然故必於中年

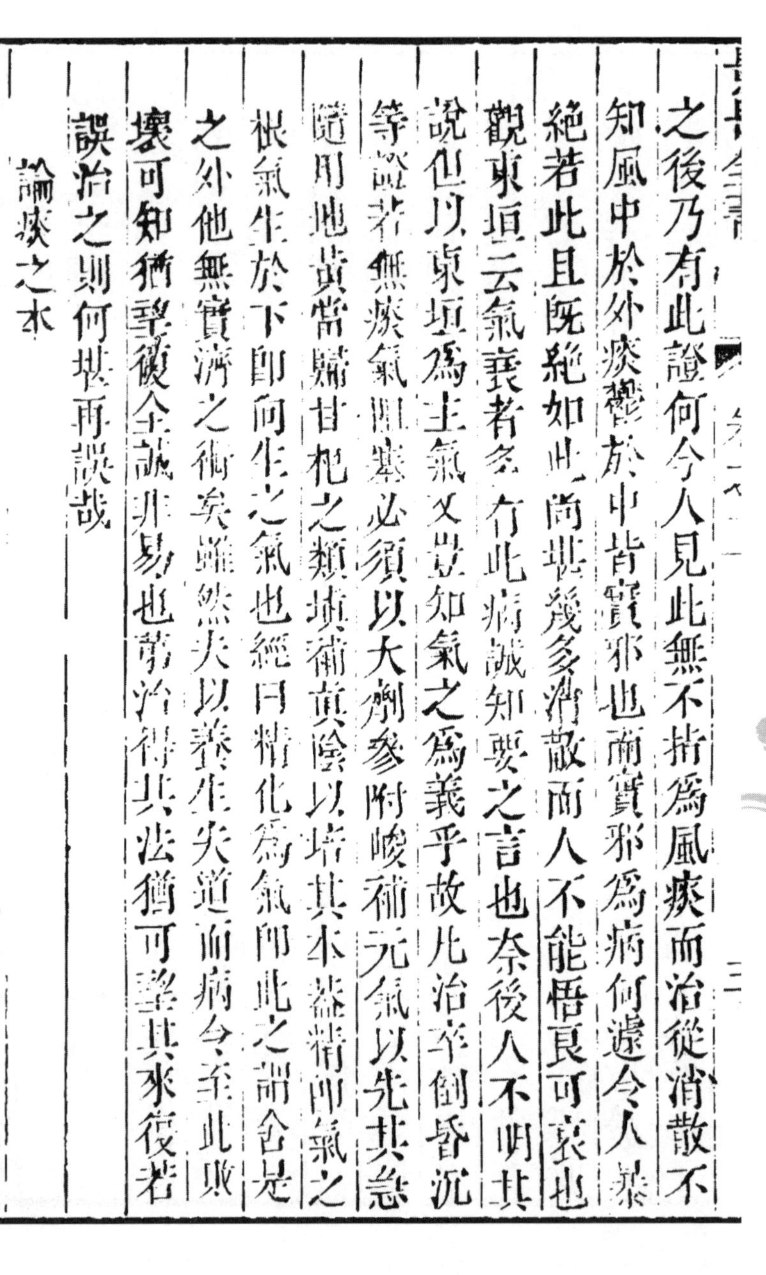

之後乃有此證何今人見此無不指為風痰而治從消散不知風中於外痰鬱於中皆實邪也而實邪為病何遽令人暴絶若此且既絶如此尚堪幾多消散而人不能悟良可哀也觀東垣云氣衰者多有此病誠知要之言也奈後人不明其說但以東垣為主氣又豈知氣之為義乎故凡治卒倒昏沉等證若無痰氣阻塞必須以大劑參附峻補元氣以先其急隨用地黃當歸甘杞之類填補真陰以培其本蓋精即氣之根氣生於下即向生之氣也經曰精化為氣即此之謂舍是之外他無實濟之術矣雖然夫以養生失道而病令至此敗壞可知猶望復全誠非易也第治得其法猶可望其來復若誤治之則何堪再誤哉

論痰之本

凡非風之多痰者悉由中虛而然夫痰即水也其本在腎其標

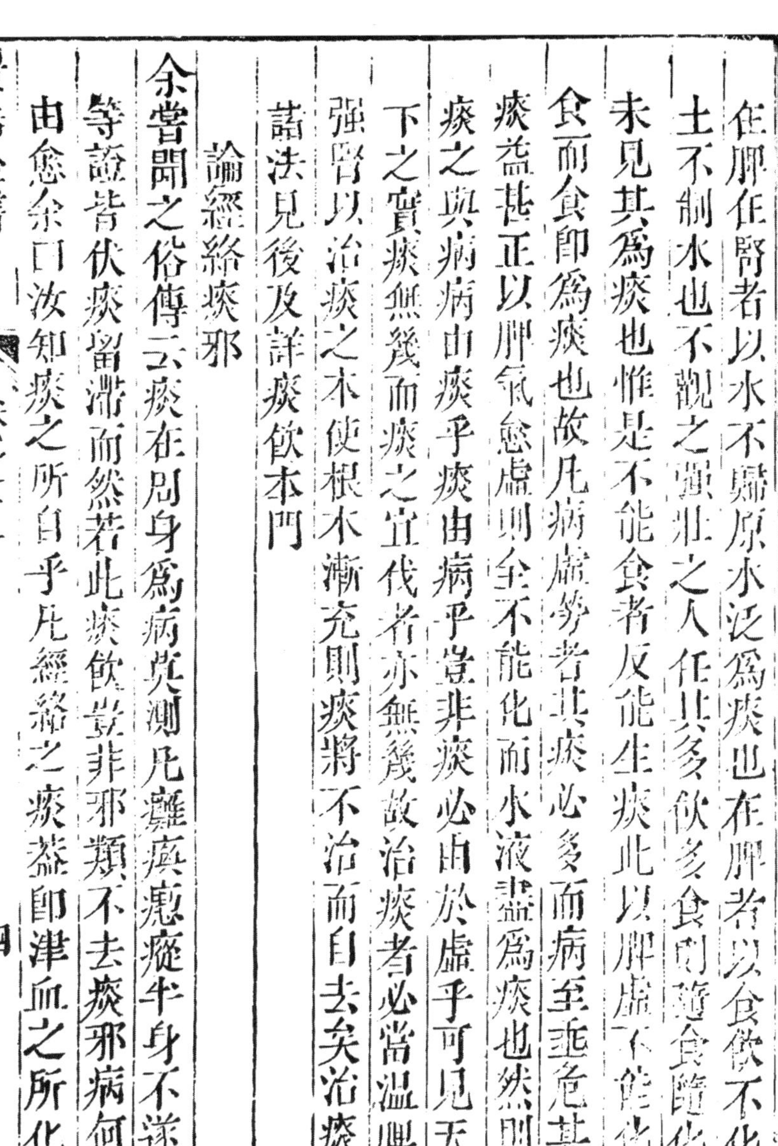

在脾在腎者，以水不歸原，水泛爲痰也；在脾者，以食飲不化，土不制水也。不觀之强壯之人，任其多飲多食，則隨食隨化，未見其爲痰也；惟是不能食者，反能生痰，此以脾虚不能化食，而食即爲痰也。故凡病虚勞者，其痰必多，而病至垂危，其痰益甚，正以脾氣愈虚，則全不能化，而水液盡爲痰也。然則痰之與病，病由痰乎？痰由病乎？豈非痰必由於虚乎？可見天下之實痰無幾，而痰之宜伐者亦無幾。故治痰者，必當温脾强腎，以治痰之本，使根本漸充，則痰將不治而自去矣。治痰諸法見後，及詳痰飲本門。

論經絡痰邪

余嘗聞之俗傳云：痰在周身，爲病莫測，凡癱瘓瘛瘲、半身不遂等證，皆伏痰留滯而然。若此痰飲，豈非邪類？不去痰邪，病何由愈？余曰：汝知痰之所自乎？凡經絡之痰，蓋即津血之所化，也使果營衛和調則津自津血自血何痰之有惟是元陽虧損神機耗敗則水中無氣而津凝血敗皆化爲痰耳此果痰也果精血也豈以精血之外而別有所謂痰者耶若謂痰在經絡非攻不去則必并精血而盡去之庶乎可也否則安有獨攻其痰而津血自可無動乎津血復傷元氣愈竭隨去隨化痰必愈甚此所以治痰者不能盡而所盡者惟元氣也矧復有本無痰氣而妄指爲痰以誤攻之者又何其昧之甚也故凡用治痰之藥如滚痰丸清氣化痰丸搜風順氣丸之類必其元氣無傷偶有壅滯而或見微痰之不清者乃可暫用分消豈云無礙若病及元氣而但知治標則未有不日用而日敗者矣

論治痰 共四條

治痰之法凡非風初病而痰氣不甚者必不可猜其爲痰而妄

用痰藥此大戒也○若果痰涎壅盛填塞胸膈湯液俱不能入則不得不先開其痰以通藥食之道而開痰之法惟吐爲捷如古方之獨聖散茶調散稀涎散之屬皆吐痰之劑也但恐元氣大虚不能當此峻利之物或但用新方之吐法爲妥或用牛黄丸抱龍丸之類但使咽喉氣通能進湯飲即止不可盡攻其痰致令危困則最所當慎以故治痰之法又必察其可攻與否然後用之斯無誤也○若其眼直咬牙肢體拘急面赤强勁有力者雖見昏沉亦爲可治先用粗筯之類挖開其口隨以堅實筆幹①探住牙關乃用淡淡薑鹽湯徐徐灌之然後以中食二指探入喉中徐引其吐若指不能入則以鵞翎醮湯代指探吐亦可如是數次得吐氣通必漸甦矣然後酌宜可以進藥此治實痰壅滯之法也

若死證已具而痰聲漉漉於喉間者吐亦無益不必吐也○

若痰氣盛極而不能吐者亦不治之證也○又凡形氣大虛者忌用吐法是皆不可攻者也

凡形證已定而痰氣不甚則萬勿治痰但當調理氣血自可漸愈如果痰涎未清則治痰之法當分虛實○若氣不甚虛而或寒或濕生痰者宜六安煎二陳湯主之○因火爲痰者宜清膈飲及竹瀝童便火甚者抽薪飲主之○脾虛兼嘔而多痰者六君子湯或五味異功散○陰氣不足多痰兼燥而欬者金水六君煎○陰虛水泛爲痰者六味丸八味丸酌而用之或爲湯亦妙○脾腎虛寒不能運化而爲痰者不必兼治痰氣只宜溫補根本若中氣虛者理中湯或溫胃飲陰不足者理陰煎之類最佳

一薛立齋曰若脾氣虧損痰客中焦閉塞清道以致四肢百骸發爲諸病者理宜壯脾氣爲主兼佐以治痰則中氣健而痰

涎自化非補中益氣參术二陳之類不能治最忌行氣化痰及倒倉之法

論寒熱證　共二條

凡非風口眼歪斜有寒熱之辨在經曰足陽明之筋引缺盆及頰卒口僻急者目不合熱則筋縱目不開頰筋有寒則急引頰移口有熱則筋弛縱緩不勝收故僻此經以病之寒熱言筋之緩急也然而血氣無虧則雖熱未必緩雖寒未必急亦總由血氣之衰可知也嘗見有引內經之意而曰偏於左者以左寒而右熱偏於右者以右寒而左熱誠謬言也不知偏左者其急在左而右本無恙也偏右者亦然故無論左右凡其拘急之處即血氣所虧之處也以藥治者左右皆宜從補以艾治者當隨其急處而灸之蓋經脈既虛須借艾火之溫以行其氣氣行則血行故筋可舒而歪可正也凡諸灸法有

言左灸右右灸左者此亦內經繆刺論之法從之亦無不可至若經言寒熱則凡如唇緩流涎聲重語遲含糊者是皆縱緩之類縱緩者多由乎熱而間亦有寒者氣虛故也歪斜牽引抽搐反張者皆拘急之類拘急者多由乎寒而間亦有熱者血虛故也蓋經所言者言理之常余所言者言病之變亦無非理也使讀經不明理必反害經意矣故臨此證者不可不加之詳審

一非風瘛瘲等證亦有寒熱之辨觀之經曰寒則反折筋急熱則筋弛縱不收此固其常也然寒熱皆能拘急亦皆能弛縱此又不可不知如寒而拘急者以寒盛則血凝血凝則滯澀滯澀則拘急此寒傷其營也熱而拘急者以火盛則血燥血燥則筋枯筋枯則拘急此熱傷其營也又若寒而弛縱者以寒盛則氣虛氣虛則不攝不攝則弛縱此寒傷其衛也熱而

弛縱者以熱盛則筋軟筋軟則不收不收則弛縱此熱傷其衛也以此辨之豈不明晰且或寒或熱必有脈證可據但宜因證而治之若病無寒熱則當專治血氣無疑矣

論治血氣共十一條

凡非風口眼歪斜半身不遂及四肢無力掉搖拘攣之屬皆筋骨之病也夫肝主筋腎主骨肝藏血腎藏精精血虧損不能滋養百骸故筋有緩急之病骨有痿弱之病總由精血敗傷而然即如樹木之衰一枝津液不到即一枝枯槁人之偏廢亦猶是也經曰足得血而能步掌得血而能握今其偏廢如此豈非血氣衰敗之故乎臨川陳先生曰醫風先醫血血行風自滅蓋謂肝邪之見本由肝血之虛肝血虛則燥氣乘之而木從金化風必隨之故治此者只當養血以除燥則真陰復而假風自散矣若用風藥則風能勝濕血必愈燥大非宜

也

一偏枯拘急痿弱之類本由陰虛言之詳矣然血氣本不相離故陰中有氣陰中亦有血何以辨之夫血非氣不行氣非血不化凡血中無氣則病為縱緩廢弛氣中無血則病為抽掣拘攣何也蓋氣主動無氣則不能動不能動則不能舉矣血主靜無血則不能靜不能靜則不能舒矣故筋緩者當責其無氣筋急者當責其無血無血者宜三陰煎或大營煎小營煎之類主之無氣者宜五福飲四君子湯十全大補湯之類主之其與痿證之不動痛風之不靜者義稍不同詳列本門

非風諸證治法　共十二條

凡非風證未有不因表裏俱虛而病者也外病者病在經內病者病在臟治此之法只當以培補元氣為主若無兼證亦不宜攻補兼施徒致無益蓋其形體之傷神志之亂皆根本傷

敗之病何邪之有能復其元則庶乎可望其愈

初病卒倒危急不醒但察其有無死證如無死證而形氣不脫又無痰氣但扶定掐其人中自當漸醒或以白湯薑湯徐徐灌之亦可待其甦醒然後察證治之○若無痰無氣而息微色白脈弱暴脫者急以獨參湯或淡薑湯灌之俱可○若其有痰甚者以前治痰法吐之其痰不甚或以白湯調抱龍丸一丸以暫開其痰無痰聲者不可用○若因氣厥昏沉而氣壅喘滿氣閉不醒者則用淡薑湯調蘇合丸一丸以暫開其氣若氣不壅滿者不可用○其有久之不醒或牙關不能開者則以半夏或牙皂細辛之類爲末少許吹入鼻中有嚏者可治無嚏者不可治或以皂莢爲末撚紙燒烟衝入鼻中亦可

一人於中年之後多有此證其衰可知經云人年四十而陰氣

自半正以陰虚爲言也夫人生於陽而根於陰根本衰則人必病根本敗則人必危矣所謂根本者卽眞陰也人知陰虚惟一而不知陰虚有二如陰中之水虚則多熱多燥而病在精血陰中之火虚則多寒多滯而病在神氣若水火俱傷則形神俱弊難爲力矣〇火虚者宜大補元煎右歸飲右歸丸八味地黄丸之類主之庶可以益火之源〇水虚者宜左歸飲左歸丸六味地黄丸之類主之庶可以壯水之主〇若氣血俱虚速宜以大補元煎之類悉力挽回庶可療也〇凡多熱多火者忌辛温及參朮薑桂之類皆不宜輕用多寒多濕者忌清凉如生地芍藥麥冬石斛之類皆非所宜若氣虚卒倒别無痰火氣實等證而或者妄言中風遽用牛黄丸蘇合丸之類再散其氣則不可收矣

一非風有火盛而病者卽陽證也火甚者宜專治其火以徙薪

飲抽薪飲白虎湯之類酌而用之○火微者宜兼補其陰以一陰煎二陰煎或加減一陰煎之類主之○凡治火之法但使火去六七即當調治其本然陽勝者陰必病故治熱必從血分甚者用苦寒微者用甘凉欲其從乎陰也

一非風有寒盛而病者即陰證也專宜益火寒微者宜温胃飲八味地黃丸之類主之寒甚者宜右歸飲回陽飲理中湯四逆湯之類主之○然寒勝者陽必病故治寒之法必從氣分而從乎陽也○如陽脫寒甚者仍宜灸關元氣海神闕以回其陽氣

一非風眩運掉搖惑亂者總由氣虛於上而然經曰上氣不足腦爲之不滿頭爲之苦傾目爲之苦眩又曰上虛則眩此明訓也凡微覺此證即當以五福飲之類培其中氣虛甚者即宜用大補元煎或十全大補湯之類治之否則卒倒之漸所

由至也丹溪曰無痰不作運豈眩運者必皆痰證耶此言最爲不妥別有詳義見眩運門

一非風麻木不仁等證因其血氣不至所以不知痛癢蓋氣虛則麻血虛則木麻木不已則偏枯痿廢漸至日增此魄虛之候也經曰痱之爲病身無痛者四肢不收智亂不甚其言微知可治甚則不能言不可治也此即其類而但有微甚之辨耳又經曰營氣虛則不仁衛氣虛則不用營衛俱虛則不仁且不用肉如故也人身與志不相有曰死亦此類也故凡遇此證只宜培養血氣勿得誤認爲痰

一夏月卒倒忽患非風抽搐等證此火爍金熱傷氣而然即今人之所謂暑風也氣虛者宜用參芪或十味香薷飲亦可○若水不制火而多煩渴者宜生脈散或人參竹葉石膏湯○若火獨盛者宜瓜水綠豆飲或用芩連之屬暫解其熱○若

單由傷氣而無火者宜獨參湯或四君子湯○若伏陰在內而陽虛氣脫者必用附子理中湯或六味回陽飲之類放膽用之勿謂夏月忌溫熱此不達之言也

一肥人多有非風之證以肥人多氣虛也何以肥人反多氣虛蓋人之形體骨為君也肉為臣也肥人者柔勝於剛陰勝於陽者也且肉以血成總皆陰類故肥人多有氣虛之證然肥人多濕多滯故氣道多有不利若果痰氣壅滯則不得不先為清利宜於前治痰之法隨宜暫用若無痰而氣脫卒倒者必宜四君六君或十全大補湯大補元煎之類主之

一非風煩熱自汗小水不利者不可以藥利之蓋津液外泄小水必少若再用滲利則陰水愈竭無以制火而躁煩益甚但使熱退汗止則小水自利也況自汗者多屬陽明之證亦忌利小便宜生脈散一陰煎之類主之火甚者宜加減一陰煎

一非風遺尿者由腎氣之虛脫也最爲危證宜參芪歸朮之類補之是矣然必命門火衰所以不能收攝其有甚者非加桂附終無濟也

一尸厥酒厥痰厥氣厥血厥之屬今人皆謂之中風而不知總屬非風也俱詳後厥逆本門

論用藥佐使

凡非風而有兼證者則通經佐使之法本不可廢蓋其脈絡不通皆由血氣血氣兼證各有所因如因於風者必閉鬱因於寒者必凝澀因於熱者必乾涸因於濕者必壅滯因於虛者必不運行諸如此者皆能阻塞經絡此佐使之法所以亦有不同也○凡風閉者宜散而通之如麻黄桂枝柴胡羌活細辛白芷之屬是也○寒凝者宜熱而通之如葱椒桂附乾薑之屬是也○熱燥者宜凉而通之如芩連梔柏石膏知母之

屬是也○濕滯者宜溫利而通之如蒼术厚朴茵陳萆薢五苓之屬是也○血滯者宜活而通之如芎歸牛膝紅花桃仁大黄芒硝之屬是也○氣滯者宜行而通之如木香香附烏沉枳藿之屬是也○痰滯者宜開而通之如南星半夏牛黄天竺黄硃砂海石玄明粉之屬是也○氣血虚弱者宜溫補而通之如參茋歸术熟地枸杞杜仲牛膝之屬是也○凡此通經之法若乎盡矣然虚實之異猶當察焉蓋通實者各從其類使無實邪而妄用通藥則必傷元氣反爲害矣通虚者則或陰或陽尤當知其要也如參茋所以補氣而氣虚之甚者非薑附之佐必不能追散失之元陽歸地所以補精血而陰虚之極者非桂附之引亦不能復無根之生氣寒邪在經而客强主弱非桂附之勇則血脉不行寒邪不去痰濕在中而土寒水泛者非薑附之煖則脾腎不健痰濕不除此通經

之法大都實者可用寒涼虛者必宜溫熱也但附子之性剛勁而熱凡陰虛水虧而多熱多燥者自非所宜若無燥熱但涉陽虛而諸藥有不及者非此不能達也古人云附子與酒同功義可知矣今人謂附子有毒多不敢用不知製用得宜何毒之有此誠奇品其毋忽之

辨經臟諸證 共五條

凡非風等證當辨其在經在臟經病者輕淺可延臟病者深重可畏經病者病連肢體臟病者敗在神氣雖病在經者無不由中而表裏微甚則各有所主此經臟之不可不辨也然在經在臟雖有不同而曰陰曰陽則無不本乎氣血但知氣血之緩急知陰陽之虧勝則盡其善矣若必曰某臟某經必用某方某藥不知通變多失其真故凡醫術之談每有說得行不得者正以心之所至口不能宣也必也知幾知微斯足稱

神悟之品

一經病之輕證○皮毛枯澁汗出眩運鼻塞者肺之經病○血脉不榮顔色憔悴者心之經病○肌肉消瘦浮腫不仁肉瞤筋惕四肢不用者脾之經病○筋力疲困拘急掉瘛脇肋脹痛者肝之經病○口眼歪斜者足陽明及肝膽經病○骨弱無力坐立不能者腎之經病

一經病之危證○皮膚氷冷滑汗如油畏寒之甚者肺之經病○舌强不能言者心腎經病○唇緩口開手撒者脾之經病○眼瞀昏黑無見筋痛之極者肝腎經病○耳聾絶無聞骨痛之極者腎之經病○反張戴眼腰脊如折者膀胱經病

一臟病之稍輕證○欬嗽微喘短氣悲憂不已者病在肺臟○言語無倫神昏多笑不寐者病在心臟○腹滿少食吐涎嘔惡吞酸噯氣譫語多思者病在脾胃○胸脇氣逆多驚多怒

者病在肝膽○少腹疼痛二便不調動氣上衝陰痿呻吟多恐者病在腎臟

一臟病之危證○氣大急大喘或氣脫失聲色灰白或紫赤者肺腎氣絶○神脫色脫昏沉不醒色赤黑者心臟氣絶○痰涎壅極吞吐不能呃逆不止腹脹之極色青黑者脾胃氣絶○眼閉不開急躁擾亂懊憹囊縮色青灰白者肝臟氣絶○聲瘖不出寒厥不回二便閉不能通泄不能禁者腎臟氣絶

不治證

凡非風口開眼閉手撒遺尿吐沫直視聲如鼾睡昏沉不醒肉脫筋痛之極髮直搖頭上竄面赤如粧或頭重面鼻山根青黑汗綴如珠痰聲漉漉者皆不治

一非風之脉遲緩可生急數弦大者死

述古共二條是皆風門論治故列於此

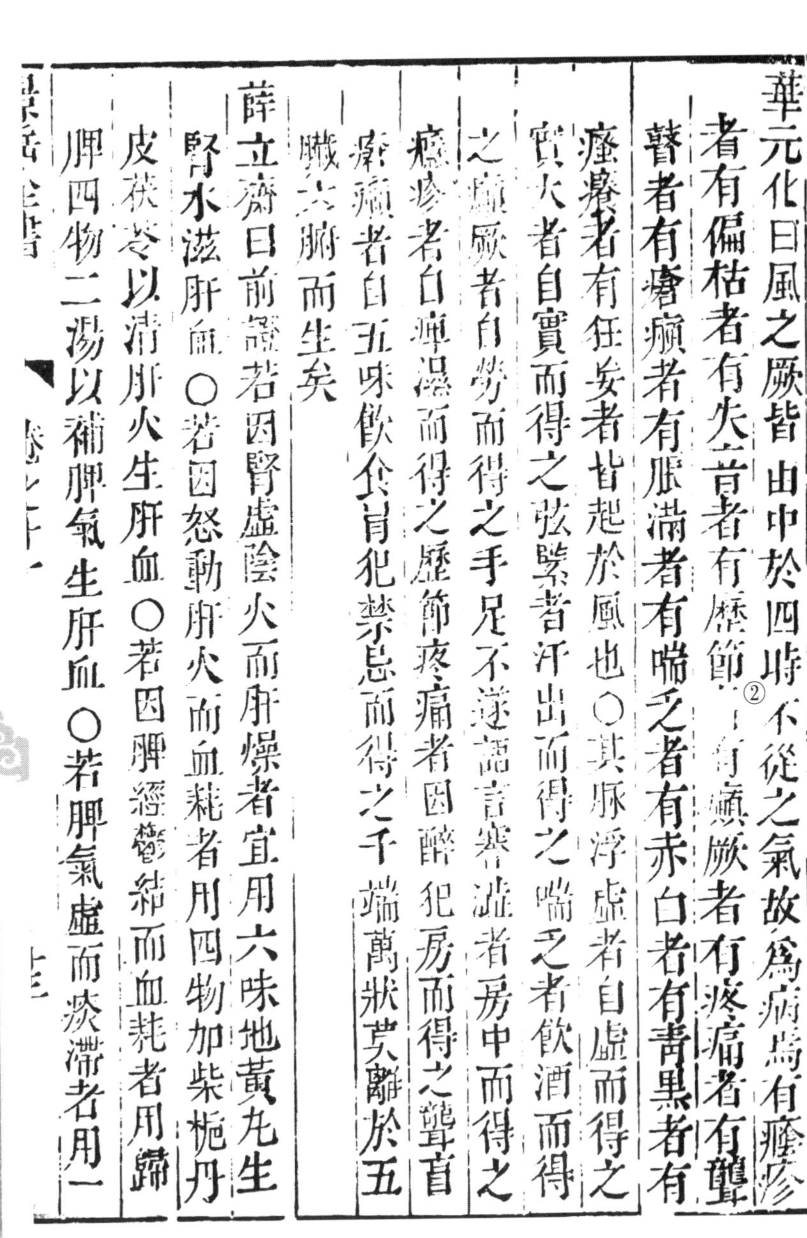

華元化曰：風之厥，皆由中於四時不從之氣，故爲病焉。有癮疹者，有偏枯者，有失音者，有歷節②者，有顛厥者，有疼痛者，有聾瞽者，有瘡癩者，有脹滿者，有喘乏者，有赤白者，有青黑者，有瘙癢者，有狂妄者，皆起於風也。○其脉浮虚者，自虚而得之；實大者，自實而得之；弦緊者，汗出而得之；喘乏者，飲酒而得之；癲厥者，自勞而得之；手足不遂，語言謇澁者，房中而得之；癮疹者，自痺濕而得之；歷節疼痛者，因醉犯房而得之；聾盲瘡癩者，自五味飲食冒犯禁忌而得之。千端萬狀，莫離於五臟六腑而生矣。

薛立齋曰：前證若因腎虚陰火而肝燥者，宜用六味地黄丸生腎水、滋肝血。○若因怒動肝火而血耗者，用四物加柴、梔、丹皮、茯苓以清肝火、生肝血。○若因脾經鬱結而血耗者，用歸脾、四物二湯以補脾氣、生肝血。○若脾氣虚而痰滯者，用一陳加白朮柴胡健脾以化痰○若因脾虛濕而風痰不利者用二陳加南星蒼朮防風勝濕以化痰○若脾經鬱而滯者用歸脾湯加柴胡半夏○若腎經敗液爲痰者用六味丸

灸法

凡用灸法必其元陽暴脫及營衛血氣不調欲收速效惟艾火爲良然用火之法惟陽虛多寒經絡凝滯者爲宜若火盛金衰水虧多燥脈數發熱咽乾面赤口渴便熱等證則不可妄加艾火若誤用之必致血愈燥而熱愈甚是反速其危矣

一凡灸法頭面上艾炷宜小不宜大手足上乃可粗也又須自上而下不可先灸下後灸上

灸非風卒厥危急等證

神闕　用淨鹽炒乾納於臍中令滿上加厚薑一片蓋定灸百壯至五百壯愈多愈妙薑焦則易之或以川椒代鹽或

用椒於下上蓋以鹽再蓋以薑灸之亦佳

丹田　氣海　二穴俱連命門實爲生氣之海經脈之本灸之皆有大效

灸非風連臟氣塞涎上昏危不語等證

百會　風池　大椎　肩井　曲池　間使　足三里

灸口眼歪斜

聽會灸眼　客主人灸眼　頰車灸口　地倉灸口　承漿灸口　合谷

灸手足不遂偏枯等證

百會　肩髃　曲池　風市　環跳　足三里　絶骨即懸鍾

華元化曰心風者宜灸心俞○肺風者宜灸肺俞○脾風者宜灸脾俞○肝風者宜灸肝俞○腎風者宜灸腎俞○又治陽脫灸法見熱陣四十六

非風論列方

四君子湯　補一	六君子湯　補五
金水六君煎　新和一	大補元煎　新補一
五福飲　新補六	五味異功散　補四
大營煎　新補十四	小營煎　新補十五
十全大補湯　補二十	四物湯　補八
歸脾湯　補三三	補中益氣湯　補三一
二陰煎　新補十	一陰煎　新補八
加減一陰煎　新補九	三陰煎　新補十一
四逆湯　熱十四	十味香薷飲　和一七一
獨參湯　補三六	生脈散　補五七
六味回陽飲　新熱二	理中湯　熱一
理陰煎　新熱三	温胃飲　新熱五

論外備用方

地黄飲子　補百　　青州白丸子　褒氣十二

三生飲　熱九五　痰盛　　愈風丹　和二七四　血氣受邪

易老天麻丸　和二七五　血虛受邪　　交加散　和二五一　血虛經閉

三建湯　熱四二　陰厥　　神應養真丹　和三一三　癱瘓

通關散　因九八　　續斷丸　和三百六　脚病

酒浸牛膝丸　和三百　腰脚無力　　調元健步丸　和三一一　下步無力

厥逆

經義　并附釋義

脉解篇曰內奪而厥則為瘖俳此腎虛也少陰不至者厥也

詳本篇之言厥者以其內奪謂奪其五內之精氣也瘖聲不能出也俳肢體偏廢也今人見此必皆謂之中風而不知由於內奪由於腎虛蓋聲出於肺而本乎腎形體在血而本乎

精精氣之本皆主於腎故少陰不至則爲厥又調經論曰志不足則厥本神篇曰腎氣虛則厥觀此諸論則非風之義可知矣故凡治此者當以前非風證治第三條等法主之

調經論岐伯曰氣之所并爲血氣血之所并爲氣虛帝曰人之所有者血與氣耳今夫子乃言血并爲虛氣并爲虛是無實乎岐伯曰有者爲實無者爲虛今血與氣相失故爲虛焉血與氣并則爲實焉血之於氣并走於上則爲大厥厥則暴死氣復反則生不反則死

氣并爲血虛血并爲氣虛此陰陽之偏敗也今其氣血并走於上則陰虛於下而神氣無根是即陰陽相離之候故致厥脫而暴死復反者輕不反者甚此正時人所謂卒倒暴仆之中風亦即痰火上壅之中風而不知實由於下虛也然上實者假實也其有甚者亦宜稍爲清理下虛者眞虛也若無實

邪可據則速當峻補其下

陽明脉解篇曰厥逆連藏則死連經則生

觀本篇之連經連臟本以厥逆爲言何其明顯平正蓋連經者病在肌表故輕而生連臟者病在根本故重而死旣知此爲厥逆則凡卒倒暴仆等證其非風也可知而河間諸公皆以中腑中臟爲言則是風非風始混亂而莫辨矣

大奇論曰脉至如喘名曰暴厥暴厥者不知與人言

解精微論曰厥則目無所見夫人厥則陽氣并於上陰氣并於下陽并於上則火獨光也陰并於下則足寒足寒則脹也

詳此二論云脉至如喘者謂脉之急促如喘此血氣敗亂之候故致暴厥不言即今人所謂中風不語之屬也云陽并於上陰并於下此即上熱下寒水火不交之候故爲目無所見即中風昏眩之屬也不語者責在肺腎昏眩者責在肝腎

見者氣復則甦陰敗者最危之候俱當按法如前而救其本

終始篇曰厥逆爲病也足暴清胸若將裂腸若將以刀切之煩而不能食脉大小皆濇煖取足少陰清取足陽明清則補之溫則寫之

暴清卽暴冷也若裂若切謂其懊憹痛楚莫可名狀此卽所謂躁擾煩亂之中風也有火者多溫熱而脉洪大宜清陰中之火有痰者多喘壅而脉滑實宜開上焦之痰無火無痰多寒凉而脉濇弱宜補其元氣此證有若此而兼之昏亂不醒者此眞逆臟之甚者也多不可治

生氣通天論曰陽氣者煩勞則張精絶辟積於夏使人煎厥○陽氣者大怒則形氣絶而血菀於上使人薄厥

此云煎厥者卽熱厥之類其因煩勞而病積於夏亦今云暑風之屬也若見抽搐痰涎卒倒者當卽以前暑風之法治之

〇薄厥者急廹相薄之謂因於大怒卽氣厥血厥之屬治法如後

通評虚實論曰凡治消癉仆擊偏枯痿厥氣滿發逆肥貴人則膏粱之疾也〇膈則閉絶上下不通則暴憂之病也〇暴厥而聾偏塞閉不通內氣暴薄也〇不從內外中風之病故瘦留著也

詳此膏粱之疾卽酒色之傷肥貴之病也暴憂之病卽悲憂傷肺之屬也內氣暴薄卽鬱怒傷肝之屬也凡此皆內傷之病其有不從內而外中於風者則必留著經絡故爲消瘦痛痺之病是可見內傷外感之辨其不可混言有如此

逆順肥瘦篇曰夫衝脉者五臟六腑之海也五臟六腑皆稟焉其上者出於頏顙滲諸陽灌諸精③其下者注少陰之大絡出於氣街循陰股內廉入膕中伏行骭骨內下至內踝之後屬而別

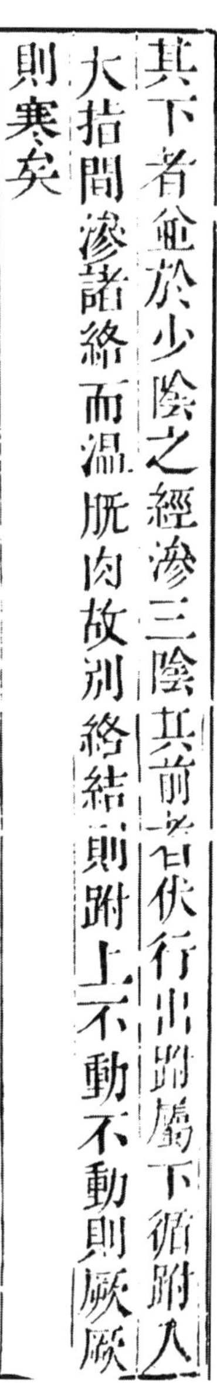

其下者並於少陰之經滲三陰其前者伏行出跗屬下循跗入大指間滲諸絡而溫肌肉故別絡結則跗上不動不動則厥厥則寒矣

詳此衝脉之義則上自頭下自足後自背前自腹凡五臟六腑十二經脉無所不禀故稱爲五臟六腑十二經脉之海夫海爲百川之宗凡諸經發源之處即皆有會合之義其於通身血氣盛衰皆歸乎此可知也然衝脉起於胞中即其經絡之所亦即其聚畜之所故稱爲血海亦稱爲命門此即所謂根本之宅也若素縱情慾以致精氣之源傷敗於此則厥脫暴仆等病亦因於此不然則何以忽然仆倒而神形俱敗表裏俱殘全無知覺一至於此是豈一經一臟之病之所致歟於此察之則實由衝脉崩敗必無疑矣故凡治此者欲舍根蒂而求其濟吾知其必無是理也○衝脉詳義具類經經絡

類第二十七篇註中

繆刺論曰：邪客於手足少陰太陰足湯明之絡，此五絡皆會於耳中，上絡左角，五絡俱竭，令人身脈皆動而形無知也，其狀若尸，或曰尸厥④。鬄其左角之髮方一寸，燔治，飲以美酒一杯，不能飲者灌之，立已。仍有刺法，詳二十七卷耳證門。

詳此尸厥一證，乃外邪卒中之惡候。凡四時不正之氣及山魔土煞、五尸魘魅之屬皆是也。犯之者忽然手足厥冷，肌膚寒栗，面目青黑，精神不守，或口噤妄言，痰涎壅塞，或頭旋運倒，不省人事，即名飛尸卒厥。宜用鍼法，具見本經；若用艾灸，則無如秦承祖灸鬼法及華陀灸陽脱法爲妙。凡用藥之法，當知邪之所湊，必因氣虚，故在本經俱以左角之血餘用補五絡之脱竭，其義可知。若此危急之際，非用參附回陽等藥，何以挽回？若果邪氣壅盛，胸膈不清，則不得不先爲開通，然

後調理宜不換金正氣散流氣飲參薑湯蘇合丸之類酌而主之

方盛衰論雷公請問氣之多少何者為逆何者為從帝曰陽從左陰從右老從上少從下是以氣多少逆皆為厥問曰有餘者厥耶答曰一上不下寒厥到膝少者秋冬死老者秋冬生氣上不下頭痛巔疾求陽不得求陰不審五部隔無徵若居曠野若伏空室緜緜乎屬不滿日是以少陰之厥令人妄夢其極至迷

此言氣逆者即為厥也凡陰陽之氣陽從左而升陰從右而降故陽病者左為甚陰病者右為甚以升者不升降者不降而逆其升降之氣也又人之生氣必自下而升故老人之氣已衰於下而從上者為順少壯之氣先盛於下而從下者為順若以老人而神衰於上其所終之氣可知少壯而形衰於下其所始之氣可知皆逆候也及其為病而一上不下此其

根本已虧故寒厥到膝少年以陽氣方盛而陽衰若此故秋冬當死老人以陽氣本衰而畏寒其常故秋冬無慮凡此厥逆之病謂其陽若非陽謂其陰若非陰五臟隔絕無徵可驗若不能給其日者益甚言其凋敝難爲也再若人之妄夢而有至迷亂昏絕者此以心腎不交而精神散越故爲厥逆有至如此亦總屬少陰根本之病

厥論岐伯曰陽氣衰於下則爲陽厥陰氣衰於下則爲熱厥○帝曰熱厥之爲熱也必起於足下者何也岐伯曰陽氣起於足五指之表陰脉者集於足下而聚於足心故陽氣勝則足下熱也○帝曰寒厥之爲寒也必從五指而上於膝者何也曰陰氣起於五指之裏集於膝下而聚於膝上故陰氣勝則從五指至膝上寒其寒也不從外皆從內也○寒厥何失而然也此人者質壯以秋冬奪於所用陽氣衰不能滲營其經絡陽氣日損陰

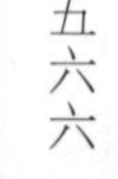

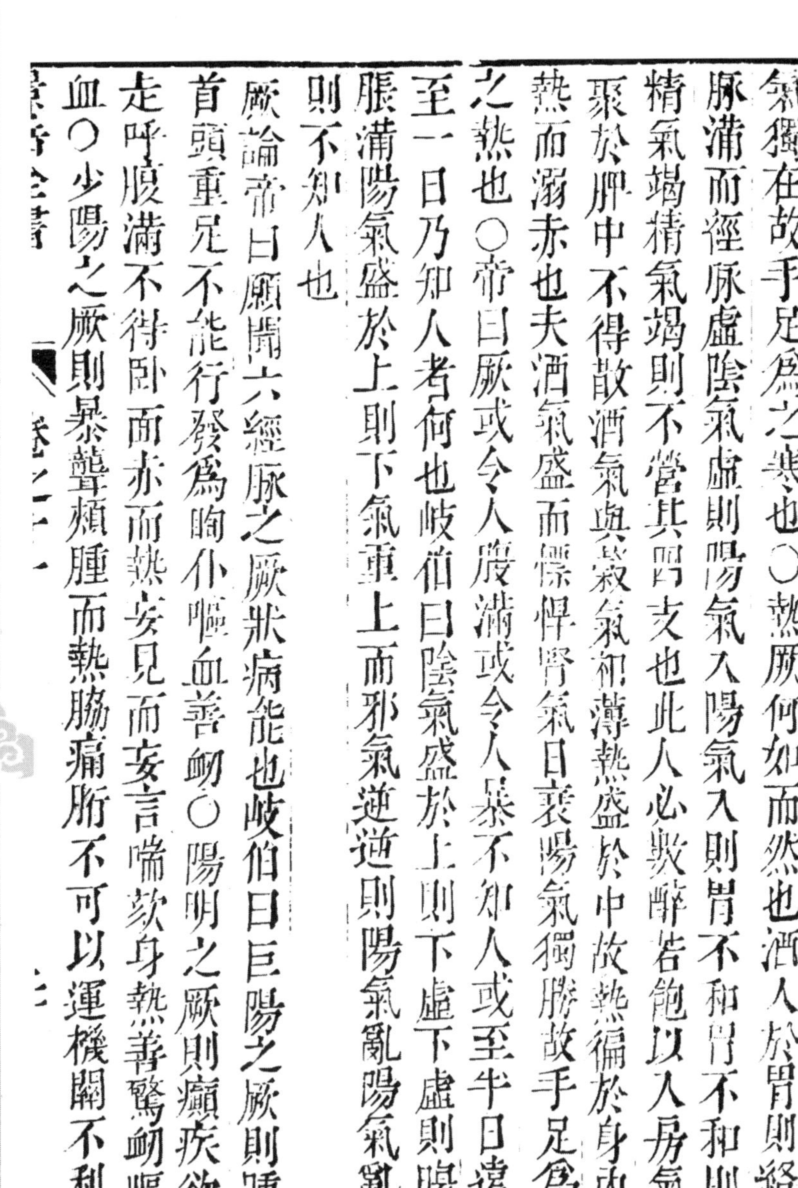

氣獨在故手足爲之寒也○熱厥何如而然也酒入於胃則絡脉滿而經脉虚陰氣虚則陽氣入陽氣入則胃不和胃不和則精氣竭精氣竭則不營其四支也此人必數醉若飽以入房氣聚於脾中不得散酒氣與穀氣相薄熱盛於中故熱徧於身內熱而溺赤也夫酒氣盛而慓悍腎氣日衰陽氣獨勝故手足爲之熱也○帝曰厥或令人腹滿或令人暴不知人或至半日遠至一日乃知人者何也岐伯曰陰氣盛於上則下虚下虚則腹脹滿陽氣盛於上則下氣重上而邪氣逆逆則陽氣亂陽氣亂則不知人也

厥論帝曰願聞六經脉之厥狀病能也岐伯曰巨陽之厥則腫首頭重足不能行發爲眴仆嘔血善衄○陽明之厥則癲疾欲走呼腹滿不得臥而赤而熱妄見而妄言喘欬身熱善驚衄嘔血○少陽之厥則暴聾頰腫而熱脇痛䯒不可以運機關不利

腰不可以行項不可以顧發腸癰不可治驚者死○太陰之厥則腹滿䐜脹後不利不欲食食則嘔不得臥胻急攣心痛引腹○少陰之厥則口乾溺赤腹滿心痛嘔變下泄清○厥陰之厥則少腹腫痛腹脹涇溲不利好臥屈膝陰縮腫胻內熱攣腰痛虛滿前閉譫言○三陰俱逆不得前後使人手足寒三日死○手太陰厥逆虛滿而欬善嘔沫○手心主少陰厥逆心痛引喉身熱死不可治○手太陽厥逆耳聾泣出項不可以顧腰不可以俛仰○手陽明少陽厥逆發喉痺嗌腫痓

詳本論之寒厥熱厥雖皆以手足爲言而實以陰陽之敗亂爲言也故寒厥言奪於所用熱厥言因於數醉正以陰陽之氣無不起於手足故凡厥之將作則寒熱麻痺必先由手足而起及其甚也則變出百端或五臟六腑各有其證如此然則手足之厥特其形見之徵兆耳而見微知著自當因標而

慮本也

傷寒厥逆

仲景曰：傷寒一二日至四五日而厥者，必發熱，前熱者後必厥，厥深者熱亦深，厥微者熱亦微。厥應下之，而反發汗者，必口傷爛赤。○凡厥者，陰陽氣不相順接，便爲厥。厥者，手足逆冷是也。○厥少熱多，其病當愈；寒多熱少，陽氣退，其病爲進也。

詳此仲景之厥逆，頗與内經有異，蓋以手足言之。在内經則有寒厥熱厥之分，在仲景則單以逆冷者爲厥，而以邪正言之。在内經則論在元氣，故其變出百端，而在氣在血，俱有危證；在仲景則論在邪氣，故單據手足，而所畏者，則在陰進而陽退也。觀成無已曰：厥爲陰之盛也。義可知矣。諸傷寒厥逆等證，俱詳具傷寒門。

論證

厥逆之證危證也蓋厥者盡也逆者亂也即氣血敗亂之謂也故內經特重而詳言之如云卒厥暴厥者皆厥逆之總名也如云寒厥熱厥者分厥逆之陰陽也如云連經連臟者論厥逆之死生也再若諸經臟腑之辨亦既詳矣又近世猶有氣厥血厥痰厥酒厥臟厥蛔厥等證亦無非本之經義觀內經諸論已極明顯奈何後人猶不能察凡遇此證則悉認之爲中風竟不知厥逆爲何病而通作風治害孰甚焉余深悲之故於前非風門悉力辨正至於治此之法即當以前非風證治互相參用正所以治厥逆也其有未盡等證仍列如後條

論治共七條

一寒厥熱厥之治凡寒厥者必四肢清涼脈沉微不數或雖數而無力或畏寒喜熱引衣自覆或下利清穀形證多惺惺⑤雖此類皆屬寒證然似熱非熱之證猶多故凡以手足見厥而

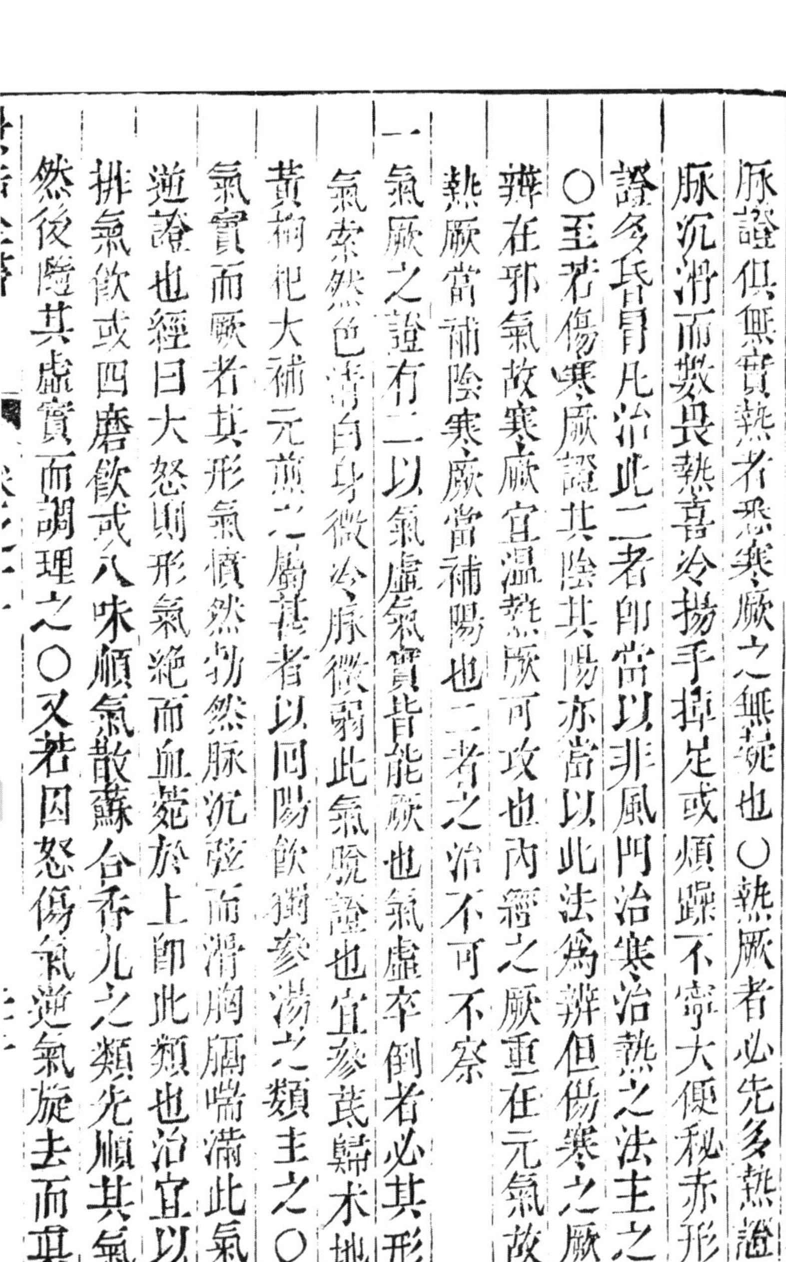
脈證俱無實熱者，恐寒厥之無疑也。○熱厥者必先多熱證，脈沉滑而數，畏熱喜冷，揚手擲足，或煩躁不寧，大便秘赤，形證多昏冒。凡治此二者，卽當以非風門治寒治熱之法主之。○至若傷寒厥證，其陰其陽，亦當以此法爲辨。但傷寒之厥辨在邪氣，故寒厥宜溫，熱厥可攻也；內經之厥重在元氣，故熱厥當補陰，寒厥當補陽也。二者之治不可不察。

一氣厥之證有二，以氣虛氣實皆能厥也。氣虛卒倒者，必其形氣索然，色清白，身微冷，脈微弱，此氣脫證也。宜參、芪、歸、朮、地黄、枸杞、大補元煎之屬，甚者以回陽飲、獨參湯之類主之。○氣實而厥者，其形氣憤然勃然，脈沉弦而滑，胸膈喘滿，此氣逆證也。經曰：大怒則形氣絕，而血菀於上。卽此類也。治宜以排氣飲，或四磨飲，或八味順氣散、蘇合香丸之類，先順其氣，然後隨其虛實而調理之。○又若因怒傷氣逆，氣旋去而真

氣受損者氣本不實也再若素多憂鬱恐畏而氣怯氣陷者其虛尤可知也若以此類而用行氣開滯等劑則誤矣

一血厥之證有二以血脫血逆皆能厥也血脫者如大崩大吐或産血盡脫則氣亦隨之而脫故致卒仆暴死宜先掐人中或燒醋炭以收其氣急用人參一二兩煎湯灌之但使氣不盡脫必漸甦矣然後因其寒熱徐爲調理此所謂血脫益氣也若不知此而但用血分等藥則幾微之氣忽爾散失陰無所主無生機矣其或有用寒凉以止血者必致敗絕陽氣適足以速其死耳○血逆者即經所云血之與氣並走於上之謂又曰大怒則形氣絕而血菀於上之類也夫血因氣逆必須先理其氣氣行則血無不行也宜通瘀煎或化肝煎之類主之俟血行氣舒然後隨證調理

一痰厥之證凡一時痰涎壅塞氣閉昏憒藥食俱不能通必先

宜或吐或開以治其標此不得不先救其急也但覺痰氣稍開便當治其病本如因火生痰者宜清之降之因風寒生痰者宜散之溫之因濕生痰者宜燥之利之因脾虛生痰者自宜補脾因腎虛生痰者自宜補腎此痰之不必治也但治其所以痰而痰自清矣然猶有不可治痰者恐愈攻愈虛而痰必愈甚也諸治痰法見前非風門治痰條中

一酒厥之證即經所云熱厥之屬也又經云酒風者亦此類也凡縱飲無節之人多有此病方其氣血正盛力能勝之不知酒害之何有及其將衰則酒之傷人斯可畏耳酒病極多莫知所出其爲酒厥則全似中風輕者猶自知人重者卒爾運倒忽然昏憒或躁煩或不語或痰涎如湧或氣喘發熱或欬嗽或吐血但察其大便乾燥脉實喜冷者此濕熱上壅之證宜以抽薪飲之類疾降其火火之甚者仍以梨漿飲綠豆飲

之屬更迭進之以解其毒此證大忌辛燥等物務使濕熱漸退神氣稍復然後用補陰等劑以善其後○其有大便不實或無火證而脉見緩弱者則不宜清火但以二陳湯六君子湯或金水六君煎之類主之若因酒傷陰以致脾腎兩虛而爲厥脫者非速救本源終無濟也凡患此者宜終身忌酒勿使沾唇可也若不知戒再犯必難爲矣

一色厥之證有二一曰暴脫一曰動血也凡色厥之暴脫者必以其人本虛偶因奇遇而悉力勉爲者有之或因相慕日久而縱竭情慾者亦有之故於事後則氣隨精去而暴脫不返宜急掐人中仍令陰人摟定用口相對務使煖氣嘘通以接其氣勿令放脫以保其神隨速用獨參湯灌之或速灸氣海數十壯以復陽氣庶可挽回第以臨時慌張焉知料理故每致不救然此以即病者言所見誠不多也其有不即病而病

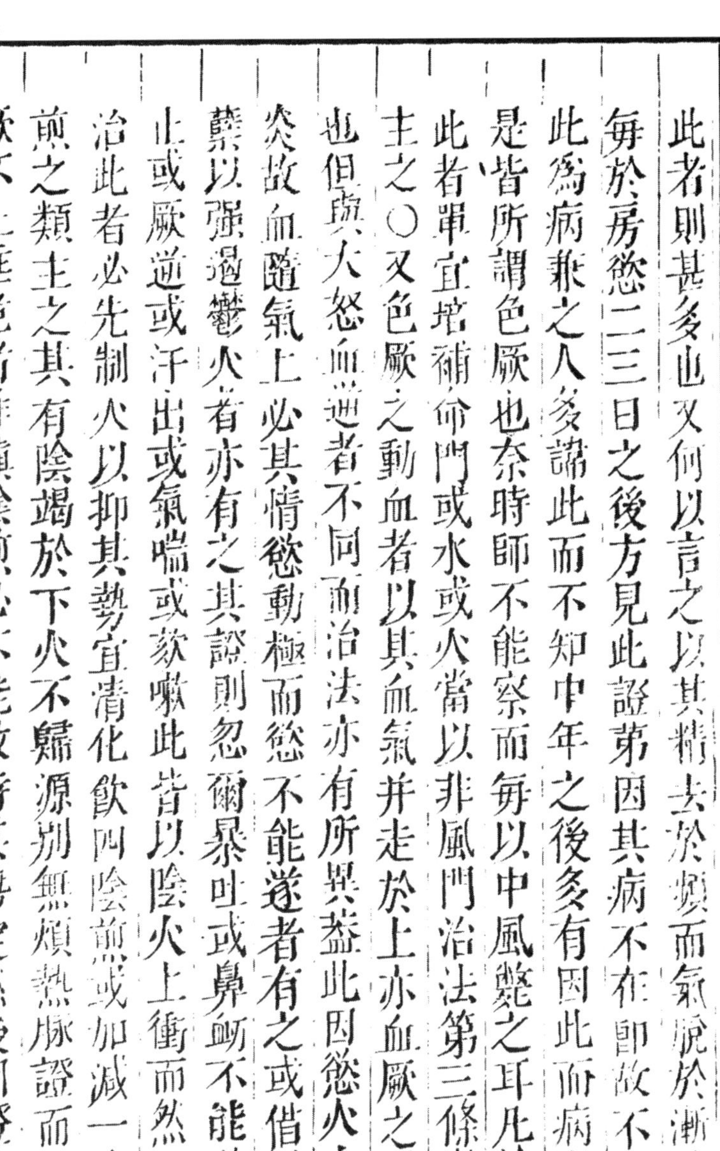

此者則甚多也又何以言之以其精去於頻而氣脫於漸故每於房慾二三日之後方見此證第因其病不在即故不以此為病兼之人多諱此而不知中年之後多有因此而病者是皆所謂色厥也奈時師不能察而每以中風概之耳凡治此者單宜培補命門或水或火當以非風門治法第三條者主之○又色厥之動血者以其血氣并走於上亦血厥之屬也但與大怒血逆者不同而治法亦有所異蓋此因慾火上炎故血隨氣上必其情慾動極而慾不能遂者有之或借麯蘗以強遏鬱火者亦有之其證則忽爾暴吐或鼻衄不能禁止或厥逆或汗出或氣喘或欬嗽此皆以陰火上衝而然凡治此者必先制火以抑其勢宜清化飲四陰煎或加減一陰煎之類主之其有陰竭於下火不歸源則無煩熱脉證而血厥不止垂危者非鎮陰煎必不能救待其勢定然後因證酌

治之

一臟厥蚘厥二證皆傷寒證也並見傷寒門

述古

華元化陽厥論曰驟風暴熱雲物飛揚晨晦暮晴夜炎晝冷應寒不寒當雨不雨水竭土壞時歲大旱草木枯悴江河乏涸此天地之陽厥也暴壅塞忽喘促四肢不收二便不利耳聾目盲咽乾口焦喉舌生瘡鼻流清涕頰赤心煩頭昏腦重雙睛似火一身如燒素不能者乍能素不欲者乍欲登高歌笑棄衣奔走狂言妄語不辨親疎發躁無度飲水不休胸膈膨脹腹脇滿悶背疽肉爛煩潰消中食不入胃水不穿腸驟痙暴滿叫呼昏冒不省人事疼痛不知去處此人之陽厥也陽厥之脉舉按有力者生絕者死○陰厥論曰飛霜走雹朝昏暮靄雲雨飄颻風露⑥當熱不熱未寒而寒時氣淋淫泉

生田野山摧地裂土壞河淤月蝕日昏此天地之陰厥也暴啞卒寒一身拘急四肢拳攣脣青面黑目直口噤心腹滿痛頭頷搖鼓腰腳沉重語言蹇澀上吐下瀉左右不仁大小便滑吞吐酸淥悲憂慘戚喜怒無常者此人之陰厥也陰厥之脈舉指弱按指大者生舉按俱絶者死一身悉冷額汗自出者亦死陰厥之病過三日勿治

厥逆論列方

獨參湯補三六　大補元煎新補一
六君子湯補五　鎮陰煎新熱十三
四陰煎新補十二　六味回陽飲新熱二
清化飲新因十三　化肝煎新寒十
四味回陽飲新熱一　二陳湯和一
排氣飲新和六　金水六君煎新和一

通瘀煎 新因五　　四磨飲 和五二
加減一陰煎 新補九　　蘇合香丸 和三七一
八味順氣散 和二四四

論外備用方

星香湯 和二四三 痰氣厥　　四逆湯 熱十四 寒厥
沉香桂附丸 熱百十二 厥冷　　三建湯 熱四二 陰寒
薑附湯 熱三二 厥冷轉筋　　附子理中湯 熱二 虛寒
大巳寒丸 熱一七一 中寒　　養正丹 熱一八九 痰厥不降
四逆散 散二八 熱厥

傷風

經義

骨空論曰：風者百病之始也。風從外入，令人振寒汗出頭痛身

重惡寒治在風府調其陰陽不足則補有餘則瀉

陰陽應象大論曰邪風之至疾如風雨

太陰陽明論曰陽受風氣陰受濕氣傷於風者上先受之傷於濕者下先受之

歲露篇曰賊風邪氣乘虛傷人

八正神明論曰正邪者身形若用力汗出腠理開逢虛風其中人也微故莫知其情莫見其形

平人氣象論曰脉滑曰風

風論曰風氣藏於皮膚之間內不得通外不得泄風者善行而數變腠理開則灑然寒閉則熱而悶其寒也則衰飲食其熱也則消肌肉故使人怢慄而不能食名曰寒熱

評熱病論曰勞風法在肺下其爲病使人強上冥視唾出若涕惡風而振寒此爲勞風之病巨陽引精者三日中年者五日

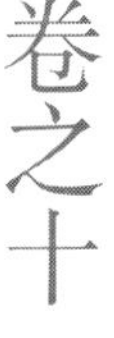

不精者七日欬出青黃涕其狀如膿大如彈丸從口中若鼻中出不出則傷肺傷肺則死也　此節有說在欬嗽門

論證

傷風之病本由外感但邪甚而深者徧傳經絡即爲傷寒邪輕而淺者止犯皮毛即爲傷風皮毛爲肺之合而上通於鼻故其在外則爲鼻塞聲重甚者并連少陽陽明之經而或爲頭痛或爲憎寒發熱其在内則多爲欬嗽甚則邪實在肺而爲痰爲喘有寒勝而受風者身必無汗而多欬嗽以陰邪閉鬱皮毛也有熱勝而受風者身必多汗惡風而欬嗽以陽邪開泄腠理也有氣强者雖見痰嗽或五六日或十餘日肺氣疎則頑痰利風邪漸散而愈也有氣弱者邪不易解而痰嗽日甚或延綿數月風邪猶在非用辛温必不散也有以衰老受邪而不慎起居則舊邪未去新邪繼之多致終身受其累此

治之尤不易也蓋凡風邪傷人必在肩後頸根大杼風門肺俞之間由茲達肺最近最捷按而驗處即其逕也故凡氣體薄弱及中年以後血氣漸衰者邪必易犯但知慎護此處或晝坐則常令微煖或夜臥則以衣帛之類密護其處勿使微凉則可免終身傷風欬嗽之患此余身驗切效之法謹錄之以告夫惜身同志者

論治

凡傷風欬嗽多痰或喘急嘔惡者宜六安煎加減治之為最妙二陳湯多加生薑亦可○若外感風寒欬嗽多痰喘急而陰虛血氣不足痰有不活氣有不充則托送無力邪不易解宜金水六君煎其效如神若年衰胃弱者尤宜用之○若傷風兼寒而欬嗽發熱者宜柴陳煎○若時行風邪在肺欬嗽喘急多痰而陰寒氣甚邪不易解者宜小青龍湯或消風百解

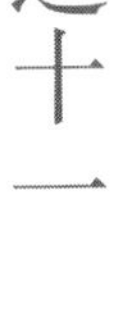

散或金沸草散○若傷風初感寒熱往來涕唾稠粘胸膈不快欬嗽多痰者參蘇飲○若傷風頭痛鼻塞聲重欬嗽者局方神术散或川芎茶調散○若感風兼濕而頭目不清鼻塞聲重者宜冲和散○若風寒外閉肢節煩疼鼻塞聲重而內多伏火者局方羌活散○若太陽經傷風發熱自汗惡風者桂枝湯

傷風論列方

六安煎 新和二　　二陳湯 和一

金水六君煎 新和一　　參蘇飲 散三四

冲和散 散八十　　消風百解散 散四六

桂枝湯 散九　　柴陳煎 新散九

局方神术散 散六五　　小青龍湯 散八

金沸草散 散八一　　局方羌活散 散八六

川芎茶调饮 散六四

论外备用方

三拗汤 散七八 鼻塞咳嗽 华盖散 散七九 嗽

校注

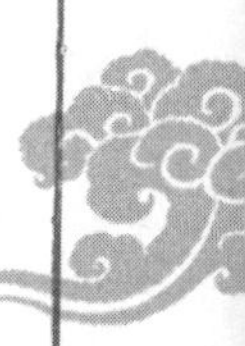

①搽：擒，捉。
②□：藜照楼本此处模糊，四库本作『者』，可从。
③骭（gàn）骨：胫骨。
④鬄：同『剃』。
⑤惺惺：清醒。
⑥□□：藜照楼本此处模糊，四库本作『寒冷』，可从。